全科医学诊疗与护理实践

焦　琳　刘智慧　王洋洋　于　菲
蔡欣阊　赵　冶　林　泽　王亚男　主编

山东大学出版社
SHANDONG UNIVERSITY PRESS
·济南·

图书在版编目（CIP）数据

全科医学诊疗与护理实践 / 焦琳等主编 . -- 济南：
山东大学出版社，2024.8. -- ISBN 978-7-5607-8425-0

Ⅰ. R499；R47

中国国家版本馆 CIP 数据核字第 20241YC646 号

策划编辑　唐　棣
责任编辑　唐　棣
封面设计　天旺图书

全科医学诊疗与护理实践

QUANKE YIXUE ZHENLIAO YU HULI SHIJIAN

出版发行	山东大学出版社
社　　址	山东省济南市山大南路 20 号
邮政编码	250100
发行热线	（0531）88363008
经　　销	新华书店
印　　刷	济南乾丰云印刷科技有限公司
规　　格	787 毫米 ×1092 毫米　1/16
	12.5 印张　300 千字
版　　次	2024 年 8 月第 1 版
印　　次	2024 年 8 月第 1 次印刷
定　　价	98.00 元

版权所有　侵权必究

《全科医学诊疗与护理实践》
编委会

主　编：

焦　琳	黑龙江省鸡西鸡矿医院
刘智慧	黑龙江省齐齐哈尔市中医医院
王洋洋	黑龙江省鸡西鸡矿医院
于　菲	黑龙江中医医院
蔡欣阁	黑龙江省鸡西鸡矿医院
赵　冶	黑龙江省鸡西鸡矿医院
林　泽	黑龙江省鸡西市中医医院
王亚男	山东省临清市疾病预防控制中心

副主编：

董春姣	黑龙江省鸡西市中医医院
田秀敏	黑龙江省鸡西市中医医院
张　舒	黑龙江省鸡西市鸡冠区人民医院
祝　福	海南省肿瘤医院
孔　亮	黑龙江省鹤岗市人民医院
王　鹏	黑龙江省鹤岗市人民医院
王昕豪	黑龙江省鸡西市鸡冠区东风街道四海居社区卫生服务中心
王志强	黑龙江省鸡西鸡矿医院
钱　旭	黑龙江省鸡西市中医医院
冯世海	黑龙江省鸡东中医医院
许光磊	黑龙江省哈尔滨冰城皮肤病医院
兰林杰	黑龙江省鸡西市中医医院
崔　鹏	黑龙江省齐齐哈尔市精神卫生中心
邵文彬	黑龙江省鸡西市中医医院
马　慧	黑龙江省鹤岗市工农区惠民医院
张恒昌	黑龙江省鹤岗鹤矿医院
张振云	黑龙江省七台河市人民医院
贾　旭	黑龙江省鸡西市中医医院
李　娜	黑龙江省鸡西市中医医院
王　凯	黑龙江省鸡西市中医医院
窦　超	黑龙江省鸡西市妇幼保健院
王　勇	黑龙江省鸡西市第二人民医院（鸡西市传染病院）
母淇文	黑龙江省鸡西市鸡冠区西郊乡卫生院
邵财东	黑龙江省鸡西市鸡冠区西郊乡卫生院
那晓丽	广东省惠州市第六人民医院
张甜甜	黑龙江省传染病防治院
赵　越	黑龙江省传染病防治院
陈红蕾	黑龙江省传染病防治院
庞洋洋	黑龙江省传染病防治院
王　欣	黑龙江省齐齐哈尔市富拉尔基区中医院
毕　宇	黑龙江省齐齐哈尔市富拉尔基区中医院
李淑香	黑龙江省伊春市桃山林业局职工医院
郑英泽	黑龙江省大庆市人民医院
王　彬	黑龙江省鸡西鸡矿医院
陈伟操	黑龙江省鸡西市中医医院

焦 琳

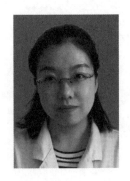

女，研究生学历，副主任医师，2013年8月至今在黑龙江省鸡西鸡矿医院肿瘤内科工作。擅长常见肿瘤的诊断和治疗。在国家级学术期刊发表论文多篇，参与科研成果1项；现任北京科创医学发展基金会中国肿瘤中青年医师人才培训计划－肺癌工作委员会委员、黑龙江省中西医结合学会第三届乳腺病分会委员、黑龙江省医疗保健国际交流促进会肿瘤精准医疗青委会委员、黑龙江省医疗保健国际交流促进会乳腺疾病青委会第一届委员、黑龙江省民营医疗机构协会肿瘤专业委员会委员、鸡西市医学会肿瘤内科专业委员会委员。

刘智慧

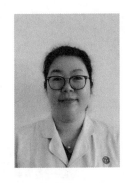

女，本科学历，副主任医师，现任黑龙江省齐齐哈尔市中医医院病理科副主任，从事临床病理诊断工作近二十年，在石蜡病理、细胞病理、术中冰冻病理、分子病理方面有着丰富的诊断经验，尤其擅长乳腺、消化系统及女性生殖系统的临床病理诊断；曾到天津医科大学总医院进修学习。发表国家级、省级论文十余篇；主持市级课题2项，参与完成省、市级课题三项。学术兼职：黑龙江省医学会病理学分会委员，齐齐哈尔医学会病理专业委员会委员。

王洋洋

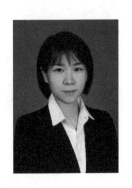

女，黑龙江省鸡西鸡矿医院肿瘤二科副主任医师，从事肿瘤内科专业十余年，曾在北京中国医学科学院肿瘤医院进修学习1年。擅长肺癌、乳腺癌、胃肠道肿瘤等常见恶性肿瘤的诊断和治疗。发表国家级论文7篇。现任黑龙江省医疗保健国际交流促进会肿瘤精准医疗青年委员会委员、黑龙江省医疗保健国际交流促进会乳腺疾病青年委员会委员、鸡西市医学会肿瘤内科专业委员会委员。

前　言

我国自 20 世纪 80 年代后期引进全科医学以来，一直致力于全科医学教育体系的创建、全科医疗服务模式和全科医学人才培养模式的研究与实践。

本书以全科医学的基本理论和基本特点，以及对常见病、多发病进行社区规范化管理的体系为主线展开。本书是一本从全科医学临床需求出发，主要面向全科医学方向临床用书。书中主要包括以下内容：心血管疾病、脑血管疾病、肺疾病、胃肠疾病、胃肠肿瘤、甲状腺疾病、肾脏疾病、骨科疾病、妇科疾病、皮肤疾病、儿科疾病、血液透析、临床药学、临床常见疾病的护理、胃肠镜检查的护理、放射影像诊断、心脏的超声。本书以全科医学诊疗为核心，充分展现了全科医学的学科特色及研究进展。

在编写本书过程中，得到了各编者单位的大力支持，在此表示诚挚的感谢。由于作者水平和经验有限，书中难免存在疏漏和不足之处，恳请各地有关专家不吝赐教和批评指正。

编　者

2024 年 6 月

目　录

第一章　心血管疾病

第一节　高血压

高血压是以体循环动脉压升高为主要临床表现的心血管综合征，可分为原发性高血压和继发性高血压。原发性高血压常与其他心血管危险因素共存，可损伤重要脏器，如心、脑、肾的结构和功能，最终导致这些器官的功能衰竭。继发性高血压是指由某些确定的疾病或病因引起的血压升高，某些继发性高血压，如原发性醛固酮增多症、嗜铬细胞瘤、肾血管性高血压、肾素分泌瘤等，可通过手术得到根治或改善。

一、临床表现

高血压大多数起病缓慢，缺乏特殊临床表现，常见症状有头晕、头痛、颈项胀痛、疲劳乏力、心慌等，也可出现视物模糊、鼻出血等较重症状。高血压患者还可以出现受累器官的症状，如胸闷、气短、心绞痛、多尿等。另外，有些症状可能是降压药的不良反应所致。高血压体征一般较少，应重视的是颈部、背部两侧肋脊角、上腹部脐两侧、腰部肋脊处的血管杂音，较常见。心脏听诊可有主动脉瓣区第二心音亢进、收缩期杂音或收缩早期喀喇音。周围血管搏动、血管杂音、心脏杂音等是重点检查的项目。有些体征常提示继发性高血压可能，例如腰部肿块提示多囊肾或嗜铬细胞瘤；股动脉搏动延迟出现或缺如，下肢血压明显低于上肢，提示主动脉缩窄；向心性肥胖、紫纹与多毛，提示皮质醇增多症。

二、辅助检查

（一）基本项目

血常规、电解质、空腹血糖、血脂、肝功能、肾功能、尿液分析、心电图。

（二）推荐项目

24 小时动态血压监测、超声心动图、颈动脉超声、血同型半胱氨酸、尿蛋白定量、眼底检查、胸部 X 线检查、脉搏波传导速度及踝臂血压指数等。目前认为动态血压的正常参考范围为：24 小时平均血压 < 130/80 mmHg，白天血压均值 < 135/85 mmHg，夜间血压均值 < 120/70 mmHg。动态血压监测可诊断"白大衣高血压"，发现隐蔽性高血压，检查是否存在顽固性高血压，评估血压升高程度、短时变异和昼夜节律以及治疗效果等。

（三）选择项目

对怀疑为继发性高血压患者，根据需要可以分别选择以下检查项目：血浆肾素活性、血和尿醛固酮、血和尿皮质醇、血肾上腺素及去甲肾上腺素、血和尿儿茶酚胺、动脉造影、肾和肾上腺超声、CT 或 MRI、睡眠呼吸监测等。对有并发症的高血压患者，进行相应的心、脑和肾检查。

三、诊断标准

高血压诊断主要根据诊室测量的血压值，测量安静休息坐位时上臂肱动脉部位血压，一般需非同日测量三次血压值收缩压均≥140 mmHg 和／或舒张压均≥90 mmHg 可诊断为高血压。患者既往有高血压史，正在使用降压药物，血压虽然正常，也应诊断为高血压。对于高血压患者的准确诊断和长期管理，除诊室测血压外，更要充分利用家庭自测血压和动态血压的方法，全面评估血压状态，从而能更有效地控制高血压。

四、治疗

（一）降压药物应用基本原则

使用降压药物应遵循以下四项原则，即小剂量开始，优先选择长效制剂，联合用药及个体化。

1. 小剂量

初始治疗时通常应采用较小的有效治疗剂量，根据需要逐步增加剂量。

2. 优先选择长效制剂

每天给药1次而有持续24小时降压作用的长效药物能更有效地预防心脑血管并发症。

3. 联合用药

联合用药可增加降压效果，又不增加不良反应。在低剂量单药治疗效果不满意时，可以采用两种或两种以上降压药物联合治疗。事实上，2级以上高血压为达到目标血压常需联合治疗。对血压≥160/100 mmHg 或高于目标血压20/10 mmHg 或高危及以上患者，起始即可采用小剂量两种药物联合治疗或用固定复方制剂。单片固定复方制剂的使用普遍有利于提高血压达标率。简单、有效而且性价比高的药物使用方案，有利于基层高血压的管理。

4. 个体化

根据患者具体情况、药物有效性和耐受性，兼顾患者经济条件及个人意愿，选择适合患者的降压药物。

（二）降压药物种类

目前常用降压药物可归纳为五大类，即利尿剂、受体拮抗剂、钙通道阻滞剂、血管紧张素转换酶抑制剂（ACEI）和血管紧张素Ⅱ受体拮抗剂。

（三）各类降压药物作用特点

1. 利尿剂

利尿剂有噻嗪类、袢利尿剂和保钾利尿剂三类。利尿剂可增强其他降压药的疗效。其主要不良反应是低钾血症和影响血脂、血糖、血尿酸代谢，往往发生在大剂量使用时，因此推荐使用小剂量。其他不良反应还包括乏力、尿量增多等。

2. β 受体拮抗剂

该类药物通过抑制中枢和周围 RAS 系统，抑制心肌收缩力和减慢心率而发挥降压作用。不同 β 受体拮抗剂降压作用和持续时间不同。β 受体拮抗剂适用于不同程度高血压患者，尤其是心率较快的中青年患者或合并心绞痛和慢性心力衰竭者，对老年高血压疗效相对较差。其不良反应主要有心动过缓、乏力、四肢发冷。β 受体拮抗剂对心肌收缩力、窦房结及房室结功能均有抑制作用，并可增加气道阻力。急性心力衰竭、病态窦房结综合征、房室传导阻滞患者禁用。

3. 钙通道阻滞剂（CCB）

钙通道阻滞剂分为二氢吡啶类和非二氢吡啶类。根据药物作用持续时间，钙通道阻滞剂又可分为短效和长效两类。钙通道阻滞剂降压起效迅速，降压疗效和幅度相对较强，与其他类型降压药物联合治疗能明显增强降压作用。钙通道阻滞剂对老年患者有较好降压疗效；对嗜酒患者也有显著降压作用；可用于合并糖尿病、冠心病或外周血管病患者；长期治疗还具有抗动脉粥样硬化作用。其主要缺点是开始治疗时有反射性交感活性增强，引起心率增快、面部潮红、头痛、下肢水肿等，尤其使用短效制剂时。非二氢吡啶类抑制心肌收缩和传导功能，不宜在心力衰竭、窦房结功能低下或心脏传导阻滞患者中应用。

4. 血管紧张素转换酶抑制剂

降压作用主要通过抑制循环和组织血管紧张素转换酶（ACE），使血管紧张素Ⅱ（ATⅡ）生成减少，同时抑制激肽酶使缓激肽降解减少。降压起效缓慢，3～4周时达最大作用，限制钠盐摄入或联合使用利尿剂可使其起效迅速和作用增强。ACEI具有改善胰岛素抵抗和减少尿蛋白作用，对肥胖、糖尿病和心脏、肾脏靶器官受损的高血压患者具有较好的疗效，特别适用于伴有心力衰竭、心肌梗死、房颤、蛋白尿、糖耐量减退或糖尿病肾病的高血压患者。其不良反应主要是刺激性干咳和血管性水肿。干咳发生率为10%～20%，可能与体内缓激肽增多有关，停用后可消失。高钾血症、妊娠妇女和双侧肾动脉狭窄患者禁用。血肌酐超过 3 mg/dL 的患者使用时需谨慎，应定期监测血肌酐及血钾水平。

5. 血管紧张素Ⅱ受体拮抗剂（ARB）

此类药的降压作用主要通过阻滞组织 ATⅡ 受体亚型 AT，能更充分有效地阻断 ATⅡ 的血管收缩、水钠潴留与重构作用来实现。多数 ARB 随剂量增大降压作用增强，治疗剂量窗较宽。此类药的最大特点是直接与药物有关的不良反应较少，一般不引起刺激性干咳，患者持续治疗依从性高。治疗对象和禁忌证与 ACEI 相同。

（四）降压治疗方案

大多数无并发症的患者可单独或联合使用噻嗪类利尿剂、β受体拮抗剂、CCB、ACEI 和 ARB，治疗应从小剂量开始。临床实际使用时，患者合并心血管危险因素、靶器官损害、并发症、降压疗效、不良反应以及药物费用等对降压药物的选择产生影响。目前认为，2 级高血压患者在开始时就可以采用两种降压药物联合治疗，联合治疗有利于血压较快达到目标值，也利于减少不良反应。

联合治疗应采用不同降压机制的药物，我国临床主要推荐应用的优化联合治疗方案是：ACEI/ARB＋二氢吡啶类 CCB；ARB/ACEI＋噻嗪类利尿剂；二氢吡啶类 CCB＋噻嗪类利尿剂；二氢吡啶类 CCB＋β受体拮抗剂。次要推荐使用的联合治疗方案是：利尿剂＋β受体拮抗剂；ARB＋β受体拮抗剂；二氢吡啶类 CCB＋保钾利尿剂；噻嗪类利尿剂＋保钾利尿剂。三种降压药联合治疗一般必须包含利尿剂。采用合理的治疗方案和良好的治疗依从性，一般可使患者在治疗 3～6 个月内达到血压控制目标值。对于有并发症的患者，降压药和治疗方案选择应该个体化。

第二节　心肌梗死

心肌梗死（MI）是指急性心肌缺血坏死，大多是在冠状动脉病变的基础上，冠状动脉的供血急剧减少或中断，使相应的心肌严重而持久的急性缺血所致，属于急性冠脉综合征。

一、临床表现

本病的临床表现与梗死的面积大小、部位、冠状动脉侧支循环情况密切相关。

（一）先兆

多数患者在发病前数日有乏力，胸部不适，活动时心悸、气急、烦躁、心绞痛等前驱症状。心绞痛发作较以往频繁、程度较剧、持续较久、硝酸甘油疗效差、诱发因素不明显。

（二）症状

1. 疼痛

疼痛是最先出现的症状，多发生于清晨，疼痛部位和性质与心绞痛相同，但诱因多不明显且常发生于安静时，程度较重，持续时间较长，可达数小时或更长，休息和含用硝酸甘油片多不能缓解。患者常烦躁不安、出汗、恐惧，胸闷或有濒死感。少数患者无疼痛，一开始即表现为休克或急性心力衰竭。部分患者疼痛位于上腹部，被误认为胃穿孔、急性胰腺炎等急腹症；部分患者疼痛放射至下颌、颈部、背部上方，被误认为牙痛或骨关节痛。

2. 全身症状

患者有发热、心动过速、白细胞计数增高和红细胞沉降率增快等症状，由坏死物质被吸收所引起。一般在疼痛发生后 24～48 小时出现，程度与梗死范围常呈正相关，体温一般在 38 ℃左右，很少达到 39 ℃，持续约 1 周。

3. 胃肠道症状

疼痛剧烈时常伴有频繁的恶心、呕吐和上腹胀痛等胃肠道症状，与迷走神经受坏死心肌刺激和心排血量降低、组织灌注不足等有关。肠胀气亦不少见。重症者可发生呃逆。

4. 心律失常

心律失常见于 75%～95% 的患者，多发生在起病 1～2 天，而以 24 小时内最多见，可伴乏力、头晕、晕厥等症状。各种心律失常中以室性心律失常最多，尤其是室性期前收缩，如室性期前收缩频发（每分钟 5 次以上），成对出现或呈短阵室性心动过速，多源性或落在前一心搏的易损期时（R-on-T），常为心室颤动的先兆。室颤是 ST 段抬高型心肌梗死（STEMI）早期，特别是入院前患者主要的死因。房室传导阻滞和束支传导阻滞也较多见，室上性心律失常则较少，多发生在心力衰竭者中。前壁 MI 如发生房室传导阻滞，表明梗死范围广泛，情况严重。

5. 低血压和休克

疼痛期血压下降常见。如疼痛缓解而收缩压仍低于 80 mmHg，有烦躁不安、面色苍白、皮肤湿冷、脉细而快、大汗淋漓、尿量减少（< 20 mL/h）、神志迟钝甚至晕厥者，则为休克表现。休克多在起病后数小时至数日内发生，主要是心源性，为心肌广泛坏死，

心排血量急剧下降所致；神经反射引起的周围血管扩张属次要，有些患者尚有血容量不足的因素参与。

6.心力衰竭

MI患者主要发生急性左心衰竭，可在起病最初几天内发生，或在疼痛、休克好转阶段出现，为梗死后心脏舒缩力显著减弱或不协调所致。患者出现呼吸困难、咳嗽、发绀、烦躁等症状，严重者可发生肺水肿，随后可有颈静脉怒张、肝大、水肿等右心衰竭表现。右心室MI者可一开始即出现右心衰竭表现，伴血压下降。

根据有无心力衰竭表现及其相应的血流动力学改变严重程度，急性心肌梗死（AMI）引起的心力衰竭按基利普（Killip）分级法可分为以下四级：Ⅰ级：尚无明显心力衰竭；Ⅱ级：有左心衰竭，肺部啰音＜50%肺野；Ⅲ级：有急性肺水肿，全肺大、小、干、湿啰音；Ⅳ级：有心源性休克等不同程度或阶段的血流动力学变化。

STEMI时，重度左心室衰竭或肺水肿与心源性休克同样是左心室排血功能障碍所引起，两者可以不同程度合并存在，常统称为心脏泵功能衰竭，或泵衰竭。在血流动力学上，肺水肿是以左心室舒张末期压及左心房与肺毛细血管压力的增高为主，而休克则以心排血量和动脉压的降低更为突出。心源性休克是较左心室衰竭程度更重的泵衰竭，一定水平的左心室充盈后，心排血指数比左心室衰竭时更低，亦即心排血指数与充盈压之间关系的曲线更为平坦而下移。

（三）体征

1.心脏体征

MI患者的心脏浊音界可正常也可轻度至中度增大；心率多增快，少数也可减慢；心尖区第一心音减弱，可出现第四心音（心房性）奔马律，少数有第三心音（心室性）奔马律。10%～20%患者在起病第2～3天出现心包摩擦音，为反应性纤维性心包炎所致。心尖区可出现粗糙的收缩期杂音或伴收缩中、晚期喀喇音，为二尖瓣乳头肌功能失调或断裂所致。室间隔穿孔时可在胸骨左缘3～4肋间新出现粗糙的收缩期杂音伴有震颤。MI患者可有各种心律失常。

2.血压

除极早期血压可增高外，几乎所有MI患者都有血压降低。起病前有高血压者，血压可降至正常且可能不再恢复到起病前的水平。

3.其他

MI患者可有与心律失常、休克或心力衰竭相关的其他体征。

二、辅助检查

（一）心电图

心电图常有进行性的改变，对MI的诊断、定位、定范围、估计病情演变和预后都有帮助。

1.STEMI特征性心电图表现特点

（1）ST段抬高呈弓背向上型，在面向坏死区周围心肌损伤区的导联上出现。

（2）宽而深的Q波（病理性Q波），在面向透壁心肌坏死区的导联上出现。

（3）T波倒置，在面向损伤区周围心肌缺血区的导联上出现。

2. 动态性改变 ST 段抬高性 MI

（1）起病数小时内，可尚无异常或出现异常高大两支不对称的 T 波，为超急性期改变。

（2）数小时后，ST 段明显抬高，弓背向上，与直立的 T 波连接，形成单相曲线。数小时到 2 日内出现病理性 Q 波，同时 R 波减低，是为急性期改变。Q 波在 3～4 天内稳定不变，以后 70%～80% 永久存在。

（3）在早期如不进行治疗干预，ST 段可抬高持续数日至两周左右，逐渐回到基线水平，T 波则变为平坦或倒置，是亚急性期改变。

（4）数周至数个月后，T 波呈 V 形倒置，两支对称，波谷尖锐，是慢性期改变。T 波倒置可永久存在，也可在数个月至数年内逐渐恢复。

（二）放射性核素检查

正电子发射计算机断层扫描（PET/CT）可观察心肌的代谢变化，是目前唯一能直接评价心肌存活性的影像技术。单光子发射计算机断层显像（SPECT）进行心电图门控的心血池显像，可用于评估室壁运动、室壁厚度和整体功能。

（三）超声心动图

二维和 M 型超声心动图也有助于了解心室壁的运动和左心室功能，诊断室壁瘤和乳头肌功能失调，检测心包积液及室间隔穿孔等并发症。

（四）实验室检查

1. 一般检查

起病 24～48 小时后白细胞可增高，中性粒细胞增多，嗜酸性粒细胞减少或消失，红细胞沉降率增快；C- 反应蛋白增高，可持续 1～3 周。起病数小时至 2 日内血中游离脂肪酸增高。

2. 血清心肌坏死标志物

心肌损伤标志物增高水平与心肌坏死范围及预后明显相关。

（1）肌红蛋白起病后 2 小时内升高，12 小时内达高峰；24～48 小时内恢复正常。

（2）肌钙蛋白（cTnI 或 cTnT）起病 3～4 小时后升高；cTnI 于 11～24 小时达高峰，7～10 天降至正常；cTnT 在 24～48 小时达高峰，10～14 天降至正常。这些心肌结构蛋白含量的增高是诊断 MI 的敏感指标。

（3）肌酸激酶同工酶（CK-MB）在起病后 4 小时内增高，16～24 小时达高峰，3～4 天恢复正常。其增高的程度能较准确地反映梗死的范围，其高峰出现时间是否提前有助于判断溶栓治疗是否成功。

对心肌坏死标志物的测定应进行综合评价：肌红蛋白在 AMI 后出现最早，也十分敏感，但特异性不很强。cTnT 和 cTnI 出现稍延迟，而特异性很高，在症状出现后 6 小时内测定为阴性则 1～3 小时后应再复查；其缺点是持续时间可长达 10～14 天，对在此期间判断是否有新的梗死不利。CK-MB 虽不如 cTnT、cTnI 敏感，但对早期（< 4 小时）AMI 的诊断有较重要价值。

三、诊断标准

根据典型的临床表现、特征性的心电图改变以及实验室检查发现，诊断本病并不困难。对老年患者突然发生严重心律失常、休克、心力衰竭而原因未明，或突然发生较重而持久的胸闷或胸痛者，都应考虑本病的可能。宜先按 AMI 来处理，并短期内进行心电图、血清心肌坏死标志物测定等动态观察以确定诊断。

四、治疗

对 STEMI，强调及早发现，及早住院，并加强伴院前的就地处理。患者到达医院后 30 分钟内开始溶栓或 90 分钟内开始介入治疗以挽救濒死的心肌、防止梗死扩大或缩小心肌缺血范围，保护和维持心脏功能，及时处理严重心律失常、泵衰竭和各种并发症，防止猝死，使患者不但能渡过急性期，且康复后还能保持尽可能多的有功能的心肌。

（一）监护和一般治疗

（1）急性期卧床休息，保持环境安静。减少探视，防止不良刺激，解除焦虑。

（2）在冠心病监护病房进行心电图、血压和呼吸的监测，除颤仪应随时处于备用状态。对于严重泵衰竭者还需监测肺毛细血管压和静脉压。密切观察心律、心率、血压和心功能的变化。

（3）对有呼吸困难和血氧饱和度降低者，最初几日间断或持续通过鼻管面罩吸氧。

（4）急性期 12 小时卧床休息，若无并发症，24 小时内应鼓励患者在床上行肢体活动，若无低血压，第 3 天就可在病房内走动；梗死后第 4～5 天，逐步增加活动直至每天 3 次步行 100～150 m。

（5）建立静脉通道，保持给药途径畅通。

（二）解除疼痛

心肌再灌注治疗，开通梗死相关血管、恢复缺血心肌的供血是解除疼痛最有效的方法，但在再灌注治疗前可选用下列药物尽快解除疼痛。

1. 吗啡或哌替啶

静脉注射吗啡 2～4 mg 或肌内注射哌替啶 50～100 mg，必要时 5～10 分钟后重复，可减轻患者交感神经过度兴奋和濒死感。使用时注意其引发的不良反应，包括低血压和抑制呼吸功能。

2. 硝酸酯类药物

此类药物通过扩张冠状动脉，增加冠状动脉血流量以及增加静脉容量而降低心室前负荷。大多数 AMI 患者有应用硝酸酯类药物指征，而在下壁 MI、可疑右室 MI 或明显低血压的患者（收缩压低于 90 mmHg），不适合使用。

3. β 受体拮抗剂

此类药物能减少心肌耗氧量和改善缺血区的氧供需失衡，缩小 MI 面积，减少复发性心肌缺血、再梗死、室颤及其他恶性心律失常，对降低急性期病死率有肯定的疗效。无下列情况者，应在发病 24 小时内尽早常规口服应用：

（1）心力衰竭。

（2）低心排血量状态。

（3）心源性休克危险性增高（年龄 > 70 岁，收缩压 < 120 mmHg，窦性心动过速 > 110 次 / 分或心率 < 60 次 / 分，以及距发生 STEMI 的时间增加）。

（4）其他使用 β 受体拮抗剂的禁忌证（PR 间期 > 0.24 秒，二度或三度房室传导阻滞，哮喘发作期或反应性气道疾病）。

（三）抗血小板治疗

各种类型的急性冠状动脉综合征均需要联合应用包括阿司匹林和 P2Y12 受体拮抗剂在内的口服抗血小板药物，负荷剂量后给予维持剂量。静脉应用 GPⅡb/Ⅲa 受体拮抗剂主要用于接受直接经皮冠状动脉介入治疗（PCI）的患者，术中使用。

（四）抗凝治疗

除非有禁忌，所有 STEMI 患者无论是否采用溶栓治疗，均应在抗血小板治疗基础上常规联合抗凝治疗。抗凝治疗可建立和维持梗死相关血管的通畅，并可预防深静脉血栓形成、肺动脉栓塞和心室内血栓形成。

（五）再灌注心肌治疗

起病 3～6 小时，最多在 12 小时内，开通闭塞的冠状动脉，使得心肌得到再灌注，挽救濒临坏死的心肌或缩小心肌梗死的范围，减轻梗死后心肌重塑，是 STEMI 最重要的治疗措施之一。

近几年，新的循证医学证据均支持及时再灌注治疗的重要性。需要强调建立区域性 STEMI 网络管理系统的必要性，通过高效的院前急救系统进行联系，由区域网络内不同单位之间的协作，制订最优化的再灌注治疗方案。最新指南对首次医疗接触进行了清晰的定义：医生、护理人员、护士或急救人员首次接触患者的时间；并更加强调 STEMI 的诊断时间，强调在首次医学接触时间的 10 分钟内应获取患者心电图并作出 STEMI 的诊断。

1. 经皮冠状动脉介入治疗

若患者在救护车上或在无 PCI 能力的医院，但预计 120 分钟内可转运至有 PCI 条件的医院并完成 PCI，则首选直接 PCI 策略，力争在 90 分钟内完成再灌注；若患者在可行 PCI 的医院，则应力争在 60 分钟内完成再灌注。

2. 溶栓疗法

如果预计直接 PCI 时间大于 120 分钟，则首选溶栓策略，力争在 10 分钟内给予患者溶栓药物。

（1）适应证：①两个或两个以上相邻导联 ST 段抬高（胸导联 ≥ 0.2 mV，肢导联 ≥ 0.1 mV），或病史提示 AMI 伴左束支传导阻滞，起病时间 < 12 小时，患者年龄 < 75 岁。②ST 段显著抬高的 MI 患者年龄 > 75 岁，经慎重权衡利弊仍可考虑。③STEMI，发病时间已达 12～24 小时，但如仍有进行性缺血性胸痛、广泛 ST 段抬高者也可考虑。

（2）禁忌证：①既往发生过出血性脑卒中，6 个月内发生过缺血性脑卒中或脑血管事件。②中枢神经系统受损、颅内肿瘤或畸形。③近期（2～4 周）有活动性内脏出血。④未排除主动脉夹层。⑤入院时有严重且未控制的高血压（> 180/110 mmHg）或慢性严重高血压病史。⑥目前正在使用治疗剂量的抗凝药或已知有出血倾向。⑦近期（2～4 周）有创伤史，包括头部外伤、创伤性心肺复苏或较长时间（> 10 分钟）的心肺复苏。⑧近期（< 3 周）曾行外科大手术。⑨近期（< 2 周）曾有在不能压迫部位的大血管行穿刺术。

（3）溶栓药物的应用：以纤溶酶原激活剂激活血栓中纤溶酶原，使其转变为纤溶酶而溶解冠状动脉内的血栓，常用药物包括尿激酶原和阿替普酶。

（4）溶栓再通的判断标准：根据冠状动脉造影观察血管再通情况直接判断（TIMI 分级达到 2、3 级者表明血管再通），或根据：①心电图抬高的 ST 段于 2 小时内回降 >

50%。②胸痛 2 小时内基本消失。③ 2 小时内出现再灌注性心律失常（短暂地加速性室性自主心律，房室或束支传导阻滞突然消失，或下后壁心肌梗死的患者出现一过性窦性心动过缓、窦房传导阻滞或低血压状态）。④血清 CK–MB 酶峰值提前出现（14 小时内）等间接判断血栓是否溶解。

3. 紧急冠状动脉旁路移植术

介入治疗失败或溶栓治疗无效且有手术指征者，宜争取 6～8 小时内施行紧急冠状动脉旁路移植术（CABG），但死亡率明显高于择期 CABG。

（六）血管紧张素转换酶抑制剂或血管紧张素受体拮抗剂

ACEI 有助于改善恢复期心肌的重构，减少 AMI 的病死率和充血性心力衰竭的发生。除非有禁忌证，否则应全部选用。一般从小剂量口服开始，防止首次应用时发生低血压，在 24～48 小时逐渐增加到目标剂量。如患者不能耐受 ACEI，可考虑给予 ARB，不推荐常规联合应用 ACEI 和 ARB；对能耐受 ACEI 的患者，不推荐常规用 ARB 替代 ACEI。

（七）调脂治疗

他汀类药物能有效降低 TC 和 LDL–C，还有延缓斑块进展、稳定斑块和抗炎等调脂以外的作用。对于无他汀类药物禁忌的心肌梗死患者，应尽早开始他汀类药物治疗。

（八）抗心律失常和传导障碍治疗

（1）发生室颤或持续多形性室速时，尽快采用非同步直流电除颤或同步直流电复律。单形性室速药物疗效不满意时也应及早用同步直流电复律。

（2）一旦发现室性期前收缩或室速，立即用利多卡因 50～100 mg 静脉注射，每 5～10 分钟重复一次，至期前收缩消失或总量已达 300 mg，继以 1～3 mg/min 的速度静脉滴注维持（100 mg 加入 5% 葡萄糖液 100 mL，滴注 1～3 mL/min）。如室性心律失常反复可用胺碘酮治疗。

（3）对缓慢型心律失常使用阿托品 0.5～1 mg 肌内或静脉注射。

（4）房室传导阻滞发展到二度或三度，伴有血流动力学障碍者，宜用人工心脏起搏器做临时的经静脉心内膜右心室起搏治疗，待传导阻滞消失后撤除。

（5）室上性快速心律失常选用维拉帕米、地尔硫草、美托洛尔、洋地黄制剂或胺碘酮等药物治疗不能控制时，可考虑用同步直流电复律治疗。

（九）抗休克治疗

抗休克治疗根据休克纯属心源性，抑或尚有周围血管舒缩障碍或血容量不足等因素存在，而分别处理。

（十）抗心力衰竭治疗

抗心力衰竭治疗主要是治疗急性左心衰竭，以应用吗啡（或哌替啶）和利尿剂为主，亦可选用血管扩张剂减轻左心室的负荷。洋地黄制剂可能引起室性心律失常，应慎用。因最早期出现的心力衰竭主要是坏死心肌间质充血、水肿引起顺应性下降所致，而左心室舒张末期容量尚不增大，因此在梗死发生后 24 小时内宜尽量避免使用洋地黄制剂。有右心室梗死的患者应慎用利尿剂。

第三节 心律失常

正常情况下，心脏在一定频率范围内发生有规律的搏动。这种搏动的冲动起源于窦房结，以一定的顺序和速率传导至心房和心室，协调心脏各部位同步收缩、形成一次心搏，周而复始，为正常节律。心律失常是指心脏冲动的频率、节律、起源部位、传导速度或激动次序的异常。其可见于生理情况，更多见于病理性状态，包括心脏本身疾病和非心脏疾病。

心律失常按发生部位分为室上性（包括窦性、房性、房室交界性）和室性心律失常两大类；按发生时心率的快慢，分为快速型与缓慢型心律失常两大类；按发生机制分为冲动形成异常和冲动传导异常两大类。

心律失常的发生机制包括冲动形成异常和/或冲动传导异常。

一、临床表现

（一）窦性心动过速

成人窦性心律的频率超过 100 次/分为窦性心动过速。目前，临床上分为生理性窦性心动过速和不适当窦性心动过速。生理性窦性心动过速常见于健康人、吸烟、饮茶或咖啡、饮酒、体力活动及情绪激动时；也可见于某些病理状态，如发热、甲亢、贫血、休克、心肌缺血、充血性心力衰竭，以及应用肾上腺素、阿托品等药物时。不适当窦性心动过速是指在静息状态下心率的持续性增快，或心率的增快与生理、情绪激动、病理状态或药物作用水平无关或不相一致，也称特发性窦性心动过速。

（二）窦性心动过缓

成人窦性心律的频率低于 60 次/分称为窦性心动过缓。窦性心动过缓常同时伴有窦性心律不齐（不同 PP 间期的差异 > 0.12 秒）。窦性心动过缓常见于健康的青年人、运动员及睡眠状态。其他原因包括颅内疾病、严重缺氧、低温、甲状腺功能减退、阻塞性黄疸和血管迷走性晕厥等，以及应用拟胆碱药物、胺碘酮、β 受体阻滞剂、非二氢吡啶类的钙通道阻滞剂或洋地黄等药物。窦房结病变和急性下壁心肌梗死亦常发生窦性心动过缓。

（三）窦性停搏

窦性停搏或窦性静止是指窦房结不能产生冲动。过长时间的窦性停搏（> 3 秒）且无逸搏发生时，患者可出现黑蒙、短暂意识障碍或晕厥，严重者可发生阿-斯（Adams-Stokes）综合征，甚至死亡。

（四）病态窦房结综合征

病态窦房结综合征（sick sinus syndrom，SSS）简称病窦综合征，是由窦房结病变导致功能减退,产生多种心律失常的综合表现。患者可在不同时间出现一种以上的心律失常，常同时合并心房自律性异常，部分患者同时有房室传导功能障碍。患者出现与心动过缓有关的心、脑等脏器供血不足的症状，如发作性头晕、黑蒙、心悸、乏力和运动耐力下降等；严重者可出现心绞痛、心力衰竭、短暂意识障碍或晕厥，甚至猝死。如有心动过速发作，则可出现心悸、心绞痛等症状。

（五）房性期前收缩

房性期前收缩是指起源于窦房结以外心房的任何部位的心房激动，主要表现为心悸，一些患者有胸闷、乏力症状，自觉有停跳感，有些患者可能无任何症状。多为功能性，正常成人进行 24 小时心电检测，大约 60% 有房性期前收缩发生。在各种器质性心脏病如冠心病、肺心病、心肌病等患者中，房性期前收缩发生率明显增加，并常可引起其他快速型房性心律失常。

（六）心房颤动

心房颤动是最常见的心律失常之一，是指规则有序的心房电活动丧失，代之以快速无序的颤动波，是严重的心房电活动紊乱。房颤常发生于器质性心脏病患者，多见于高血压性心脏病、冠心病、风湿性心脏病二尖瓣狭窄、心肌病及甲状腺功能亢进，其次缩窄性心包炎、慢性肺源性心脏病、预激综合征和老龄也可引起房颤。部分房颤原因不明，可见于正常人，可在情绪激动、外科手术、运动或大量饮酒时发生；房颤发生在无结构性心脏病的中青年中称为孤立性房颤或特发性房颤。一般将房颤分为首诊房颤、阵发性房颤、持续性房颤、长期持续性房颤及永久性房颤。房颤症状的轻重受心室率快慢的影响。心室率超过 150 次 / 分，患者可发生心绞痛与充血性心力衰竭；心室率不快时，患者可无症状。房颤时心房有效收缩消失，心排血量比窦性心律时减少达 25% 或更多。房颤并发血栓栓塞的危险性甚大，尤以脑栓塞危害最大，常可危及生命并严重影响患者的生存质量。心脏听诊第一心音强度变化不定，心律极不规则。当心室率快时可发生脉搏短绌。

（七）阵发性室上性心动过速（简称室上速）

心动过速发作突然起始与终止，持续时间长短不一。症状包括心悸、胸闷、焦虑不安、头晕，少见有晕厥、心绞痛、心力衰竭与休克者。症状轻重取决于发作时心室率快速的程度及持续时间，亦与原发病的严重程度有关。若发作时心室率过快，使心排血量与脑血流量锐减或心动过速猝然终止，窦房结未能及时恢复自律性导致心搏停顿，则可发生晕厥。听诊心尖区第一心音强度恒定，心律绝对规则。

（八）预激综合征

预激综合征指心房部分激动由正常房室传导系统以外的先天性附加通道（旁道）下传，使心室某一部分心肌预先激动（预激），导致以异常心电生理和 / 或伴发多种快速型心律失常为特征的一种综合征。房室折返性心动过速是预激综合征最常伴发的快速型心律失常。心室预激本身不引起症状，具有心室预激表现者，其快速型心律失常的发生率为 1.8%，并随年龄增长而增加。这些快速型心律失常主要包括：房室折返性心动过速（最常见，约占 80%），其次是心房颤动与心房扑动，以及心室颤动与猝死。患者主要表现为阵发性心悸，为发生房室折返性心动过速所致。过高频率的心动过速（特别是持续发作心房颤动）可导致充血性心力衰竭、低血压或恶化为心室颤动和猝死。

（九）室性期前收缩

室性期前收缩是一种最常见的心律失常，是指希氏束分叉以下部位过早发生的、提前使心肌除极的心搏。室性期前收缩常无特异性症状，且是否有症状或症状的轻重程度与期前收缩的频发程度无直接相关。患者一般表现为心悸、心跳或"停跳"感，类似电梯快速升降的失重感或代偿性间歇后有力的心脏搏动，可伴有头晕乏力、胸闷等症状。

严重器质性心脏疾病者，长时间频发室性期前收缩可产生心绞痛、低血压或心衰等。听诊时，室性期前收缩后出现较长的停歇，且室性期前收缩的第二心音强度减弱，仅能听到第一心音。桡动脉搏动减弱或消失。

（十）室性心动过速

室性心动过速简称室速，是起源于希氏束分支以下的特殊传导系统或者心室肌的连续 3 个或 3 个以上的异位心搏。及时正确地判断和治疗室速具有非常重要的临床意义。室速常发生于各种器质性心脏病患者，最常见为冠心病，其次是心肌病、心力衰竭、二尖瓣脱垂、心瓣膜病等，其他病因包括代谢障碍、电解质紊乱、长 QT 间期综合征等。室速偶可发生在无器质性心脏病者，称为特发性室速。室速的临床症状视发作时心室率、持续时间、基础心脏病变和心功能状况不同而异。非持续性室速（发作时间短于 30 秒，能自行终止）的患者通常无症状。持续性室速（发作时间超过 30 秒，需药物或电复律始能终止）常伴有明显血流动力学障碍与心肌缺血。临床症状包括低血压、少尿、气促、心绞痛、晕厥等。部分多形性室速、尖端扭转型室速发作后很快蜕变为心室颤动，导致心源性晕厥、心脏骤停和猝死。听诊心律可轻度不规则，第一、二心音分裂；收缩期血压随心搏变化。

（十一）心室颤动

心室颤动为致死性心律失常，常见于缺血性心脏病。此外，抗心律失常药物，特别是引起 QT 间期延长与尖端扭转的药物，严重缺氧、缺血、预激综合征合并房颤与极快的心室率、电击伤等亦可引起。临床症状包括意识丧失、抽搐、呼吸停顿甚至死亡、听诊心音消失、脉搏触不到、血压亦无法测到。

（十二）房室阻滞

房室阻滞是指房室交界区脱离了生理不应期后，心房冲动传导延迟或不能传导至心室。房室阻滞可以发生在房室结、希氏束以及束支等不同的部位。一度房室阻滞患者通常无症状。二度房室阻滞可引起心搏脱漏，可有心悸症状，也可无症状。三度房室阻滞的症状取决于心室率的快慢与伴随病变，症状包括疲倦、乏力、头晕、晕厥、心绞痛、心力衰竭。房室阻滞因心室率过慢导致脑缺血，患者可出现暂时性意识丧失，甚至抽搐，称为 Adams-Stokes 综合征，严重者可猝死。一度房室阻滞听诊时，因 PR 间期延长，第一心音强度减弱。二度 I 型房室阻滞第一心音强度逐渐减弱并有心搏脱漏。二度 II 型房室阻滞亦有间歇性心搏脱漏，但第一心音强度恒定。三度房室阻滞因房室分离，第一心音强度经常变化，第二心音可呈正常或反常分裂，间或听到响亮亢进的第一心音（大炮音）。

二、辅助检查

（一）心电图

1. 窦性心律失常

窦性心律失常均为窦性 P 波，窦性心动过速患者的心率超过 100 次 / 分，窦性心动过缓患者的心率低于 60 次 / 分。窦性心动过缓常同时伴有窦性心律不齐（不同 PP 间期的差异 > 0.12 秒）。窦性停搏心电图表现为在较正常 PP 间期显著长的间期内无 P 波发生，或 P 波与 QRS 波均不出现，长的 PP 间期与基本的窦性 PP 间期无倍数关系。长时间的窦性停搏后，下位的潜在起搏点，如房室交界处或心室，可发出单个逸搏或逸搏性心律控制心室。

2. 病态窦房结综合征

病态窦房结综合征心电图的主要表现：

（1）非药物引起的持续而显著的窦性心动过缓（50次/分以下）。

（2）窦性停搏或窦性静止与窦房阻滞。

（3）窦房阻滞与房室阻滞并存。

（4）心动过缓-心动过速综合征，简称慢-快综合征，是指心动过缓与房性快速型心律失常（心房扑动、心房颤动或房性心动过速）交替发作。

3. 房性期前收缩

心电图表现为P波提前发生，与窦性P波形态不同；PR间期＞120 ms；QRS波群呈室上性，部分可有室内差异性传导；多为不完全代偿性间歇。

4. 心房颤动

心电图特征包括P波消失，代之以小而不规则的基线波动，形态与振幅均变化不定，称为f波；频率为350～600次/分；心室率极不规则。

5. 阵发性室上性心动过速

心电图表现为心率150～250次/分，节律规则；QRS波形态与时限均正常，但发生室内差异性传导或束支阻滞时，QRS波形态异常；P波为逆行性（Ⅱ、Ⅲ、aVF导联倒置），常埋藏于QRS波内或位于其终末部分，P波就与QRS波保持固定关系；起始突然，通常由一个房性期前收缩触发，其下传的PR间期显著延长，随之引起心动过速发作。

6. 预激综合征

房室旁路典型预激的心电图表现为窦性心搏的PR间期短于0.12秒；某些导联之QRS波群时限超过0.12秒，QRS波群起始部分粗钝（称δ波），终末部分正常；ST-T波呈继发性改变，与QRS波群主波方向相反。根据胸导联QRS波群的形态，以往将预激综合征分成两型：A型为胸导联QRS波群主波均向上，预激发生在左室或右室后底部；B型为QRS波群在V1导联主波向下，V5、V6导联主波向上，预激发生在右室前侧壁。

7. 室性期前收缩

心电图表现为提前发生的QRS波群，时限常超过0.12秒、宽大畸形；ST段与T波的方向与QRS主波方向相反；室性期前收缩与其前面的窦性搏动之间期（称为配对间期）恒定，后可出现完全性代偿间歇。

8. 室性心动过速

心电图表现为3个或以上的室性期前收缩连续出现；心室率常为100～250次/分；节律规则或略不规则；心房独立活动与QRS波无固定关系，形成室房分离；偶可见心室激动逆传夺获心房。心室夺获与室性融合波：室速发作时少数室上性冲动可下传心室，产生心室夺获，表现为在P波之后提前发生一次正常的QRS波。室性融合波的QRS波形态介于窦性与异位心室搏动，其意义为部分夺获心室。心室夺获与室性融合波的存在对确立室性心动过速的诊断提供了重要依据。

9. 心室颤动

心室颤动时心电图的波形、振幅与频率均极不规则，无法辨认QRS波群、ST段与T波，持续时间较短。

10. 房室阻滞

一度房室阻滞 PR 间期超过 0.2 秒，QRS 波群形态与时限多正常。二度房室阻滞分为 I 型和 II 型。二度 I 型房室阻滞 P 波规律出现，PR 间期逐渐延长，直到 P 波下传受阻，脱漏 1 个 QRS 波群。二度 II 型房室阻滞 PR 间期恒定，部分 P 波后无 QRS 波群。

（二）动态心电图

动态心电图主要用于心律失常和心肌缺血检查，包括了解心悸与晕厥等症状的发生是否与心律失常有关、明确心律失常或心肌缺血发作与日常活动的关系及昼夜分布特征、协助评价抗心律失常药物疗效、起搏器或植入型心律转复除颤器的疗效及是否出现功能障碍等。

（三）运动试验

患者在运动时出现心悸症状，可做运动试验协助诊断。但应注意，正常人进行运动试验亦可发生期前收缩和心动过速，如房性期前收缩、室性期前收缩和房性心动过速等。运动试验常用于评估与儿茶酚胺有关的心律失常如儿茶酚胺敏感性室性心动过速，并评估心律失常危险性，协助判断预后等。

（四）食管电生理检查

食管电生理检查常用于鉴别室上性心动过速的类型，如是否存在房室结双径路。食管心电图能清晰地识别心房与心室电活动，确定房室电活动的关系，鉴别室性心动过速与室上性心动过速伴室内差异性传导。经食管快速起搏心房可使预激图形更为清晰，有助于明确不典型预激综合征患者。应用电刺激诱发与终止心动过速还可用于协助评价抗心律失常药物疗效、评估窦房结功能、终止药物无效的某些折返性室上性心动过速。食管电生理检查简单易行、安全性高。

（五）心腔内电生理检查

常见需要进行心腔内电生理检查的适应证如下：

（1）窦房结功能测定：当患者出现发作性晕厥症状，临床怀疑病态窦房结综合征，但缺乏典型心电图表现，可进行心腔内电生理检查测定窦房结功能。

（2）房室与室内阻滞：体表心电图往往不能准确判断房室与室内阻滞的部位，心腔内电生理检查则可明确阻滞的确切部位。

（3）心动过速：当出现以下几种情况时应进行心腔内电生理检查：①室上性或室性心动过速反复发作伴有明显症状。②发作不频繁难以明确诊断。③鉴别室上性心动过速伴有室内差异性传导或室性心动过速有困难者。④进行系列的心电生理 - 药理学试验以确定抗心律失常药物疗效，评价各种非药物治疗方法的效果。⑤心内膜标测确定心动过速的起源部位，并同时进行导管消融治疗。

（4）不明原因晕厥：经全面的病史询问、体格检查及无创伤性心脏检查仍未能明确晕厥病因者，可考虑行心腔内电生理检查。

三、治疗

（一）药物治疗

给予心律失常患者长期药物治疗之前，应先了解心律失常发生的原因、基础心脏病变及其严重程度和有无可纠正的诱因，如心肌缺血、电解质紊乱、甲状腺功能异常或抗心律失常药物所致心律失常作用。抗心律失常用药的目的是终止心律失常发作，或减少心动过速复发而减轻症状，或减少心律失常而改善患者预后。

正确合理使用抗心律失常药物的原则包括：

（1）首先注意基础心脏病的治疗，以及病因和诱因的纠正。

（2）注意掌握抗心律失常药物的适应证，并非所有的心律失常均需应用抗心律失常药物，只有直接导致明显的症状或血流动力学障碍或具有引起致命危险的恶性心律失常时才需要针对心律失常进行治疗，包括选择抗心律失常的药物。众多无明显症状、无明显预后意义的心律失常，如期前收缩、短暂的非持续性心动过速、心室率不快的心房颤动、一度或二度 I 型房室阻滞，一般不需要抗心律失常药物治疗。

（3）注意抗心律失常药物的不良反应，包括对心功能的影响、致心律失常作用和对全身其他脏器与系统的不良作用。

目前，临床常用的抗心律失常药物分为四大类，其中 I 类再分为三个亚类。I A 类药物减慢动作电位 0 相上升速度，延长动作电位时程，奎尼丁、普鲁卡因胺、丙吡胺等属此类。I B 类药物不减慢动作电位 0 相上升速度，缩短动作电位时程，美西律、苯妥英钠与利多卡因等属此类。I C 类药减慢动作电位 0 相上升速度，减慢传导与轻微延长动作电位时程，氟卡尼、恩卡尼、普罗帕酮等属此类。II 类药阻断 β 肾上腺素能受体，美托洛尔、阿替洛尔、比索洛尔等属此类，是目前已明确的可以改善患者长期预后的抗心律失常药物。III 类药阻滞钾通道与延长复极，胺碘酮、决奈达隆、索他洛尔、多非利特等属此类。IV 类药阻滞慢钙通道，维拉帕米和地尔硫䓬属此类。

（二）缓慢性心律失常的治疗

对于急性心动过缓，如病态窦房结综合征、房室传导阻滞，若有明显症状或血流动力学不稳定，可使用阿托品、异丙肾上腺素、多巴胺、多巴酚丁胺或肾上腺素增加心率、改善症状。

除此之外，对于伴有症状的缓慢性心律失常患者，通过植入永久起搏器可改善患者预后。心脏起搏器是通过发放一定形式的电脉冲，从而模拟正常心脏的冲动形成和传导，以治疗心动过缓或心脏传导异常等疾病。

起搏器适应证：

（1）窦房结功能障碍引起明显症状的。

（2）由于某些疾病必须使用某些类型和剂量的药物治疗，而这些药物又可以加重窦性心动过缓并产生临床症状。

（3）非可逆性二度 II 型、高度及三度房室传导阻滞，不论有无症状，均推荐植入起搏器。

（4）对于神经肌肉疾病所致二度、三度房室传导阻滞或 HV 间期＞70 ms 患者。

（5）持续性房颤合并症状性心动过缓者。

（6）对于需要药物治疗心律失常或其他疾病所致症状性房室传导阻滞患者，若无可替代治疗方案，推荐永久起搏。

第二章　脑血管疾病

第一节　脑动静脉畸形

脑动静脉畸形（AVMS）是脑血管畸形中最常见的一种，占颅内血管畸形的90%以上，常泛指为脑血管畸形。脑动静脉畸形是脑血管发育异常的先天性疾病，局部脑动脉与脑静脉直接相连，其间缺乏毛细血管，脑动脉血通过动静脉瘘管直接进入脑静脉，出现一系列脑血流动力学改变，导致颅内出血或脑盗血。脑血管畸形还包括海绵状血管畸形、静脉型畸形及毛细血管扩张症等。

脑动静脉畸形发病率尚无确切的统计，大宗尸检报道显示，脑动静脉畸形发病率为1.4%～4.3%，出现症状的患者不足1/10，脑动静脉畸形发病率远低于患病率。在自发性脑出血中，38%的患者为脑动静脉畸形所致，男性多于女性，青壮年发病居多，常见于20～40岁，平均25岁。约20%的患者在20岁前发病，64%的患者在40岁前发病，81%的患者在50岁前发病，95%的患者在60岁前发病，超过60岁发病者不足5%。因此，60岁以上出现脑出血及蛛网膜下腔出血（SAH）通常不是脑动静脉畸形引起。

一、临床表现

（1）50%以上的患者以颅内出血起病，是脑动静脉畸形最严重的后果，多发于年轻人，可为SAH、脑实质出血或硬膜下出血，并可反复发生。常在激烈活动、情绪激动或紧张时突然发病，出现剧烈头痛、恶心、呕吐，以及偏瘫和不同程度的意识障碍等。半数以上的患者有长期头痛史，类似偏头痛发作。脑膜刺激征常提示SAH，颅内压增高症状可提示脑内血肿形成或脑室内出血。

（2）癫痫发作可为首发症状，见于半数以上的患者，表现为全面性大发作、部分性发作或失神发作。多见于额、顶、颞叶较大的脑动静脉畸形并有大量脑盗血患者，也可见于出血或脑积水时。

（3）进行性神经功能缺失常见于较大的脑动静脉畸形，主要表现运动或感觉障碍，最初呈TIA发作，频繁发作后神经功能缺失变为永久性。其可由于脑盗血引起，或因长期脑缺血导致脑水肿或脑萎缩，年轻人多因反复出血引起脑损害及功能损伤。智力发育障碍或智力减退多见于巨型脑动静脉畸形，多因严重脑盗血导致脑弥漫性缺血，及频繁的癫痫发作或抗癫痫药所致。幕下脑动静脉畸形除了自发性出血，可无症状或症状较少，少数病例可见后组脑神经麻痹、小脑性共济失调等。

（4）伴硬脑膜动静脉瘘的患者可闻及颅内杂音，压迫颈动脉可使杂音减弱或消失；眼球突出很少见，常见于颞叶前端的脑动静脉畸形粗大引流静脉导入海绵窦时。

二、辅助检查

（一）神经影像学

脑 CT 扫描用于初检及可疑急性出血时，可显示出血部位、出血量及脑受压情况。CT 扫描显示脑动静脉畸形为不规则低密度或混合密度病灶，团块状或边界不清。注射造影剂可见高密度增强区，一般无明显水肿带或占位效应。MRI 检查可显示脑动静脉畸形特征性"流空效应"，脑动静脉畸形中的快速血流在 MRI 的 T_1WI 或 T_2WI 均显示病灶呈流空的管状或圆点状血管影，边界不规则，可见较大的供血动脉及引流静脉，可清晰显示脑动静脉畸形与周围脑结构关系。

（二）全脑数字减影血管造影（DSA）检查

全脑 DSA 检查是诊断脑动静脉畸形的"金标准"，在 DSA 动脉期可见不规则的畸形血管团，一支或数支异常增粗的供血动脉，一支或数支明显扩张扭曲的引流静脉汇入静脉窦或深静脉。远侧动脉可不显影，正常脑血管无移位，除非脑内血肿压迫。需注意脑内出血急性期，脑动静脉畸形较小并被血肿压迫可不显影，待血肿吸收后应复查 DSA，以免漏诊。

（三）脑计算机体层血管成像（CTA）和磁共振血管成像（MRA）检查

CTA 是指通过螺旋 CT、静脉注射造影剂及三维重建技术构建脑动脉的立体图像。CTA 检查可显示脑动静脉畸形的立体结构及与周围颅骨的空间关系，检查时间短，成像迅速，费用较低。适于出血急性期患者，尤其是昏迷又急需手术时，可迅速完成 CT 扫描和病灶重建成像，确定脑动静脉畸形大小、部位及脑内血肿状况，制订急症手术方案。

MRA 的分辨率和清晰度俱佳，动脉和静脉可分期成像。不需要造影剂，无辐射及创伤，费用低，但病灶显影易受血肿、水肿、脑软化灶及周围扩张的脑血管信号影响，血液湍流和血管壁钙化可产生伪影。

三、诊断及鉴别诊断

（一）诊断

年轻人以自发性 SAH 或脑内血肿起病应考虑脑动静脉畸形的可能，如有癫痫发作史，又无颅内压增高者应高度怀疑。脑 CT 检查可提供重要信息，脑 MRI 检查可基本确诊，DSA 是确诊和拟订治疗方案的最重要检查。出血急性期需紧急清除血肿挽救患者生命时，做 CTA 检查有助于指导清除血肿急诊手术。

（二）鉴别诊断

脑动静脉畸形需与其他颅内出血疾病，如海绵状血管畸形、颅内动脉瘤及高血压脑出血等鉴别。

1. 海绵状血管畸形

海绵状血管畸形的出血症状和体征由其部位决定。CT 扫描显示不同密度圆形病灶，其间有钙化，可有病灶强化，周围轻度水肿带，较少占位征象。DSA 检查常为阴性，MRI 扫描可能显示病灶特征。

2. 颅内动脉瘤

颅内动脉瘤多发生于 40～60 岁中老年人，常引起 SAH，症状较重，多见意识障碍或昏迷；神经系统阳性体征以动眼神经麻痹多见，偏瘫及躯体感觉障碍较少，癫痫发作更少；依据 DSA 扫描确诊。

3. 高血压脑出血

高血压脑出血多见于 50～60 岁高血压患者，剧烈头痛、呕吐，常很快出现偏瘫、偏身感觉障碍及同向性偏盲等"三偏"征；出血来势凶猛的患者数分钟或数十分钟即出现意识丧失，迅速发生脑疝，甚至死亡。CT 扫描可显示脑内血肿。

4. 脑瘤卒中

恶性胶质瘤、血供丰富的实体型血管网状细胞瘤等颅内原发性肿瘤，及绒毛膜上皮癌、黑色素瘤和肝癌等颅内转移都可引起出血。一般出血前即有进行性发展的颅内压增高及神经功能缺失，身体其他部位或可发现原发性肿瘤。MRI、DSA 等影像学特征可予鉴别。

5. 静脉型血管畸形

静脉型血管畸形可引起 SAH 或脑内出血，DSA 检查常不显示畸形血管团，仅在静脉期可见增粗的、如"水母头"样异常静脉。

6. 烟雾病（MMD）

烟雾病常发生脑室内出血或脑室旁出血破入脑室，DSA 可见颈内动脉或大脑中动脉等大动脉闭塞，及脑底异常增生血管网。

四、治疗

目前，脑动静脉畸形治疗包括手术切除病灶、血管内介入栓塞、立体定向放射外科、内科疗法及几种疗法联合。脑动静脉畸形手术难度受其大小、部位、供血动脉及引流静脉等因素影响。巨大型、高流量、涉及范围广泛或深部重要结构脑动静脉畸形难以全切除，手术可带来后遗症或死亡。临床上，有些手术难度较大的患者未接受特殊治疗仍能正常生活或工作，因此需仔细比较手术切除、血管内介入及放疗之利弊，结合每例脑动静脉畸形患者具体情况加以权衡，选择合理的治疗方案。

（一）内科治疗

内科治疗适用于史玉泉法分级 3.5～4 级病例，从事特殊职业、未出血又无其他症状患者，及伴其他重要脏器严重疾病不适宜手术切除者。治疗包括：①卧床休息，避免剧烈活动和情绪波动，保持便通和戒烟酒等；②正规服用抗癫痫药控制发作；③出血急性期应住院治疗，适当应用脱水药、止血药等，直至病情稳定。

（二）显微外科切除术

显微外科切除术是杜绝再出血和纠正脑盗血的合理疗法。手术适应证：①有颅内出血史，脑动静脉畸形属 1～3.5 级者；②无颅内出血史，位于大脑浅表非功能区或大脑半球内侧面（除中央前、后回的内侧面）、直径＜ 5 cm 的脑动静脉畸形；③无颅内出血史的顽固性癫痫发作者；④急性颅内出血出现脑疝危象者，以手术清除血肿为主，根据急诊 CTA 判断是否同时切除病灶。

（三）血管内介入栓塞

近 20 年来随着导管与栓塞剂改进，脑动静脉畸形栓塞疗效不断提高，但因脑动静脉畸形结构复杂，完全闭塞难度较大，部分或大部分闭塞后脑动静脉畸形残留病灶仍有扩大与复发可能。因此，栓塞法不能达到根治目的，目前常对巨大型、高流量的脑动静脉畸形先行一期血管内介入疗法，栓塞部分病灶后 1～2 周做二期切除，可减少术中脑动静脉畸形出血，防止脑过度灌注等。

目前，常用的栓塞剂是微弹簧圈和胶样栓塞剂。α氰基丙烯酸正丁酯（NBCA）应用较多，因 NBCA 在血管内呈海绵状凝聚不留间隙，且有柔韧性，手术时易分离。新型栓塞剂 ONYX 也已广泛应用。华山医院神经外科在国内率先试用 ONYX 栓塞 AVMs，效果优于 NBCA。ONYX 是次乙烯醇共聚物（EVOH）溶解于二甲基亚砜（DMSO）形成的混合体，当其与血液或任何水溶剂接触时，EVOH 聚合物结晶析出、凝集，形成海绵样固体，其不粘导管，可以长时间缓慢注射，操作安全，栓塞效果好。

脑动静脉畸形血管内介入治疗并发症是：①在巨大的高流量脑动静脉畸形栓塞术中易发生脑过度灌注现象；②颅内出血可因操作中损伤血管壁所致；③脑血管痉挛；④微导管断裂或导管前端与血管壁黏着；⑤误栓正常脑血管。因此在血管介入治疗前必须做好充分准备，术中应采用麻醉和必要的监测，一旦出现并发症应及时发现、及时抢救治疗。介入治疗施行者应是有熟练的血管内手术操作技术的神经外科医师。

（四）立体定向放射外科治疗

斯坦纳和凯克塞尔首先用γ刀治疗脑动静脉畸形，科隆伯及克莱伯格分别用 X 刀和回旋加速器产生的氦离子治疗脑动静脉畸形，开创了脑动静脉畸形立体定向放射外科治疗。放射治疗可促成脑动静脉畸形血管壁外膜胶原纤维增生，并替代弹力纤维、平滑肌细胞和内皮细胞，使血管壁增厚、硬结、管腔狭窄及闭塞，血管腔内血流变慢，最后血管团内血栓形成而闭塞。整个过程十分缓慢，需 6 个月至 3 年时间，平均 2 年，畸形血管团未完全闭塞前仍可能出血，每年出血率约 4%。放射外科治疗的并发症为放射反应，早期如恶心、呕吐、癫痫发作，晚期为放射性水肿、放射性坏死及正常脑血管闭塞，并发症可能与剂量有关。目前认为，放射外科治疗脑动静脉畸形适于直径＜3 cm、位于脑深部、手术切除和血管内介入治疗难度较大的病例，也可作为手术切除或栓塞术后残留病灶的补充治疗。

第二节　颅内动静脉瘘

一、硬脑膜动静脉瘘

硬脑膜动静脉瘘是指发生在硬脑膜及与其相连的大脑镰、小脑幕、静脉窦的动脉和静脉直接交通的一种血管性疾病，也被称为硬脑膜动静脉畸形，这提示该病为进展性疾病。据国外学者统计，其占颅内血管畸形的 10%～15%，幕上动静脉畸形的 6%，幕下动静脉畸形的 35%。硬脑膜动静脉瘘可发生于硬脑膜的任何部位，但以横窦、乙状窦、海绵窦最为多见。常为静脉窦阻塞所继发，而为后天获得性疾病。硬脑膜动静脉瘘主要由颈外动脉供血，颈内动脉、椎动脉的脑膜支也可参与供血。本病临床表现多样，常以眼征或其他表现就诊，易误诊漏诊。

（一）临床表现

临床表现与瘘口所处的位置及引流静脉的类型密切相关，如位于横窦或颈静脉孔区者典型症状为搏动性耳鸣，可在患侧颞部或乳突部位听诊闻及搏动性的颅内血管杂音，偶有突眼、结膜充血、水肿等特征，也可出现头痛、头晕、视力下降等颅高压症状；位于岩骨尖部及大脑大静脉区者常表现肢体运动障碍、共济失调及后组脑神经麻痹症状；位于上矢状窦区者常引起肢体活动障碍，严重者可出现意识障碍；位于海绵窦区者表现与颈内动脉海绵窦瘘颇为相似，但症状较轻。枕骨大孔区或小脑幕者伴有脊髓静脉引流为一特殊类型，可以导致渐进性的脊髓功能障碍，表现为上行性感觉障碍、截瘫等。因为本病不在脊髓病变的鉴别诊断之列，病灶远离体征部位，而常常出现误诊或延期诊断而影响治疗。

静脉引流方式的不同临床表现亦有所不同：①静脉引流为顺流时，临床症状主要表现为动静脉短路，即出现搏动性耳鸣及颅内血管杂音。②静脉引流为逆流时，除了动静脉短路的症状外，还有静脉高压的表现，此时静脉扩张、迂曲、血管壁逐渐变薄，可引起颅内出血、剧烈头痛、神经功能障碍。③若静脉直接引流到蛛网膜下腔或皮层静脉，使这些静脉呈瘤样扩张，则极易引发蛛网膜下腔出血。④当伴有硬脑膜或硬膜下静脉湖时，血流直接引流到静脉湖中，颅内占位效应明显。该型病情严重，中枢神经系统症状、颅内压增高表现最为明显，颅内出血的概率也最大。⑤儿童较为少见，主要位于颅后窝，临床表现为动静脉高流量分流表现，如心脏扩大、心肌肥厚、充血性心衰、口唇发绀、呼吸困难，可引起神经功能发育不全、偏瘫、失语、头皮静脉显著扩张等，有 2/3 的患儿因严重心衰而死亡。

本病总的出血率为 17%～24%，主要出血原因为颅内引流静脉的皮层静脉反流及皮层静脉直接引流，个别患者出现单眼盲，说明此病的临床过程也可以是侵袭性的。此外，尚有因静脉高压导致的缺血性脑卒中，表现为失语或痴呆等。引流静脉的皮质静脉反流或引流是预后的重要影响因素。

本病按照静脉引流分为五型：Ⅰ型引流至静脉窦；Ⅱ型引流入静脉窦，并逆向充盈皮质静脉，可引起颅内高压；Ⅲ型仅引流入皮质静脉，使其发生扩张，甚至呈动脉瘤样变，可引起出血和神经系统功能障碍；Ⅳ型伴有静脉湖者，病情较重；Ⅴ型从颅内病变引流入脊髓的髓周静脉，50% 出现进行性脊髓功能障碍。了解其自然史，详细分型，有利于判断临床风险和决定治疗措施。

（二）诊断

诊断的关键是要考虑到本病患者的临床症状提示该病可能性时，应先行头颅 CT 或 MRI 检查，如果高度怀疑本病，应及时做全脑血管造影。这是该病确诊的最佳方法，也是唯一的方法。

1. 颅多普勒超声（TCD）检查

TCD 对诊断有一定帮助。

2. CT 检查

CT 的异常表现主要有：骨窗见颅骨骨质异常，颅骨内板血管压迹明显扩大，硬脑膜窦明显扩大，静脉高压所致脑水肿，增强扫描见到脑膜异常增强，颅内蠕虫样静脉血管扩张影像，甚至可见引流静脉的动脉瘤样扩张，可出现局部占位效应及脑积水；CTA 可显示异常增粗的供血动脉和扩张的引流静脉与静脉窦，但瘘口具体的情况及危险吻合显示欠佳。

3.MRI 检查

MRI 检查在颅内或皮下可出现弥散的血管"流空"现象，清楚显示供血动脉、引流静脉与静脉窦，可发现静脉窦的扩张、闭塞或血栓形成，相应的脑组织可出现水肿征象；MRA 检查可显示瘘口紧邻硬膜窦，出现增粗的供血动脉、扩张的引流静脉与静脉窦，但对于早期病变、细小或流量低的血管敏感性差，常显示不清。

4. 选择性脑血管造影（DSA）检查

DSA 是目前确诊和研究本病的唯一可靠手段。其方法为：①颈内动脉和椎动脉造影：用以除外脑动静脉畸形，并确认这些动脉的脑膜支参与供血的情况；②颈外动脉超选择造影：显示脑膜供血动脉及动静脉瘘情况，寻找最佳治疗方法和途径，有时主要供血动脉栓塞后，次一级的供血动脉方可出现；③了解引流静脉及方向、瘘口位置和脑循环紊乱情况，有助于解释临床症状和判断预后。

（三）治疗

治疗方法较多且复杂，包括保守观察、颈动脉压迫法、血管内介入治疗、手术切除和放射治疗。上述方法可单独应用，也可联合使用。应根据血管造影，确定是属于哪一类，决定其必须治愈，还是可以姑息治疗，并因此选择不同的治疗方法。

1. 保守观察或颈动脉压迫法

对于发病早期，症状较轻，瘘口血流量小而较慢的科尼亚尔（Cognard）I 型或位于海绵窦区者，可先观察一段时间，部分可自愈，也可试用颈动脉压迫法。

2. 介入治疗

经静脉途径的介入治疗较为合理。途径有经颈内静脉岩上窦、面静脉、眼上静脉、乙状窦横窦矢状窦等，栓塞材料有 NBCA、弹簧圈等。

3. 手术治疗

本病可采用病变切除或软膜反流静脉选择性切断术，而保留硬膜及静脉窦。

4. 立体定向放射治疗

立体定向放射治疗可成功治疗此病。

二、创伤性颈动脉海绵窦瘘

创伤性颈动脉海绵窦瘘一般系指由外伤造成颈内动脉海绵窦段本身或其分支破裂，与海绵窦之间形成的异常动静脉交通，并由此引发一系列的临床症状和体征。多数情况由颈内动脉本身破裂引起，极少数主要或完全由颈外动脉供血，特称创伤性颈外动脉海绵窦瘘。在颅脑外伤中发生率为 2.5%，年轻人更易发生；近年医源性颈内动脉海绵窦瘘亦有报道。

（一）临床表现和分型

1. 临床表现

本病的临床表现与海绵窦充血、压力增高及瘘口流量、回流静脉的方向有关，并主要基于眼眶的血液循环障碍，发生严重的眼部症状。瘘口大且主要向眼静脉引流则出现搏动性突眼、球结膜充血水肿、眼外肌麻痹、进行性视力下降，甚至失明和颅内血管杂音等；血流快且主要向后方引流时，杂音更明显。眼运动神经麻痹则与窦内压、病史长短有关。如有皮层静脉引流则可能有颅内出血的危险。

（1）搏动性突眼：颈内动脉或其分支破裂后，动脉血进入海绵窦，使窦内血压升高，眼静脉回流受阻，该侧眼球明显突出，并可见与脉搏一致的眼球搏动。

（2）球结膜水肿和充血：由于眼静脉无瓣膜，高流量的动脉血进入海绵窦后，直接引起窦腔及眼静脉内压力增高，眼部的血液回流障碍而出现瘀血与水肿，严重者可导致眼睑外翻。充血水肿的眼结膜可破溃出血。

（3）眼外肌麻痹：出现各种程度的眼球运动障碍，甚至眼肌麻痹（包括支配眼外肌的第Ⅲ、Ⅳ、Ⅵ对脑神经受损）。患者可有眼球固定，或出现复视。部分患者有三叉神经支配区的皮肤、鼻及结膜感觉在瘘侧受损及面神经周围支麻痹。

（4）进行性视力下降：系眼静脉压增高及眼动脉供血不足所致。少数患者可出现眼压升高等。在眼底方面，表现为视网膜血管异常、视神经萎缩和视力与视野改变。

（5）颅内血管杂音及眶与眶后疼痛：主诉头部有与脉搏同步的轰鸣声，听诊时在眼球、眶额部或外耳道处能听到明确的血管杂音，在触诊时眼球多有震颤。压迫病变侧颈总动脉可使杂音与震颤减弱或消失。

（6）神经系统功能障碍及蛛网膜下腔出血：当病变向皮层静脉引流时，脑皮质局部静脉瘀血，患者可产生精神症状、抽搐或偏瘫、失语等。尤其是向颅后窝引流时，可引起小脑、脑干充血、水肿，严重时可引起呼吸停止。皮质表面静脉高度怒张，周围缺乏保护性组织结构，也可发生硬脑膜下或蛛网膜下腔出血。

（7）致命性鼻出血：当病变同时伴有假性动脉瘤时，患者可发生严重鼻出血。

2. 临床分型

颈内动脉及其在海绵窦的分支与颈内动脉海绵窦瘘的部位和治疗方法有关。医学家按动脉血的解剖来源将其分为四型：A 型，颈内动脉与海绵窦直接交通，高流量，多见；B 型，颈内动脉的脑膜血管支与海绵窦直接交通，低流量；C 型，颈外动脉脑膜血管支与海绵窦直接交通，低流量；D 型，颈内、外动脉脑膜血管支共同参与海绵窦交通，低流量。该分型可指导治疗。

（二）影像学检查

1. CT 扫描

CT 扫描可见海绵窦显影并明显强化，鞍旁密度增高，增强时更明显；眼静脉增粗，直径可达 1.5 cm；眼球突出；眶内肌群弥漫性增厚；眼球边缘模糊；眼睑肿胀；球结膜水肿；尚可见颅眶损伤、颅底骨折或脑组织挫裂伤。

2. MRI 和 MRA 扫描

MRI 除有 CT 所显示的征象外，最有利于临床判断的影像为静脉引流至皮质时可能显示的脑水肿；MRA 扫描则可显示早期出现增粗的引流静脉形态及与海绵窦的关系。

3. TCD 扫描

TCD 扫描可见眼上静脉及同侧颈内动脉异常血流影。

4. DSA 扫描

DSA 扫描是诊断 CCF 的"金标准"。除行患侧颈内动脉造影外，还要在颈部压迫患侧颈总动脉的同时分别行对侧颈内动脉及椎动脉造影，必要时行双侧颈外动脉造影。可明确：①瘘口的部位及大小；②侧支循环情况；③颈外动脉供血及其他异常血供情况；

④静脉引流方向。

（三）诊断

根据病史、临床症状、体征和影像学检查一般不难诊断。本病应注意与海绵窦血栓形成、眶内脑膜膨出、眶内动脉瘤、眼眶部动静脉畸形、眶内静脉曲张和眶内肿瘤相鉴别。

（四）治疗

治疗目的：消除颅内血管杂音，使突眼回缩，防止视力进一步下降，纠正脑盗血，防止脑缺血，预防脑出血及严重鼻出血等严重并发症。约 50% 低流量颈动脉海绵窦瘘可自行栓塞，故对视力稳定且眼压 < 26 mmHg 者，尽量观察较长时间，高流量或合并进行性视力恶化者，则要求治疗。理想的治疗方法是可靠地封闭瘘口，同时保持颈内动脉的通畅。有时眼球运动障碍术后改善并不明显。

本病的治疗经历了一个从无法诊治到有效治疗的漫长过程。目前，介入治疗是最理想的方法。

第三节　脑室出血

脑室出血分为原发性脑室出血和继发性脑室出血两种。继发性脑室出血是指脑实质出血破入脑室系统；原发性脑室出血是指脉络丛血管破裂出血和距脑室管膜 1.5 cm 内脑组织出血破入脑室（不包括丘脑出血及尾状核出血）。本节仅讨论原发性脑室出血。

CT 问世前，脑室出血临床很难确诊，所以一直认为脑室出血很少见。CT 应用于临床后，脑室出血的诊断率明显提高。目前的临床资料证实，脑室出血占全部脑出血的 3%～5%。

一、临床表现

过去曾认为脑室出血临床症状重，多数昏迷、高热、四肢瘫或去脑强直、瞳孔缩小，预后不良。其实，这种传统意义上的脑室出血仅是脑室出血的一部分，是重型脑室出血。近年来，经大量临床与 CT 观察发现，55% 的脑室出血患者的出血量小，临床症状轻，预后好，为轻型脑室出血，现分述如下。

（一）轻型脑室出血

患者突然头痛、恶心、呕吐，意识清醒或有轻度一过性意识障碍，颈强直，克氏征阳性。一般无偏侧体征。腰穿为均匀血性脑脊液，临床酷似蛛网膜下腔出血。

（二）重型脑室出血

脑室出血量很大，形成脑室铸型或出现急性梗阻性脑积水时，患者在突然头痛、呕吐后，很快出现昏迷，或以昏迷起病。瞳孔极度缩小，常被描述为"针尖样瞳孔"。两眼分离斜视或眼球浮动。四肢弛缓性瘫痪，可有去大脑强直，也可表现为四肢肌张力增高。双侧病理反射阳性。部分患者出现大汗、面色潮红、呼吸深、鼾声明显。严重者可出现中枢性高热，有应激性溃疡时可呕吐咖啡样物。

二、辅助检查

（一）CT

CT 检查是诊断脑室出血的最可靠方法。脑室出血 CT 表现为脑室内高密度影。出血量少时，局限在脑室局部。侧脑室出血时，有时由于重力原因，血液可沉积在侧脑室后角和侧脑室三角部，在此处形成带有水平面的高密度影。出血量大时，可在脑室内形成铸型。如出现急性梗阻性脑积水时，可见脑室对称性扩张。

（二）血管造影

疑有 MMD 或血管畸形时，应做 MRA 或 CTA 检查。但 DSA 仍是最可靠的血管造影方法。

（三）脑脊液检查

脑室出血的患者腰穿可发现压力增高、均匀一致的血性脑脊液。但因为不能与继发性脑室出血、蛛网膜下腔出血鉴别，脑脊液检查不能作为脑室出血的诊断依据。

三、诊断与鉴别诊断

（一）诊断

突然头痛、呕吐，查体有脑膜刺激征的患者，应考虑有脑室出血的可能；CT 检查发现脑室内有高密度影并除外继发性脑室出血即可诊断。

（二）鉴别诊断

本病需与临床上同样表现为头痛、呕吐、脑膜刺激征的继发性脑室出血和蛛网膜下腔出血相鉴别，做 CT 检查可明确诊断。

四、治疗

（一）内科治疗

中等量以下脑室出血可采取内科治疗，给予甘露醇和甘油脱水降颅内压。脑室出血患者头痛一般多较重，高颅内压明显，脱水剂的用量可适当增加。另外，可应用镇痛及镇静药物。疑有动脉瘤破裂出血时，可应用止血药，如 6- 氨基己酸等。

（二）外科治疗

脑室出血量较大形成脑室铸型或出现急性梗阻性脑积水时，应进行手术治疗。手术治疗包括脑室引流术和开颅脑室内血肿清除术，前者应用较多，并可同时做脑室清洗和脑脊液置换。

第三章　肺疾病

第一节　急性上呼吸道感染

急性上呼吸道感染简称上感，是指鼻腔和咽喉部呼吸道黏膜的急性炎症的总称。其70%～80%由病毒引起，少数为细菌所致。急性上呼吸道感染的临床表现不一，从单纯的鼻黏膜炎到广泛的上呼吸道炎症轻重不等。本病全年皆可发生，以冬春季节多发，一般病势较轻，病程较短，预后较好，多为散发，且可在气候突变时小规模流行。

本病可归属于中医"感冒""伤风"等病证范畴。其中流行性感冒可参考"时行感冒"等进行辨证论治。

一、中医病因病机

急性上呼吸道感染是人体感受六淫之邪、时行毒邪所致，以致卫表不和、肺失宣肃而为病，主要是风邪致病。感邪之后是否发病与正气盛衰有关。

1. 卫外功能减弱，外邪乘机袭入

其包括生活起居不当，寒温失调，如贪凉露宿、冒雨涉水等以致外邪侵袭而发病；过度劳累，耗伤体力，肌腠不密，易感外邪而发病；气候突变，六淫之邪肆虐，冷热失常，卫外之气未能及时应变而发病；素体虚弱，卫外不固，稍有不慎即可感邪而发病。

2. 病邪犯肺，卫表不和

肺主皮毛，职司卫外，而卫气通于肺，卫气的强弱与肺的功能关系密切。肺为脏腑之华盖，其位最高，外邪从口鼻、皮毛而入，肺卫首当其冲，感邪之后，很快出现卫表及上焦肺系症状。卫表被郁，邪正相争，而见恶寒、发热、头痛、身痛等；肺气失宣而见鼻塞、流涕、咳嗽等。《素问·太阴阳明论》曰："伤于风者，上先受之。"《素问·咳论》曰："皮毛者肺之合也，皮毛先受邪气，邪气以从其合也。"

3. 病邪少有传变，病情轻重有别

病邪一般只犯肺卫，很少有传变，病程短而易愈。但亦有少数感邪深重，或老幼体弱，或原有某些慢性疾病者，病邪从表入里，迅速传变，可引起某些合并症或继发病。

综上所述，本病病位在肺卫，其病因病机主要是外邪乘虚而入，以致卫表被郁，肺失宣肃，一般病情轻浅。因四时六气各异，或体质强弱、阴阳偏盛之不同，临床表现虚实寒热各异。

二、临床表现

（一）普通感冒

普通感冒为病毒感染引起，潜伏期短，起病较急，俗称"伤风"。

（1）主要症状：临床表现差异很大，以鼻部症状为主，如喷嚏、鼻塞、流清水样鼻涕等，也可表现为咳嗽、咽干、咽痒或烧灼感甚至鼻后滴漏感。后三种表现与病毒诱发的炎症介质导致的上呼吸道传入神经高敏状态有关。2～3天后鼻涕变稠，可伴咽痛、头痛、流泪、味觉迟钝、呼吸不畅、声嘶等，有时可由于咽鼓管炎致听力减退。严重者有发热、轻度畏寒和头痛等。

（2）体征：鼻腔黏膜充血、水肿、有分泌物，咽部可有轻度充血，偶有眼结膜充血，可有体温升高。一般5～7天痊愈，伴发并发症者可致病程迁延。

（二）急性病毒性咽炎和喉炎

病原体多为鼻病毒、腺病毒、流感病毒、副流感病毒以及肠病毒、呼吸道合胞病毒等。

（1）主要症状：急性病毒性咽炎咽部发痒和灼热感，咽痛不明显，咳嗽少见。急性喉炎多表现为声音嘶哑，说话困难，常有发热、咽痛或咳嗽。咳嗽又使咽痛加重。

（2）体征：咽喉部水肿、充血，局部淋巴结轻度肿大，有触痛，有时可闻及喉部喘息声。

（三）急性咽－扁桃体炎

病原体多为溶血性链球菌，其次为流感嗜血杆菌、肺炎链球菌、葡萄球菌等。

（1）主要症状：起病急，咽痛明显，发热，畏寒，体温可达39℃以上。

（2）体征：咽部充血明显，扁桃体肿大、充血，表面有黄色点状渗出物，颌下淋巴结肿大、压痛。

（四）急性疱疹性咽峡炎

本病多由柯萨奇病毒A引起，多见于儿童，成人偶见，夏季较易流行，起病急，病程约1周。

（1）主要症状：明显咽痛、发热。

（2）体征：咽部充血，软腭、腭垂和扁桃体上有灰白色小丘疹，以后形成疱疹和浅表溃疡，周围黏膜有红晕。

（五）急性咽结膜炎

本病主要由腺病毒、柯萨奇病毒、埃可病毒等引起，起病急，病程一般4～6日。夏季多发，儿童多见，由游泳传播。

（1）主要症状：发热、咽痛、流泪、畏光。

（2）体征：咽部及结膜充血。

急性上呼吸道感染少数可并发急性鼻窦炎、中耳炎、急性气管－支气管炎、肺炎，也可引起病毒性心肌炎、风湿热、急性肾小球肾炎。

三、诊断与鉴别诊断

（一）诊断

本病主要根据病史、临床症状及体征，结合周围血象和阴性的胸部X线检查，并排除其他疾病如过敏性鼻炎，急性传染性疾病如麻疹、脑炎、流行性脑脊髓膜炎、脊髓灰质炎、伤寒等，可作出临床诊断。病毒分离、免疫荧光技术及细菌培养对明确病因诊断有帮助。

（二）鉴别诊断

1.过敏性鼻炎

过敏性鼻炎主要表现为喷嚏频作、鼻涕多、呈清水样，鼻腔水肿、苍白，鼻分泌物涂片中有较多嗜酸性粒细胞。发作常与外界刺激有关，常伴有其他过敏性疾病，如荨麻疹等。

2. 急性传染病前驱期

很多病毒感染性疾病，如麻疹、脊髓灰质炎、流行性脑脊髓膜炎、流行性乙型脑炎，及细菌感染性疾病，如伤寒、斑疹伤寒、白喉等，在患病初期可伴有上呼吸道症状，但有明确的流行病学史，并有其特定的症状特点可资鉴别。

3. 流行性感冒

流感的潜伏期很短，一般 1～3 天，常有明显的流行性。起病急骤，以全身中毒症状为主，出现畏寒、高热、头痛、头晕、全身酸痛、乏力等。呼吸道症状轻微或不明显可有咽痛、流涕、流泪、咳嗽等。少数患者有食欲减退，伴有腹痛、腹胀及腹泻等消化道症状。病毒分离和血清学诊断可供鉴别。

四、治疗

（一）辨证论治

1. 风寒束表证

临床表现：恶寒重，发热轻，无汗，头痛，肢体酸痛，甚则疼痛，鼻塞声重，喷嚏，时流清涕，喉痒，咳嗽，痰白稀薄，口不渴或喜热饮，舌苔薄白而润，脉浮或浮紧。

治法：辛温解表，宣肺散寒。

代表方剂：荆防败毒散加减。若风寒重者，加麻黄、桂枝以增强辛温散寒之力；若风寒夹湿，兼见身热不扬，头重胀如裹，肢节酸重疼痛，舌苔白腻，脉濡者，加羌活、独活祛风除湿，或用羌活胜湿汤加减治疗。

2. 风热犯表证

临床表现：身热较著，微恶风，汗出不畅，头胀痛，目胀，鼻塞，流黄稠涕，口干而渴，咳嗽，痰黄黏稠，咽燥，或咽喉肿痛，舌苔薄白微黄，边尖红，脉浮数。

治法：辛凉解表，疏风清热。

代表方剂：银翘散或葱豉桔梗汤加减。若发热甚，加黄芩、石膏、大青叶。若痰湿壅盛，咳嗽痰多者，加杏仁、浙贝母、瓜蒌皮。

3. 暑湿伤表证

临床表现：身热不扬，汗出不畅，微恶风，肢体酸重或疼痛，头昏重胀痛，鼻塞流浊涕，心烦口渴，胸脘痞闷，泛恶，纳呆，大便或溏，小便短赤，舌苔薄黄而腻或黄腻，脉濡数或滑。

治法：清暑祛湿解表。

代表方剂：新加香薷饮加减。暑热偏盛者，可加黄连、山栀子或黄芩、青蒿清暑泄热；若湿困卫表，可加藿香、佩兰等芳香化湿，清宣卫表；若里湿偏重，加苍术、白蔻仁、法半夏、陈皮等化湿和中；若里热盛而小便短赤者，加六一散、赤茯苓清热利湿。

（二）常用中药制剂

1. 感冒软胶囊

功效：散寒解表，宣肺止咳。适用于感冒风寒证，症见恶寒重，发热轻，无汗，头痛，肢体酸楚，鼻塞声重，时流清涕，喉痒咳嗽。

用法：口服，每次 2～4 粒，每日 2 次。

2. 柴胡口服液

功效：解表退热。适用于风热感冒发热。

用法：口服，每次 10～20 mL，每日 3 次。

3. 感冒止咳颗粒

功效：清热解表，化痰止咳。适用于感冒发热，头痛，鼻塞，伤风咳嗽，咽喉肿痛，四肢倦怠，流行性感冒。

用法：开水冲服，每次 1 袋，每日 3 次。

第二节　急性气管－支气管炎

急性气管－支气管炎是由生物、物理、化学刺激或过敏等因素引起的气管－支气管黏膜的急性炎症，多散发，无流行倾向，年老体弱者易感。临床主要表现为咳嗽和咳痰，常见于气候急骤变化或上呼吸道防御功能下降时，也可由急性上呼吸道感染迁延不愈所致。

本病可归属于中医学"咳嗽""暴咳"等病证范畴。

一、中医病因病机

中医认为急性气管－支气管炎的发生和发展，主要是外感所致，而脏腑功能失调，肺的卫外功能减弱是引发本病的重要辅因。天气冷暖失常、气候突变，人体未能适应，卫外功能失调，六淫外邪或从口鼻而入，或从皮毛而侵，侵犯肺系，引发本病。《河间六书·咳嗽论》谓"寒、暑、燥、湿、风、火六气，皆令人咳嗽"，即是此意。由于四时六气的不同，因而人体所感受的外邪亦有区别。风为六淫之首，其他外邪多随风邪侵袭人体，所以急性气管－支气管炎的发病常以风为先导，夹有寒、热、燥、湿等邪。张景岳曾倡"六气皆令人咳，风寒为主"之说，认为以风邪夹寒者居多。

本病病变部位主要在肺，涉及肝、脾、肾等多个脏腑。因肺主气，司呼吸，上连喉咙，开窍于鼻，外合皮毛，为五脏之华盖；又因肺为娇脏，不耐邪侵。肺卫受邪，使肺气壅遏不宣，清肃失司，气机不利，肺气上逆引起咳嗽。肺卫之邪若不能及时疏散外达，则可发生演变转化，如风寒久郁而化热，风热灼津而化燥，肺热蒸液而成痰。同时，如迁延失治，伤及正气，或年老体弱，正气不足，卫外不固，更易受邪以致疾病反复发作。

二、临床表现

（一）主要症状

本病起病较急，通常全身症状较轻，可有发热。初为干咳或有少量黏液痰，随后痰量增多，咳嗽加剧，偶伴痰中带血。咳嗽、咳痰可延续 2～3 周，如迁延不愈，可演变成慢性支气管炎。伴支气管痉挛时，可出现程度不等的胸闷气促。

（二）体征

查体可无明显阳性表现，也可以在两肺听到散在干、湿啰音，部位不固定，咳嗽后可减少或消失。

三、诊断与鉴别诊断

（一）诊断

根据病史、咳嗽和咳痰等呼吸道症状，两肺散在干、湿啰音等体征，结合血象和 X 线胸片，可作出临床诊断。病毒和细菌检查有助于病因诊断。

（二）鉴别诊断

1. 流行性感冒

流感有流行病学史，急骤起病，高热和全身肌肉酸痛等全身中毒症状明显，呼吸道局部症状较轻，病毒分离和血清学检查有助于鉴别。

2. 急性上呼吸道感染

患者鼻咽部症状明显，咳嗽轻微，一般无痰。肺部无异常体征。胸部 X 线检查正常。

3. 其他呼吸系统疾患

如肺结核、肺脓肿、支原体肺炎、麻疹、百日咳和肺癌等，多种疾病可有咳嗽、咳痰表现，但均表现出各自的特点，可资鉴别。

四、治疗

（一）辨证论治

1. 风寒袭肺证

临床表现：咳嗽初起，声重气急，咽痒，痰稀色白，多伴有头痛鼻塞，流清涕，骨节酸痛，恶寒，或有发热，无汗等表证，舌苔薄白，脉浮或浮紧。

治法：疏风散寒，宣肺止咳。

代表方剂：三拗汤合止嗽散加减。若胸闷，泛恶，痰多，苔白腻，夹痰湿证者，加半夏、厚朴、茯苓以燥湿化痰；若表寒未解，里有郁热证者，加生石膏、桑皮、黄芩以解表清里。

2. 风热犯肺证

临床表现：咳嗽新起，咳声粗亢，或咳声嘶哑，咳痰黏白或黄，咳痰不爽，常伴鼻流黄涕，头痛口渴，喉燥咽痛，或有发热，微恶风寒等表证，舌红苔薄白或黄，脉浮数或浮滑。

治法：疏风清热，宣肺止咳。

代表方剂：桑菊饮加减。肺卫证重者，加荆芥、防风以解表；肺热证重者，加黄芩、生石膏、知母、山栀以清热；鼻衄者，加白茅根、藕节以清热凉血；热伤肺津者，加南沙参、天花粉以清热生津。

3. 燥热伤肺证

临床表现：咳嗽新起，咳声嘶哑，干咳无痰或痰少黏稠难出，或黏连成丝，或咳引胸痛，多伴有鼻燥咽干，初起或伴有少汗、恶寒（风）、发热、头痛等表证，舌尖红，苔薄白或薄黄而干，脉浮数或小数。

治法：疏风润燥，清肺止咳。

代表方剂：桑杏汤加减。燥热证重者，加瓜蒌、麦冬、苇茎等清肺润燥；咳甚咽痒肺卫证重者，加前胡、蝉衣、桔梗、甘草以宣肺利咽；夹咳血或鼻衄血证者，加白茅根、藕节以凉血止血。

4.凉燥伤肺证

临床表现：干咳，痰少或无痰，咽干鼻燥，兼有头痛，恶寒，发热，无汗，苔薄白而干，脉浮紧。

治法：轻宣凉燥，润肺止咳。

代表方剂：杏苏散加减。恶寒甚，无汗，肺卫证重者，加荆芥、防风以散寒解表；干咳明显者，加百部、紫菀以润肺止咳。

（二）常用中药制剂

1.止嗽丸

功效：疏风散寒，宣肺止咳。适用于风寒袭肺证。

用法：口服，成人每次20粒，每日3次。

2.急支糖浆

功效：清热化痰，宣肺止咳。适用于急性支气管炎等。

用法：口服，每次20～30 mL，每日3～4次。

3.通宣理肺丸

功效：解表散寒，宣肺止嗽。用于风寒咳嗽。

用法：每次1～2丸，每日2次。

第三节 慢性支气管炎

慢性支气管炎是指气管、支气管黏膜及其周围组织的慢性非特异性炎症。临床上以咳嗽、咳痰为主要症状，或有喘息，每年发病持续3个月或更长时间，持续2年或2年以上，并排除具有咳嗽、咳痰、喘息症状的其他疾病。

慢性支气管炎是临床常见病和多发病。该病早期症状轻微，多在冬季发作，晚期症状加重，常年存在，不分季节。有慢性气流阻塞的慢性支气管炎可归属慢性阻塞性肺疾病（COPD）。

本病可归属于中医学"咳嗽""喘证"等病证范畴。

一、中医病因病机

中医学认为，慢性支气管炎的发生和发展，多因外邪侵袭、内脏亏损，导致肺失宣降。

（一）外邪侵袭

六淫之邪侵袭肌表，或从口鼻而入，或从皮毛而侵，或因吸入烟尘、异味气体，内合于肺，肺失肃降，肺气不宣，痰浊滋生，阻塞胸肺，故可引起咳喘、咳痰。由于外邪性质的不同，临床又有寒、热的差异。

（二）肺脏虚弱

久咳伤肺，肺气不足，复因外邪侵袭，清肃失职而发病。肺气不足，气失所主，清肃无权，气不化津，积液成痰，痰湿阻肺，致使咳喘缠绵不愈。

（三）脾虚生痰

"脾为生痰之源，肺为贮痰之器。"久病不愈，耗伤脾气，脾阳不足，脾失健运，水谷无以化生精微，聚湿生痰。痰浊上渍于肺，壅塞气道、肺失宣降，而致咳嗽痰多。

（四）肾气虚衰

肾主纳气，助肺以行其呼吸。肾气虚弱，吸入之气不能经肺下纳于肾，气失归藏，则肺气上逆而表现为咳嗽喘促，动则愈甚。久病不愈，必伤于阴，肾阴亏耗，津液不能上润肺金，或虚火上扰，灼伤肺阴，肺失滋润，而致咳喘。

总之，本病常因暴咳迁延未愈，与肺、脾、肾三脏有关。邪恋伤肺，使肺脏虚弱，气阴耗伤，肺气不得宣降，故长期咳嗽、咳痰不愈，日久累及脾、肾。病情多为虚实夹杂，正虚多以气虚为主或兼阴虚，邪实多为痰饮停聚，或偏寒，或偏热，日久夹瘀。其病位在肺，涉及脾、肾。

二、临床表现

患者常有长期吸烟或经常吸入刺激性气体及反复上呼吸道感染病史。本病进展缓慢，病程长，症状逐渐加重，以咳嗽、咯痰或伴有喘息长期反复发作为特点。急性加重系指咳嗽、咳痰、喘息等症状突然加重。急性加重的主要原因是呼吸道感染，病原体可以为病毒、细菌、支原体和衣原体等。

（一）症状

1. 咳嗽

早期咳声有力，白天多于夜间，随病情发展，咳声变重浊，痰量增多。继发肺气肿时，常伴气喘，咳嗽夜间多于白天，尤以临睡或清晨起床时更甚。

2. 咳痰

咳出的痰多数为白色黏液痰，清晨及夜间较多，在病情加重或合并感染时痰量增多变稠或变黄。老年人咳嗽反射低下，痰不易咳出。

3. 喘息

喘息由支气管痉挛引起，感染及劳累后明显，合并肺气肿后喘息加重。

（二）体征

慢性支气管炎早期常无明显体征。急性发作时在肺底部可闻及湿性和/或干性啰音，咳嗽后可减少或消失。如伴发哮喘可闻及广泛哮鸣音并伴呼气期延长。长期反复发作，可见肺气肿的体征。

（三）主要并发症

1. 阻塞性肺气肿

阻塞性肺气肿为慢性支气管炎最常见的并发症。因终末细支气管狭窄阻塞，肺泡壁破裂，相互融合所致。症见气急，活动后加重，伴有肺气肿的体征，如桶状胸，肺部叩诊呈过清音，X线检查示肺野透亮度增加。

2. 支气管扩张症

慢性支气管炎反复发作，支气管黏膜充血、水肿，形成溃疡，管壁纤维增生，管腔变形、扩张或狭窄，扩张部分呈柱状改变，可形成支气管扩张，症见咳嗽、痰多或咯血。

3. 支气管肺炎

慢性支气管炎蔓延至周围肺组织中导致感染，患者有寒战、发热、咳嗽增剧，痰量增加且呈脓性。白细胞总数及中性粒细胞增多。X线检查两下肺野有沿支气管分布的斑点状或小片状阴影。

三、诊断

1. 诊断要点

临床上以咳嗽、咳痰为主要症状或伴有喘息,每年发病持续3个月,并连续2年或以上。排除具有咳嗽、咳痰、喘息症状的其他疾病,如支气管哮喘、支气管扩张、肺结核、尘肺、肺脓肿、心功能不全等。

2. 分期

(1)急性加重期:指在1周内出现脓性或黏液脓性痰,痰量明显增加,或伴有发热等炎症表现;或在1周内出现"咳""痰"或"喘"等症状中任何一项明显加剧。

(2)慢性迁延期:指有不同程度的"咳""痰""喘"症状,迁延1个月以上。

(3)临床缓解期:指症状明显缓解或基本消失并保持2个月以上。

四、治疗

(一)辨证论治

1. 实证(多见于急性加重期)

(1)风寒犯肺证:

临床表现:咳喘气急,胸部胀闷,痰白量多,伴有恶寒或发热,无汗,口不渴,舌苔薄白而滑,脉浮紧。

治法:宣肺散寒,化痰止咳。

代表方剂:三拗汤加减。若寒痰阻肺,痰多,胸闷者,加半夏、橘红、紫苏子等化痰顺气;若表解而喘不平,可用桂枝加厚朴杏子汤以顺气解表。

(2)风热犯肺证:

临床表现:咳嗽频剧,气粗或咳声嘶哑,痰黄黏稠难出,胸痛烦闷,伴有鼻流黄涕,身热汗出,口渴,便秘,尿黄,舌苔薄白或黄,脉浮或滑数。

治法:清热解表,止咳平喘。

代表方剂:麻杏石甘汤加减。若肺热重者,加黄芩、知母、鱼腥草以清肺热;若风热较盛者,加金银花、连翘、桑叶、菊花以解表清热;若痰热壅盛者,加瓜蒌、贝母、海浮石以清化痰热。

(3)痰浊阻肺证:

临床表现:咳嗽,咳声重浊,痰多色白而黏,胸满窒闷,纳呆,口黏不渴,甚或呕恶,舌苔厚腻色白,脉滑。

治法:燥湿化痰,降气止咳。

代表方剂:二陈汤合三子养亲汤加减。痰浊壅盛,气机阻滞者,加苍术、厚朴以化痰行气;脾虚湿盛,纳少神疲者,加党参、白术以健脾燥湿。

(4)痰热郁肺证:

临床表现:咳嗽,喘息气促,胸中烦闷胀痛,痰多色黄黏稠,咯吐不爽,或痰中带血,渴喜冷饮,面红咽干,尿赤便秘,苔黄腻,脉滑数。

治法:清热化痰,宣肺止咳。

代表方剂:清金化痰汤加减。肺热甚者,加石膏以清肺热;痰热胶结者,加海蛤壳或黛蛤散以清热化痰散结；肺气上逆，腑气不通者，加葶苈子、大黄、芒硝泻肺平喘。

（5）寒饮伏肺证：

临床表现：咳嗽，喘逆不得卧，咳吐清稀白沫痰，量多，遇冷空气刺激加重，甚至面浮肢肿，常兼恶寒肢冷，微热，小便不利，舌苔白滑或白腻，脉弦紧。

治法：温肺化饮，散寒止咳。

代表方剂：小青龙汤加减。若饮多寒少，外无表证，喘咳饮盛者，可加葶苈子、白术、茯苓以健脾逐饮；痰壅气阻者，配白芥子、莱菔子豁痰降气。

2.虚证（多见于缓解期及慢性迁延期）

（1）肺气虚证：

临床表现：咳嗽气短，痰涎清稀，反复易感，倦怠懒言，声低气怯，面色㿠白，自汗畏风，舌淡苔白，脉细弱。

治法：补肺益气，化痰止咳。

代表方剂：玉屏风散加减。若咳痰稀薄量多者，加白芥子、半夏、款冬花以温肺化痰。

（2）肺脾气虚证：

临床表现：咳嗽气短，倦怠乏力，咳痰量多易出，面色㿠白，食后腹胀，便溏或食后即便，舌体胖边有齿痕，舌苔薄白或薄白腻，脉细弱。

治法：补肺健脾，止咳化痰。

代表方剂：补肺汤加减。若咳痰稀薄，畏寒肢冷，为肺虚有寒，可加干姜、细辛温中散寒；若中焦阳虚，气不化水，湿聚成饮而见咳嗽反复发作，痰涎清稀者，治宜温阳化饮，配合苓桂术甘汤。

（3）肺肾气阴两虚证：

临床表现：咳喘气促，动则尤甚，痰黏量少难咯，伴口咽发干，潮热盗汗，面赤心烦，手足心热，腰酸耳鸣，舌红，苔薄黄，脉细数。

治法：滋阴补肾，润肺止咳。

代表方剂：沙参麦冬汤合六味地黄丸加减。若阴虚较甚见手足心热、潮热盗汗者，可加五味子、地骨皮、银柴胡以纳气平喘，清退虚热。

（二）常用中药制剂

1.蛇胆川贝液

功效：祛风止咳，除痰散结。用于风热咳嗽。

用法：口服，一次 10 mL，每日 2 次；小儿酌减。

2.急支糖浆

功效：清热化痰，宣肺止咳。用于外感风热所致的咳嗽。

用法：口服，一次 20～30 mL，每日 3～4 次；小儿酌减。

第四章 胃肠疾病

第一节 急性胃炎

急性胃炎是多种病因引起的胃黏膜的急性炎症。内镜检查以一过性胃黏膜充血、水肿、出血、糜烂或浅表溃疡为特点。病理学以胃黏膜固有层见中性粒细胞为主的炎性细胞浸润为特点。按照病理改变不同,急性胃炎通常分为急性单纯性胃炎、急性糜烂出血性胃炎、特殊病因引起的急性胃炎如急性腐蚀性胃炎、急性化脓性胃炎等。其中,以细菌及其毒素引起的急性单纯性胃炎最为常见。

一、急性单纯性胃炎

急性单纯性胃炎又称急性非特异性胃炎、急性浅表性胃炎,是由多种原因引起的急性胃黏膜非特异性炎症。

（一）病因学

（1）理化因素:过冷、过热的食物和饮料,浓茶、咖啡、烈酒、刺激性调味品、过于粗糙的食物均可刺激胃黏膜,破坏黏膜屏障。

（2）生物因素:包括细菌及其毒素。常见致病菌为沙门菌、嗜盐菌、致病性大肠埃希菌等;常见毒素为金黄色葡萄球菌或肉毒杆菌毒素,尤其是前者较为常见。进食被细菌或毒素污染的食物数小时后即可发生胃炎,或同时合并肠炎,即急性胃肠炎。葡萄球菌及其毒素摄入后亦可合并肠炎,且发病更快。近年因病毒感染而引起本病者渐多。

（3）其他:胃内异物或胃石、胃区放射治疗均可作为外源性刺激导致本病。情绪波动、应激状态及体内各种因素引起的变态反应也可作为内源性刺激而致病。

（二）临床表现

临床上以感染或进食细菌毒素污染食物后所致的急性单纯性胃炎为多见。一般起病较急,在进食污染食物后数小时至 24 h 发病。临床症状轻重不一,表现为中上腹不适、疼痛,以至剧烈的腹部绞痛、厌食、恶心、呕吐,因常伴有肠炎而有腹泻,大便呈水样,严重者可有发热、呕血和 / 或便血、脱水、休克和酸中毒等临床症状。因饮酒、刺激性食物和药物引起的急性单纯性胃炎多表现为上腹部胀满不适、疼痛,食欲减退、恶心、呕吐等消化不良临床症状,临床症状轻重不一,伴肠炎者可出现发热、中下腹绞痛、腹泻等临床症状。体检有上腹部或脐周压痛,肠鸣音亢进。实验室检查外周血白细胞总数增加,中性粒细胞比例增多。伴有肠炎者大便常规可见黏液及红细胞、白细胞,部分患者大便培养可检出病原菌。内镜检查可见胃黏膜明显充血、水肿,有时见糜烂及出血点,黏膜表面覆盖黏稠的炎性渗出物和黏液。但内镜不必作为常规检查。

（三）诊断

急性胃炎根据病史、临床表现,诊断并不困难,需注意与早期急性阑尾炎、急性胆囊炎、急性胰腺炎等鉴别。

（四）治疗

（1）一般治疗：应去除病因，卧床休息，停止一切对胃有刺激的食物或药物，给予清淡饮食；必要时禁食，多饮水；腹泻较重时可饮糖盐水。

（2）对症治疗：①腹痛者可行局部热敷，疼痛剧烈者给予解痉止痛药，如阿托品、复方颠茄片、山莨菪碱等。②剧烈呕吐时可注射甲氧氯普胺。③必要时给予口服 H_2 受体拮抗药，如西咪替丁、雷尼替丁，减少胃酸分泌，以减轻黏膜炎症；也可应用铝碳酸镁或硫糖铝等抗酸药或黏膜保护药。

（3）抗感染治疗：一般不需要抗感染治疗，但由细菌引起尤其伴腹泻者，可选用小檗碱、呋喃唑酮、磺胺类制剂、诺氟沙星等喹诺酮制剂、庆大霉素等抗菌药物。

（4）维持水、电解质及酸碱平衡：因呕吐、腹泻导致水、电解质紊乱时，轻者可给予口服补液，重者应予静脉补液，可选用平衡盐溶液或 5% 葡萄糖盐水，并注意补钾；对于有酸中毒者可用 5% 碳酸氢钠注射液予以纠正。

二、急性糜烂出血性胃炎

急性糜烂出血性胃炎又称急性胃黏膜病变，是指由各种病因引起的，以胃黏膜糜烂、出血为特征的急性胃黏膜病变。

（一）病因学

引起急性糜烂出血性胃炎的病因如下。

1. 药物

常见的药物有非甾体抗炎药（NSAID），如阿司匹林、吲哚美辛、保泰松、肾上腺皮质激素、一些抗肿瘤化疗药物等，这些药物可以直接损伤胃黏膜。NASID 类药物通过抑制环氧合酶 –1（COX–1）的作用而抑制胃黏膜生理性前列腺素的产生，而前列腺素在维持胃黏膜血流和黏膜屏障等方面有重要作用，从而削弱胃黏膜的屏障功能。肾上腺皮质激素可使盐酸和胃蛋白酶分泌增加，胃黏液分泌减少、胃黏膜上皮细胞的更新速度减慢而导致本病。某些抗肿瘤药如氟尿嘧啶对快速分裂的细胞如胃肠道黏膜细胞可产生明显的不良反应。

2. 乙醇

乙醇对胃黏膜的损伤作用较强，其损伤作用主要通过几个途径：①对胃黏膜上皮细胞的直接损伤，破坏胃黏膜上皮细胞的完整及胃黏膜屏障功能。②对黏膜下血管的损伤，主要引起血管内皮细胞损伤、血管扩张、小血管破裂、黏膜下出血等改变，造成胃黏膜屏障功能破坏，引起胃黏膜损伤。③黏膜上皮及血管内皮损伤引起局部大量炎症介质产生，中性粒细胞浸润，局部细胞损伤进一步加重。

3. 应激

引起应激的主要因素有严重感染、严重创伤、大手术、大面积烧伤、休克、颅内病变、败血症和其他严重脏器病变或多器官功能衰竭等。严重应激可使胃血管发生痉挛性收缩，引起胃黏膜缺血缺氧，导致胃黏膜损伤，糜烂、出血，严重者可发生急性溃疡。由烧伤引起的称柯林（Curling）溃疡，中枢神经系统病变引起者称库欣（Cushing）溃疡。

（二）临床表现

本病临床表现轻重不一，可无临床症状或为原发病临床症状掩盖。急性糜烂出血性胃炎是上消化道出血的常见病因之一，呕血和黑便是本病的主要表现。出血常为间歇性，大量出血可引起晕厥或休克。内镜检查，尤其是24～48 h内行急诊胃镜检查可见胃黏膜糜烂、出血或浅表溃疡，多为弥漫性，也可为局限性。应激所致病变多位于胃体和胃底，而NSAID或酒精所致病变以胃窦为主。

（三）诊断

近期服药史、严重疾病、大量饮酒史及临床表现可提示本病，结合急诊胃镜检查有助于诊断。

必须指出的是，急诊胃镜检查须在24～48 h内进行，超过48 h病变将消失。

（四）治疗

去除致病因素，积极治疗原发病。

三、急性腐蚀性胃炎

急性腐蚀性胃炎是由于误服或误用强酸等后引起胃黏膜广泛腐蚀而造成的急性胃炎，严重者可出现穿孔。

（一）病因

本病因吞服强酸（硫酸、盐酸）、强碱（氢氧化钾、氢氧化钠）等或其他腐蚀剂造成。

（二）临床表现

急性腐蚀性胃炎的病变程度及临床表现与腐蚀剂种类、浓度、吞服量、胃内有无食物贮存、与黏膜接触时间长短等因素有关。吞服腐蚀剂后，最早出现的临床症状为口腔、咽喉、胸骨后及中上腹部剧烈疼痛，常伴有吞咽疼痛、咽下困难、频繁的恶心呕吐。严重者可呕血，呼吸困难，发热，血压下降。食管穿孔可引起食管气管瘘及纵隔炎，胃穿孔可引起腹膜炎。与腐蚀剂接触后的消化道可出现灼痂。在急性期过后，后期的主要临床症状为梗阻，患者可逐渐形成食管、贲门或幽门瘢痕性狭窄，也可形成萎缩性胃炎。

（三）诊断

由于各种腐蚀剂中毒的处理不同，因此在诊断上重要的是一定要明确腐蚀剂的种类、吞服量与吞服时间；检查唇与口腔黏膜痂的色泽（如黑色痂提示硫酸、灰棕色痂提示盐酸、深黄色痂提示硝酸、醋酸呈白色痂，而强碱可使黏膜呈透明水肿）；同时要注意呕吐物的色、味及酸碱反应；必要时收集剩余的腐蚀剂作化学分析，对于鉴定其性质最为可靠。在急性期内，避免进行X线钡餐及胃镜检查，以防出现食管或胃穿孔。

（四）治疗

腐蚀性胃炎是一种严重的急性中毒，必须积极抢救。服毒后除解毒剂外不进其他食物，严禁洗胃，以避免穿孔。若服强酸，可给牛奶、蛋清或植物油，但不宜用碳酸氢钠中和强酸，以免产生二氧化碳导致腹胀，甚至胃穿孔。若服用强碱，可给予食醋或适量果汁。常给予抗菌药物以防感染。抑酸药物应该静脉足量给予，维持到口服治疗，以减少胃酸对胃黏膜病灶的损伤。发生食管狭窄时，可用探条扩张或内镜下球囊扩张。

四、急性化脓性胃炎

本病在临床较为少见，多继发于全身系统性感染或全身免疫功能低下引起的感染。

多由化脓性细菌通过血液或淋巴循环至胃黏膜下层,引起急性炎症,并可扩展至胃壁全层,又称急性蜂窝织炎性胃炎。严重者可发生穿孔。

（一）病因学

急性化脓性胃炎是由化脓菌侵犯胃壁所致,致病菌以溶血性链球菌多见,约占70%,其次为金黄色葡萄球菌、大肠杆菌、产气荚膜梭菌、肺炎球菌等。细菌侵入胃壁的途径如下。

（1）胃溃疡、慢性胃炎、胃憩室、胃癌等,可致胃黏膜损伤,吞下的致病菌可通过受损的黏膜侵犯胃壁。

（2）败血症、感染性心内膜炎、骨髓炎等疾病时,致病菌通过血流进入胃壁。

（3）胆囊炎、腹膜炎时,致病菌可通过淋巴系统进入胃壁。

（二）临床表现

本病以全身败血症和急性腹膜炎症为其主要临床表现。患者通常表现为上腹部疼痛、寒战、高热。常伴有恶心呕吐,呕吐物常混有胆汁,少部分可呕吐出脓血样物,具有诊断价值。本病可并发胃穿孔、腹膜炎、血栓性门静脉炎及肝脓肿。

（三）治疗

急性化脓性胃炎治疗成功的关键在于早期诊断。治疗措施包括早期足量给予抗生素抗感染治疗、纠正休克、水与电解质紊乱等。形成局限性脓肿而内科保守治疗无效时,可考虑胃部分切除。

第二节　慢性胃炎

慢性胃炎是指由不同病因引起的胃黏膜的慢性炎症或萎缩性病变,临床上十分常见,占接受胃镜检查患者的80%～90%,随着年龄增长萎缩性病变的发生率逐渐增高。

一、病因学

慢性胃炎病因尚不十分明确,目前认为与幽门螺杆菌（Hp）的长期感染、环境饮食因素、免疫因素等有关。

（一）生物因素

自1982年马歇尔（Marshall）和沃伦（Warren）成功地从人胃黏膜活检标本中分离培养出幽门螺杆菌以来,大量研究证明,幽门螺杆菌感染是慢性胃炎的主要病因。幽门螺杆菌感染与慢性活动性胃炎的关系按照科赫（Koch）提出的确定病原体为疾病病因的四项基本法则,依据如下。

（1）80%～95%慢性活动性胃炎患者胃黏膜中有幽门螺杆菌感染,5%～20%的幽门螺杆菌阴性率反映了慢性胃炎病因的多样性。

（2）幽门螺杆菌在胃内的定植与胃内炎症分布一致。

（3）根除幽门螺杆菌后胃黏膜炎症消退,一般中性粒细胞消退较快,淋巴细胞、浆细胞消退需较长时间。

（4）从志愿者和动物模型中可复制幽门螺杆菌感染引起的慢性胃炎。

幽门螺杆菌引起胃炎的机制主要与以下几个方面有关：

（1）幽门螺杆菌产生多种酶如尿素酶及其代谢产物氨、过氧化氢酶、蛋白溶解酶、磷脂酶 A 等，对黏膜有破坏作用。

（2）幽门螺杆菌分泌的细胞毒素如含有细胞毒素相关基因和空泡毒素基因的菌株，可引起胃黏膜细胞的空泡样变性及坏死。

（3）幽门螺杆菌抗体可造成自身免疫性损伤。

（二）免疫因素

自身免疫因素是部分慢性胃炎的病因。在自身免疫性胃炎患者血清中常可检测到壁细胞抗体（PCA）和内因子抗体（IFA）。PCA 是自身抗体，其作用的抗原位于壁细胞分泌小管的微绒毛膜上，具有特异性；两者形成的免疫复合物在补体参与下，破坏壁细胞，导致壁细胞总数下降，胃酸分泌减少。内因子是壁细胞分泌的一种糖蛋白，维生素 B_2 与内因子结合才能被回肠吸收。IFA 也是自身抗体，可与内因子抗体结合而阻断维生素 B_2 与内因子结合，导致恶性贫血。

（三）环境因素

环境因素在慢性胃炎中也有重要作用，如我国北方地区的胃黏膜萎缩、肠化生发生率显著高于南方地区。

（四）物理因素

长期的不良饮食习惯，如饮浓茶、烈酒、咖啡，食用过冷、过热、过于粗糙及刺激性食物，长期作用可导致胃黏膜的损伤。深度的 X 线照射胃部也可导致胃炎。

（五）化学因素

长期大量服用非甾体抗炎药，如阿司匹林、吲哚美辛等可引起慢性胃炎黏膜损害。各种原因所致的幽门括约肌功能不全，可导致含有胆汁和胰液的十二指肠液反流入胃，从而削弱胃黏膜屏障功能，导致胃黏膜损伤。

（六）其他

年龄与慢性胃炎发病有关，慢性胃炎特别是慢性萎缩性胃炎的患病率随年龄增加而上升。胃黏膜营养因子缺乏，或胃黏膜感觉神经终器对这些因子不敏感，可引起胃黏膜萎缩。另外，其他系统的疾病，如心力衰竭、门静脉高压症和糖尿病、甲状腺病、干燥综合征等也与慢性胃炎的发病有关。

二、临床表现

多数慢性胃炎患者无任何临床症状，有临床症状者主要为消化不良，且为非特异性。消化不良临床症状的有无和严重程度与慢性胃炎的内镜所见及胃黏膜的病理组织学分级无明显相关性。

三、辅助检查

（一）实验室检查

（1）胃液分析：测定基础胃液分泌量（BAO）及注射组胺或五肽胃泌素后测定最大泌酸量（MAO）和高峰泌酸量（PAO）可以判断胃泌酸功能，有助于萎缩性胃炎的诊断及指导临床治疗。非萎缩性胃炎胃酸分泌一般正常，轻度降低，有时也可增高。萎缩性胃炎局限时可正常或低酸。

广泛而严重的萎缩性胃炎使胃酸降低，尤以胃体胃炎明显。

（2）胃蛋白酶原：胃蛋白酶原由主细胞分泌，反映了主细胞的数量，在胃液、血液及尿中均可测得。胃蛋白酶原和胃酸分泌量常呈平行关系，但主细胞比壁细胞数量多，所以病态时，胃酸分泌常低于蛋白酶原的分泌。

（3）胃泌素：胃泌素由胃窦 G 细胞分泌，能促进胃液，特别是胃酸分泌。由于负反馈作用，胃酸低时胃泌素分泌增多，因此胃体为主的慢性胃炎或萎缩性胃炎患者中血清胃泌素水平常升高。此外，血清胃泌素高低与胃窦黏膜有无病变关系密切，胃窦黏膜病变严重，G 细胞减少，此时低胃酸胃泌素水平仍较低。

（4）壁细胞抗体（PCA）：在自身免疫性胃炎的阳性率较高。

（5）内因子（IF）：内因子是壁细胞分泌的一种糖蛋白，分子量约为 55000 Da，有促进维生素 B_{12} 吸收的作用，故为造血因子之一。壁细胞减少时，内因子也减少。内因子分泌与胃酸分泌平行。

（二）幽门螺杆菌检测

幽门螺杆菌检测方法分为有创性和无创性两大类。前者指需要通过胃镜检查获得胃黏膜标本的相关检查，主要包括快速尿素酶试验、组织学检查（HE 或 Warthin-Starry 或 Giemsa 染色）、幽门螺杆菌培养和组织 PCR 技术。无创性检查指不需要通过胃镜检查获得标本，包括血清抗体检测、^{13}C 或 ^{14}C 尿素呼气试验、粪便幽门螺杆菌抗原检测。

（二）胃镜检查

慢性胃炎的内镜诊断是指内镜下肉眼或特殊成像方法所见的黏膜炎性变化。需与病理检查结果结合作出最终判断。内镜下将慢性胃炎分为慢性非萎缩性（即慢性浅表性）胃炎和慢性萎缩性胃炎两大基本类型，如同时存在平坦或隆起性糜烂、出血、粗大黏膜皱襞或胆汁反流等征象，则可诊断为慢性非萎缩性胃炎或慢性萎缩性胃炎伴糜烂、胆汁反流等。由于多数慢性胃炎的基础病变都是炎性反应（充血渗出）或萎缩，因此，将慢性胃炎分为慢性非萎缩性胃炎及慢性萎缩性胃炎是合理的，也有利于与病理诊断的统一。

慢性非萎缩性胃炎的内镜下表现：黏膜红斑、黏膜下出血点或斑块；黏膜粗糙伴或不伴水肿及充血渗出等。而其中糜烂性胃炎有两种类型，即平坦型和隆起型。前者表现为胃黏膜有单个或多个糜烂灶，其大小从针尖样到最大径数厘米不等；后者可见单个或多个疣状、膨大皱襞状或丘疹样隆起，最大径 5～10 mm，顶端可见黏膜缺损或脐样凹陷，中央有糜烂。慢性萎缩性胃炎内镜下可见黏膜红白相间，白相为主，皱襞变平甚至消失，部分黏膜血管显露，可伴有黏膜颗粒或结节状等表现。

根据内镜所见难以作慢性胃炎各种病变的轻、中、重度分级，主要是由于现有内镜分类存在人为主观因素或过于烦琐等缺点，合理而实用的分级有待进一步研究。放大内镜结合染色对内镜下胃炎病理分类有一定帮助。放大胃镜结合染色，能清楚地显示胃黏膜微小结构，对胃炎的诊断与鉴别诊断及早期发现上皮内瘤变和肠化具有参考价值。目前，亚甲蓝染色结合放大内镜对肠化生和上皮内瘤变仍保持较高的准确率。苏木精、靛胭脂染色也显示出对于上皮内瘤变的诊断作用。内镜电子染色技术结合放大内镜对慢性胃炎诊断及鉴别诊断有一定价值。共聚焦激光显微内镜可以实时观察胃黏膜的细微结构，对于慢性胃炎以及肠化生和上皮内瘤变与活组织检查诊断的一致率较高。

四、诊断与鉴别诊断

鉴于多数慢性胃炎患者无任何临床症状，即使有临床症状也缺乏特异性，而且缺乏特异性体征，因此根据临床症状和体征难以作出慢性胃炎的正确诊断。慢性胃炎的确诊主要依赖内镜检查和胃黏膜活检组织学检查，尤其是后者的诊断价值更大。慢性胃炎的诊断应力求明确病因。建议常规检测 Hp。在慢性胃炎中，胃体萎缩者血清胃泌素 G_{17} 水平显著升高，胃蛋白酶原 I 或胃蛋白酶原 I 和 II 的比值降低；胃窦萎缩者，前者降低，后者正常；全胃萎缩者则两者均降低。因此，血清胃泌素 G_{17} 以及胃蛋白酶原 I 和 II 的检测有助于判断胃黏膜有无萎缩和萎缩的部位。萎缩性胃体炎可由 Hp 感染或自身免疫所致，怀疑自身免疫所致者建议检测血清胃泌素、维生素 B_{12} 以及壁细胞抗体、内因子抗体等。

五、治疗

慢性胃炎的治疗目的是缓解临床症状和改善胃黏膜炎性反应；治疗应尽可能针对病因，遵循个体化原则。无临床症状、Hp 阴性的慢性非萎缩性胃炎无须特殊治疗；但对慢性萎缩性胃炎，特别是严重的慢性萎缩性胃炎或伴有上皮内瘤变者应注意预防其恶变。

Hp 相关性胃炎是否均需根除 Hp 尚缺乏统一意见。国内 Hp 感染处理共识推荐对有胃黏膜萎缩、糜烂或有消化不良临床症状者根除 Hp。慢性胃炎的主要临床症状为消化不良，其临床症状应属于功能性消化不良。根除治疗可使 Hp 阳性的功能性消化不良患者临床症状得到长期缓解。根除 Hp 可使胃黏膜组织学得到改善，对预防消化性溃疡和胃癌等有重要意义，对改善或消除消化不良临床症状也具有费用疗效比优势。有胃黏膜糜烂和/或以反酸、上腹痛等临床症状为主者，可根据病情或临床症状严重程度选用抗酸剂、H_2 受体拮抗剂或质子泵抑制剂。

上腹饱胀、恶心或呕吐等为主要临床症状者可应用促动力药，如莫沙必利、盐酸伊托必利和多潘立酮等。而伴胆汁反流者则可应用促动力药和/或有结合胆酸作用的胃黏膜保护剂，如铝碳酸镁制剂。具有明显的进食相关的腹胀、食欲减退等消化不良临床症状者，可考虑应用消化酶制剂，如复方阿嗪米特、米曲菌胰酶、各种胰酶制剂等。

精神心理因素与消化不良临床症状发生相关，睡眠障碍或有明显精神因素者，常规治疗无效和疗效差者，可考虑进行精神心理治疗。

第三节 胃轻瘫

胃轻瘫不是一种独立的疾病，而是各种原因引起的胃运动功能低下。患者主要表现为胃排空障碍，这种排空障碍是功能性的，诊断主要基于临床症状、无胃出口梗阻或溃疡及胃排空延迟等证据。按病因学可分为两类：原发性胃轻瘫及继发性胃轻瘫。前者又称特发性胃轻瘫，二者的发病机制尚不十分清楚。

一、流行病学

目前，胃轻瘫的确切患病率尚不清楚，因为部分胃排空障碍患者并不存在临床症状。我国亦缺乏流行病学调查数据。在美国超过 4% 的成年人存在胃轻瘫相关的临床症状。明尼苏达州的大规模调查显示，1996～2006 年，年龄校正的胃轻瘫确诊病例发病率：女性为 9.8/10 万,男性为 2.5/10 万。患病率:女性为 37.8/10 万,男性为 9.6/10 万。女性与男性患病率之比接近 4:1,且随着年龄增长发病率显著升高。超过 65 岁人群达到 10.5/10 万。在上述调查的确诊病例中,原发性胃轻瘫占 49.4%,继发性因素中,糖尿病占 25.3%,药物性占 22.9%,结缔组织病占 10.8%,恶性肿瘤占 8.4%,胃切除术后占 7.2%,终末期肾病占 4.8%,甲状腺功能减退占 1.2%。

二、临床表现

胃轻瘫的临床表现多样,主要为上腹部饱胀与恶心、呕吐。多数患者有早饱、食欲减退表现,晨起明显。部分患者伴上腹部胀痛,少数患者可有腹泻或便秘表现。发作性干呕常见,可伴反复呃逆,进餐时或进餐后加重。也有部分患者空腹时存在恶心表现。严重的胃轻瘫可出现呕吐,呕吐物多为 4 h 内进食的胃内容物,也可出现隔夜食物。部分患者呕吐后腹胀可稍减轻,但通常无法完全缓解。

若患者长期食欲减退或反复恶心、呕吐,可出现明显消瘦、体重减轻、疲乏无力等临床症状,严重者出现营养不良、贫血。部分患者伴有神经精神临床症状。

三、辅助检查

(一)推荐检查

1. 核素扫描技术

核素扫描技术是通过核素标记的固体或液体食物从胃中的排空速率来反映胃排空功能的一种检测方法。目前,核素扫描的闪烁法固体胃排空是评估胃排空和诊断胃轻瘫的"金标准"技术。

诊断胃轻瘫最可靠的方法和参数即是 4 h 闪烁法固体胃潴留评估。固体试餐用 ^{99m}Tc 标记,由 γ- 闪烁仪扫描计数,测定不同时间的胃排空率及胃半排空时间。实验持续时间短或基于液体的排空实验可能会降低诊断的敏感性。液体试餐一般由 ^{111}Mo 标记,其敏感性略差,是受倾倒综合征等因素影响。本实验为"金标准",但费用昂贵且有放射暴露,所以广泛开展受一定限制。

2. 无线胶囊动力检测

吞服内置微型传感器的胶囊,当胶囊在消化道运动时可检测 pH 值、压力、温度。根据胃内酸性环境到十二指肠碱性环境的 pH 值骤变来判断胃排空。胶囊同时也可检测小肠和结肠的数据。该检查历史较短,目前受到临床极大重视,但其替代闪烁显像法还需要进一步确证。

3. ^{13}C 呼吸试验

应用 ^{13}C 标记的八碳饱和脂肪酸、辛酸、青绿藻或者螺旋藻试餐,^{13}C 进入小肠后迅速被吸收,并在肝脏中氧化分解,从呼吸中排出 $^{13}CO_2$。通过质谱分析仪检测 ^{13}C 含量从而间接检测胃排空功能。该试验同样在临床迅速推广,但其替代闪烁显像法同样需要确证。

(二)其他检查

1. X 线检查

通过服用不透 X 线标记物装置如钡条,可以了解胃排空情况。此法简便易行、敏感性高,但其为半定量检查,测定的准确性受到一定限制。

2. 超声检查

经腹部超声是一种相对简单、无创、经济的检查技术。它可以评价胃结构功能异常，被用于研究胃扩张和胃潴留、胃窦收缩力、机械性受损、反流、胃排空等。二维超声是通过测量试餐后不同时间胃窦部容积的变化反映胃排空，其局限性在于仅能测定对液体的排空。三维超声能够对胃内食物的分布，以及近端胃容积和总容积的比率进行检测，但该技术耗时，测量结果的准确性与操作者技术密切相关，且操作设备昂贵。

3. 磁共振成像（MRI）

MRI 近年来发展迅速，已成为临床评价胃肠功能较普及的检测工具。它可以提供精确的解剖扫描图像，并实时收集相关胃容积排空信息。有更好的时间及空间分辨率，可辨别胃内是气体还是液体，从而同步评估胃排空和胃分泌功能。该检查依从性高，无创，安全，可以获得动态参数。但数据处理缺乏标准化，且费用昂贵。

4. 单光子发射 CT（SPECT）

此技术是应用静脉内注射 ^{99m}Tc 使其在胃壁积聚来构建胃的三维成像，测量实时胃容积，评价胃底潴留和胃内分布情况。缺点是存在射线暴露。

5. 上消化道压力及阻抗测定

测定胃内压的方法有导管法、无线电遥测法等。通过导管测压最常用，需将测压导管插至胃、十二指肠，通过多导联压力测定进行评估。该方法可区分肌源性和神经源性小肠运动功能障碍。但因其有创性和技术操作要求高，主要用于难治性胃轻瘫的评估。

6. 胃电监测

胃电监测包括体表胃电监测和黏膜下胃电监测。临床常采用体表胃电图（EGG）间接反映胃肌电活动，可作为胃轻瘫的筛查试验。

此外需要注意的是，影响胃排空的药物在诊断试验前至少停用 48 h，具体停用时间主要依赖药物的药代动力学。此外，糖尿病患者在进行胃排空试验前需检测血糖，血糖控制在 15.26 mmol/L 以下时才推荐进行胃排空测定，避免因血糖过高影响试验结果的准确性。

四、诊断与鉴别诊断

胃轻瘫的诊断基于临床症状及以上胃排空的测定的结果，同时需排除胃出口梗阻或溃疡等器质性疾病。急性胃轻瘫的诊断需结合患者近期是否有较明确的感染、电解质代谢紊乱的病史或用药史。慢性胃轻瘫中的继发性胃轻瘫诊断主要依据患者明确的糖尿病、系统性硬化或迷走神经切断术等病史作出诊断。若患者无此类疾病病史，可考虑原发性胃轻瘫。

鉴别诊断需重点考虑反刍综合征和进食障碍类疾病，如厌食症和贪食症。这些疾病可能与胃排空异常有关。同时也应考虑周期性呕吐综合征，其有反复周期性发作的恶心和呕吐表现。

五、治疗

胃轻瘫的治疗包括饮食及营养支持治疗、糖尿病患者的血糖控制、药物治疗、内镜治疗、胃电刺激、手术治疗、其他补充替代治疗、前瞻性治疗。胃轻瘫患者一线治疗包括液体和电解质恢复、营养支持、糖尿病患者优化血糖控制。

（一）饮食及营养支持治疗

营养和水的补充最好经口摄入。患者胃窦研磨能力下降，脂肪排空速度减慢，因而应当接受营养师的建议，少量多次进餐，进食低脂肪、可溶性纤维营养餐。建议患者充分咀嚼食物，饭后保持直立和行走，以缓解临床症状。

如果不能耐受固体食物，推荐使用匀浆或液体营养餐。如果口服摄入不够，需考虑肠内营养支持，因胃传输功能障碍，幽门下营养优于胃内营养。首先需考虑经鼻空肠管进行肠内营养，此后可能需要考虑经空肠造瘘管进行肠内营养。肠内营养的指征包括3～6个月内体重下降10%和/或临床症状顽固反复住院。肠内营养优于肠外营养。

（二）糖尿病胃轻瘫患者的血糖控制

良好的血糖控制是目标，急性血糖升高可能影响胃排空，可以推测控制血糖可能会改善胃排空和减轻临床症状。糖尿病患者应用普兰林肽和GLP-1类似物可能会延迟胃排空，在开始胃轻瘫治疗前应考虑停止以上药物应用，并选择其他替代治疗。

（三）药物治疗

在已开始饮食治疗后，应充分考虑治疗利弊，可应用促动力药物以改善胃轻瘫临床症状及胃排空。

1. 甲氧氯普胺

甲氧氯普胺是中枢及外周神经多巴胺受体拮抗剂，具有促胃动力和止吐作用。通过拮抗多巴胺受体增加肠肌神经丛释放乙酸胆碱发挥促胃动力作用，止吐效应是作用于延脑催吐化学感应区。甲氧氯普胺的中枢神经系统副作用相对常见，如嗜睡、头晕及锥体外系反应。其为一线促动力药物，推荐以最低剂量液体形式给药，最大剂量不应超过0.5 mg/（kg·d）。出现锥体外系不良反应后需要停药。

2. 多潘立酮

多潘立酮为周围神经多巴胺受体拮抗剂，也具有促胃动力和止吐作用，能增进胃窦部蠕动、十二指肠收缩力。此药不影响胃酸的分泌，不透过血脑屏障，不良反应相对较少。对不能使用甲氧氯普胺的患者推荐使用多潘立酮。考虑到多潘立酮可能会延长心电图矫正的Q-T间期，故推荐做基线心电图。若存在Q-T间期延长表现，则不建议应用该药物。应用多潘立酮同时随诊心电图变化。

3. 红霉素

红霉素除作为抗生素外，还作用于胃及十二指肠的胆碱能神经元和平滑肌，激动胃动素受体，是最有效的静脉促胃动力药物。其主要不良反应是胃肠道反应，长期应用易致菌群失调，偶见转氨酶轻度升高。口服红霉素也可以改善胃排空，但长期疗效会因快速抗药反应而受限。

4. 米坦西诺

米坦西诺是一种新的大环内酯类胃动素激动剂，具有促胃动力作用而没有抗生素活性。

5. 莫沙必利

莫沙必利为苯甲酸胺的衍生物，是新一代选择性5-羟色胺受体激动剂，主要作用于胃肠肌间神经丛末梢的5-羟色胺受体，促进节后神经纤维释放乙酰胆碱，从而促进胃排空。

6. 止吐药

止吐药可以改善伴随的恶心、呕吐临床症状，但不能改善胃排空。

7. 三环类抗抑郁药

三环类抗抑郁药可用于胃轻瘫伴顽固恶心、呕吐的患者，但药物本身不能促进胃排空，同时有潜在的延迟胃排空的风险。

（四）内镜治疗

曾有通过幽门内注射肉毒杆菌毒素以及幽门扩张治疗以缓解幽门痉挛促进胃排空的方法。但目前基于随机对照研究的结果，不推荐该治疗。

（五）胃电起搏治疗

本方法的基本原理是在腹壁埋藏胃电起搏装置，利用外源性电流驱动胃体起搏点的电活动，使其恢复正常的节律和波幅，从而改善胃动力。其临床疗效已在临床试验中得到肯定，可考虑用于顽固性恶心、呕吐的患者。与特发性胃轻瘫和术后胃轻瘫相比，糖尿病性胃轻瘫患者从胃电起搏治疗中获益的可能性更大。

（六）其他补充替代治疗

针灸作为胃轻瘫的替代治疗方案，与胃排空的改善和临床症状减轻有关。许多中医的理气药或方剂具有促进胃排空作用。部分胃轻瘫患者存在焦虑、抑郁等心理障碍，应进行必要的心理支持治疗。

第五章　胃肠肿瘤

第一节　胃癌

一、概况

胃癌的多学科联合诊疗（MDT）是联合肿瘤内科、外科、放疗科、内镜科、病理科、影像科等专科医生对胃癌患者进行诊治。多学科联合诊疗模式是目前公认能使患者获益最大的诊疗模式，减少了个人主义、经验主义的弊端，通过规范化诊疗，最大限度地减少误诊误治，并在现有治疗策略的基础上，为不同患者制订最佳的个体化治疗方案，改善肿瘤患者预后。其内容主要包括两方面：对疑难病例的诊断和对患者的个体化治疗。

二、诊断

胃癌的诊断需结合患者的症状、体征、血液学检查、液体活组织检查、影像学检查、内镜/超声内镜检查等进行。诊断的目的是对胃病灶进行定性、定位及治疗前的临床分期，这是多学科治疗的基础。

（一）症状

胃癌缺乏特征性的症状。早期胃癌常无症状。进展期胃癌常见的临床症状有上腹部不适或疼痛、食欲减退、消瘦、乏力、恶心、呕吐，有时可出现腹泻、便秘、发热等。胃癌合并穿孔时，可出现突发的剧烈腹痛，并蔓延至全腹；合并出血时，可出现黑便，少数情况下，当肿瘤侵犯并溃破胃壁血管造成大出血时，患者可出现呕血。当近端胃癌逐渐进展并引起贲门梗阻时，患者会出现吞咽困难、胸骨后疼痛；当远端胃癌引起幽门梗阻时，患者会出现腹胀、呕吐宿食等症状。晚期胃癌患者可出现贫血、营养不良等恶病质表现。

（二）体征

早期或部分局部进展期胃癌常无明显体征。晚期胃癌患者可扪及上腹部包块，发生锁骨上淋巴结转移时，可扪及锁骨上淋巴结肿大；发生种植转移时，可于直肠指检时扪及盆底肿物；发生上消化道穿孔、出血或消化道梗阻等情况时，可出现相应体征。

（三）血液学检查

胃癌患者血液中的肿瘤标志物可升高，常见的肿瘤标志物有癌胚抗原（CEA）、糖类抗原19-9（CA19-9）、CA125和CA72-4等。但这些标志物特异性及敏感性均不高，在早期胃癌中的阳性率 < 5%，故也无助于早期诊断。目前，有一些研究报道使用胃蛋白酶原I、胃蛋白酶原II和胃泌素17作为胃癌筛查的标志物，但也有研究证明，这些标志物与萎缩性胃炎的关系比与胃癌的关系更加密切，故不能作为胃癌诊断的标志物。

（四）液体活组织检查

液体活组织检查包括检测循环肿瘤DNA、循环肿瘤细胞、外泌体和肿瘤培育血小板，具有诊断、疾病监测、预测疗效和识别复发的潜力。

（五）影像学检查

1.X 线检查

X 线检查是胃部疾病最传统的影像学检查方法，由于胃与周围器官组织密度相似，单纯 X 线检查无法显示病灶，故一般采用钡剂、碘剂或者气钡双重造影。X 线检查由于经济、方便、对检查设备要求不高，在许多医院广泛运用。

2.CT 检查

X 线检查仅能显示胃腔内病灶的大小和范围，而 CT 检查可显示病灶在胃腔外的侵犯范围和其他脏器的情况，如肝、肺、腹膜是否出现转移灶，是否有淋巴结转移等；在将胃适当扩张的情况下，CT 检查可以显示病灶在胃壁中侵犯的深度。胸腹盆增强 CT 检查是治疗前临床分期的重要检查方法。

3.MRI 检查

MRI 检查并不是胃癌的常规检查，但在其他检查手段不能明确肝脏病灶是否为转移灶时，MRI 检查却是一种很好的无创检查方法。

4. 正电子发射计算机体层显像仪检查（PET–CT）

作为一种全身检查，PET–CT 检查可以在更大范围内发现胃癌的转移病灶，如脑转移、远处的淋巴结转移等。PET–CT 检查可能有助于检测 CT 无法发现的隐匿性转移，但对黏液型或弥漫性癌敏感性较低。有研究表明，PET–CT 检查可以验证 CT 结果的准确性、发现 M1 转移灶、识别新病灶，从而改变多学科诊治的决策。

（六）内镜／超声内镜检查

内镜检查是目前对微小胃癌、小胃癌检出率最高的检查。内镜检查直接且直观，可以明确病灶的大小，使用超声内镜检查，更可以明确病灶侵犯胃壁的层次和深度，是术前临床 T 分期的重要手段。内镜检查可获取病灶组织进行病理检查，有助于明确病灶的性质。在内镜中心进行多学科讨论和培训后，内镜医师对早期胃癌的检出率得到提升。

（七）诊断性腹腔镜检查

诊断性腹腔镜检查在所有检查中创伤性最大，但在腹膜转移诊断不明确时，却是一种有效、直观的手段。

（八）病理学检查

病理学检查是诊断胃癌的金标准。病理学检查步骤包括腹腔灌洗液、内镜下获取标本、转移淋巴结穿刺、切取标本、肝脏病灶穿刺标本、诊断性腹腔镜检查获取的标本等。

（九）分期诊断

根据治疗前的检查结果，依据胃癌侵犯胃壁的深度、是否有淋巴结转移、是否有远处器官的转移，对胃癌进行治疗前分期。

三、治疗

随着科技的发展，胃癌的治疗正沿着决策团队化、范围标准化、创伤微小化、对象个体化的道路大步迈进。胃癌的治疗是一套以手术为主，放疗、化疗为辅，结合最佳支持治疗的综合治疗。

（一）手术

1. 内镜手术

对治疗前临床分期 T1a 期（cT1a）的肿瘤，可采用内镜切除术（ER）。内镜下切除一般包括两种术式：内镜黏膜切除术（EMR）和内镜黏膜下剥离术（ESD）。内镜切除（EMR、ESD）的绝对适应证：黏膜内癌（cT1a），分化型癌，病灶直径 ≤ 2 cm，不伴溃疡，即 UL（－），早期非溃疡型胃癌。ESD 适应证：cT1a，分化型癌，病灶直径 > 2 cm，UL（－）；cT1a，分化型癌，病灶直径 ≤ 3 cm，UL（＋）。ESD 扩大适应证：cT1a，未分化型癌，病灶直径 ≤ 2 cm，UL（－）。

内镜手术的根治程度是由局部切除程度和淋巴结转移可能性来决定的。所以术后需根据病理结果重新评估根治程度。现在比较广泛使用的是 eCura 评价系统。根据术后的对患者的评估，决定是继续随访、再次行 ESD 或是追加手术切除。

2. 外科手术

对于可切除的胃癌，如 cT1a 不适宜行 ER 的患者和超过 T1b 可予手术治疗的患者，目前外科手术是所有治疗的首选和基石。手术的方式有开腹手术、腹腔镜手术、机器人手术等，向着腹壁创伤越来越小的方向发展。目前，各国指南仍未推荐某种特定方式，根据日本现有的临床研究（JCOG0912、JCOG1401）表明，对于早期胃癌，腹腔镜手术相比于开腹手术，虽然延长了手术时间，术后谷草转氨酶/谷丙转氨酶比值上升，但是患者术中出血量减少、术后肠道恢复时间缩短、疼痛明显减轻，而手术并发症发生率则无区别，无手术相关死亡病例。

对于手术范围，胃切除范围依据肿瘤部位决定，关键是保证足够的切缘。T1 期的胃癌切缘 2 cm 可基本满足需要。T2 以上的博尔曼（Borrmann）Ⅰ～Ⅱ型胃癌，切缘离肿瘤肉眼边缘至少 3 cm；Borrmann Ⅲ～Ⅳ型胃癌，切缘至少需 5 cm 才可确保安全；若肿瘤侵犯食管或幽门，往往无法做到切缘距肿瘤 5 cm，但远端胃癌应切除十二指肠第一段 3～4 cm，近端胃癌应切除食管下端 3～4 cm，且须冰冻病理检查以保证获得阴性切缘。由于肿瘤的大小不同和肿瘤的切缘限定，胃癌切除的手术方式可分为全胃切除术、远端胃切除术、保留幽门胃切除术、近端胃切除术、胃节段切除术、胃部分切除术。对于 cT1N0 肿瘤，除了 T1a 可考虑行内镜切除外，其他类型可根据肿瘤部位考虑以下几种胃切除方式：肿瘤位于胃中部，肿瘤远端边界离幽门近端至少 4 cm，可行保留幽门胃切除术；近端胃癌切除后仍有 1/2 以上的胃残留，则可行近端胃切除术。

临床淋巴结阳性（cN+）或 T2～T4a 肿瘤的标准手术方法是全胃或远端胃切除术。当近端切缘满意时，可选择远端胃切除术。当切缘不满意时，选择全胃切除术。但是如果胃癌侵犯了胰腺，则需要行全胃切除术联合胰脾切除术。如果肿瘤位于胃大弯且第 4 组淋巴结已经有转移，则即使原发肿瘤可以通过远端胃切除术清除，也必须行全胃切除术联合脾切除术或脾门淋巴结清扫。对于主要部位位于食管胃交界近端的腺癌，应考虑食管中下部切除、胃近端切除或管状胃重建术。

除了考虑肿瘤局部的切除范围，若以根治切除为目标，还需根据胃切除类型进行相应胃周和伴随血管的淋巴结清扫。日本胃癌研究会将胃周淋巴结分区，又根据胃癌的不同部位，对应地把淋巴结分为三站，用 N1、N2 和 N3 表示。而淋巴结清扫站别则用 D （dissection）来表示，如第一站淋巴结未清除则为 D0，仅清除第一站淋巴结则为 D1 手术，完全清除第一、二站淋巴结则为 D2 手术，清除所有三站淋巴结则为 D3 手术。目前，我国与日本均把 D2 淋巴结清扫作为标准根治术。相对于标准根治术，非标准根治术包括改良手术（如 D1 或 D1+ 手术）和扩大手术（D2+ 或 D3 手术）。D1 手术一般运用于不能满足 ER 标准的 cTla 胃癌和分化型、病灶直径≤ 1.5 cm 的 cT1 bNO 胃癌。D1+ 手术适用于除以上情况以外的其他 cT1N0 胃癌。D2 手术适用于 cT1N+ 和 cT2～4 的肿瘤，如果胃上段癌未累及胃大弯，则行全胃切除术时，应保留脾脏。肿瘤侵犯胃大弯时，脾切除术的作用尚不明确。D2+ 手术为非标准手术，只在评估后确有需要，并且确保安全的时候方可施行。淋巴结需要清扫 16 枚以上才能保证准确的术后分期和预后判断。

（二）化疗

化疗根据施行的时机分为术前新辅助化疗和术后辅助化疗，根据化疗的目的分为根治性化疗和姑息性化疗。

术前新辅助化疗的目的是使肿瘤降期、提高 R0 切除率和改善整体生存率，并且可以提前评估化疗药物对个体患者是否有效。此外，也有多项来自亚洲各国基于 D2 手术的研究显示，术前化疗显著提高肿瘤缓解率及 R0 切除率，安全性良好。对于术前临床分期 cT3～4N+M0、cT3～4aN+M0、T4bN+/-M0 的患者，可采取新辅助化疗。目前胃癌新辅助化疗推荐方案包括：顺铂联合氟尿嘧啶（PF）、奥沙利铂联合卡培他滨（CapeOX）、奥沙利铂联合氟尿嘧啶（FOLFOX）、顺铂联合 S-1（SP）、奥沙利铂联合 S-1（SOX）、多西他赛联合奥沙利铂以及 5-FU/LV（FLOT）。

术后辅助化疗的目的是通过控制根治性切除后残留的肿瘤细胞来减少复发。对于未接受新辅助化疗的 R0 术后病理分期 pT1 N0 的患者不推荐化疗；对于 R0 术后病理分期 pT2 NO 的患者根据是否有危险因素，如低龄（小于 40 岁），组织学分级高级别或低分化，神经束侵犯，血管、淋巴管浸润等，决定观察或者化疗；对于 R0 术后病理分期 pT3、pT4，任何 N 或者任何 pT、N+ 的患者，推荐施行辅助化疗；对于接受过新辅助化疗的 R0 术后病理分期 ypTN+/- 的患者，则根据是否有危险因素等实际情况，决定是否进行辅助化疗；对于Ⅱ期患者推荐辅助化疗方案为 S-1 单药（口服至术后 1 年），或卡培他滨联合奥沙利铂或顺铂，或者 6 周期多西他赛联合 S-1 后继续口服 S-1 单药方案（DS-1 序贯S-1）。

虽然化疗的药物和方案不断改进，在进展期 / 复发胃癌（AGC）中可使肿瘤缩小，但仍无法完全治愈肿瘤。因此，姑息性化疗的目标是延迟或改善疾病相关症状，并延长生存期。在体力活动状态（PS）评分为 0～1、总生存期为主要终点的患者中，化疗与最佳支持治疗（BSC）的临床效益已在随机对照试验中得到证实。尽管罕见，但一些 AGC 患者实际上存活了 5 年以上。因此，对于 AGC 患者或接受非治愈性（R2）切除术的患者，全身化疗是首要考虑的治疗方法。对于 PS 评分为 2～3 或更严重的患者，一般不推荐化疗，只有在慎重考虑安全性和临床后果后，才可施行（对于伴有大量腹水或广泛腹膜转移的 AGC 患者，安全性尤为重要）。姑息性化疗的方案一般有奥沙利铂联合氟尿嘧啶、顺铂联合氟尿嘧啶、紫杉醇联合氟尿嘧啶或卡培他滨。对于人表皮生长因子受体 2（HER-2，也称为 ERBB2）过表达的转移性腺癌，应将曲妥珠单抗加入化疗。HER-2 癌基因扩增和

HER-2 蛋白过表达，会出现在 17%～20% 的胃癌患者中，特别是在肠型胃癌和胃近端或食管 – 胃结合部癌中更为常见。HER-2 过表达的胃癌患者可以从抗 HER-2 抗体曲妥珠单抗治疗中获益。在随机对照 TOGA 试验中，128 例接受曲妥珠单抗 + 顺铂 + 氟尿嘧啶化疗的患者中位总生存期比接受单纯化疗的患者有所改善。在高度敏感的亚群 [（HER-2 免疫组织化学（IHC）2+、3+ 或荧光原位杂交（FISH）+] 接受曲妥珠单抗联合化疗的患者，中位总生存期为 16 个月，而接受单纯化疗的患者中位总生存期仅为 11.1 个月（HR=0.74，95%CI：0.60～0.91，P=0.0046）。所以 HER-2 过表达的胃癌患者在一线化疗的基础上，应使用曲妥珠单抗治疗，然后使用曲妥珠单抗维持治疗。目前，对于可进行切除手术的胃癌患者，没有证据支持曲妥珠单抗应在一线化疗进展后或术前使用。

在一线化疗后进展的胃癌患者中，使用雷莫芦单抗进行抗血管生成治疗已被证明有效，其可以作为单药治疗或与紫杉醇联合治疗。在二线 REGARD 试验中，雷莫芦单抗与最好的支持治疗相比，提高了患者生存率，而在 RAINBOW 试验中雷莫芦单抗与紫杉醇联合治疗比紫杉醇单独治疗提高了患者生存率。然而，对铂类或氟尿嘧啶化疗不敏感的患者，加入雷莫芦单抗和贝伐珠单抗都不能改善患者生存情况。

肿瘤的免疫治疗是一种新兴的治疗方法。免疫检查点封锁现在已被确定为化疗难治性胃癌的一种治疗方法。三期随机试验 ATTRACTION-2 显示，与安慰剂加最佳支持治疗相比，使用 PD-1 单克隆抗体纳武单抗治疗的亚洲患者的总生存率有所提高。二期非随机化 KEYNOTE-059 试验显示，接受另一种 PD-1 抗体帕博利珠单抗治疗的难治性胃癌患者的总生存期，也得到了相似的改善。

在 KEYNOTE-059 研究中，肿瘤和免疫细胞上表达 PD-L$_1$ 蛋白的患者的放射应答率得到改善，MMR 缺陷或微卫星不稳定性癌症患者的放射反应率和总生存率也显著提高。

（三）放疗

放疗是指使用放射线进行的治疗。胃癌的放疗一般用于对食管 – 胃结合部癌进行治疗。放疗根据施行的时机，也分为术前的新辅助放疗和术后的辅助放疗。放疗一般需联合化疗同时进行。

对于 T3～4aN+M0 的食管 – 胃结合部腺癌，临床研究结果显示：新辅助放化疗 + 手术 + 辅助化疗模式可以达到肿瘤降期、提高 R0 切除率并改善整体生存，且不增加术后并发症及病死率的目的。针对低位食管和贲门腺癌，德国的一期临床研究（POET 研究）的长期随访结果表明，术前放化疗相比术前化疗具有减少复发和延长生存期的优势，未显著增加治疗毒性和围手术期并发症。同步化疗方案为：紫杉醇联合氟尿嘧啶类或铂类、氟尿嘧啶类联合铂类。

（四）最佳支持治疗

最佳支持治疗是不论疾病处于什么阶段或是否需要其他治疗，都以预防和减轻患者的痛苦为目标，并为患者及其家属提供尽可能高质量的生活。对于胃癌，为减轻主要症状而采取的干预措施可能会延长寿命。对患者应提供营养建议，如改变饮食结构或补充营养，尽量避免体重减轻。肿瘤出血可以通过内镜下止血、给予氨甲环酸、放疗、栓塞等方法治疗；若仍无效，可考虑手术治疗。REGATTA 试验没有显示除化疗外的姑息性胃切除术能改善生存率。放疗可能有助于缓解转移疼痛或吞咽困难。内镜支架置入也可减轻近端胃癌患者的吞咽困难和胃出口梗阻患者的呕吐。姑息性治疗应该被认为是患者治疗途径的重要组成部分，而不是与积极治疗（如化疗）相排斥。

第二节　结肠癌

一、概况

近年来，我国结肠癌的发病率和死亡率呈逐年增高趋势，而美国结肠癌的发病率自2000年起，以每年3%的速度稳定下降。近50年来，美国结肠癌死亡率下降了约53%，这主要得益于肠镜检查的普及，其国内50岁以上成年人的肠镜检查率已从2000年的21%升至2015年的60%，而我国肠镜的普及率并不高。尽力做到早诊早治，及时发现癌前病变及早期肠癌，是提高我国结肠癌诊疗效果的重要措施。综合运用各种诊疗方法，为每一位患者制订个性化的诊疗方案是实现早诊早治的主要手段。

二、诊断

结肠癌的早期症状多不典型，易被忽视。粪便隐血检查具有初筛意义，对疑似者进行肠镜检查，镜下发现病灶并取出组织进行病理活检已成为诊断的"金标准"。此外，钡灌肠、CT、MRI、超声检查等对了解病灶局部情况及远处转移情况有帮助。CEA的诊断特异性不高，但对预后有指导意义。粪便DNA检测作为结肠癌的筛查项目正逐渐被推广。结肠癌的诊断需结合临床表现及各种辅助检查，全面评估肿瘤局部及全身情况，以得到准确的术前分期。

（一）临床表现

结肠癌早期无特殊症状，即便发展至进展期，其临床表现也缺乏特异性。这一时期主要有以下症状。

1. 排便习惯和粪便性状的改变

排便习惯改变是结肠癌患者最常见的主诉，主要表现为排便频率的增加。粪便性状改变主要包括便血和黏液便等。便血是结肠癌仅次于排便习惯改变的常见症状。根据肿瘤的部位不同，便血的颜色可分为鲜红色、紫色、红褐色、黑色。肿瘤越靠近结肠远端，粪便中血液颜色的变化越小。值得注意的是，部分患者因将便血误以为痔病而延误对结肠癌的诊治。黏液便是结肠癌的另一常见症状，黏液可以单独排出，也可以与粪便或血混合排出。黏液血便是对结肠癌有高度提示意义的联合症状。

2. 腹痛

结肠癌早期症状常为无明确定位的持续性隐痛，或仅为腹部不适或腹胀感。当肿瘤引起部分或完全梗阻时，可表现为绞痛。位于升结肠或降结肠的部分肿瘤，可牵拉后腹膜造成后背痛，往往提示肿瘤晚期。

3. 肿块

肿块多为瘤体本身，但也可能为梗阻近端肠腔内的积粪。位于升结肠和降结肠的癌肿常较固定，位于横结肠或乙状结肠的癌肿可有一定活动度。

4.肠梗阻症状

当癌肿部分或完全堵塞肠腔时，可引起梗阻症状。部分患者的肠梗阻由癌肿导致的肠套叠引起，其主要表现为腹胀、便秘、腹部胀痛或绞痛，当梗阻为完全性时，症状加剧。

5.全身症状

部分患者以体重减轻为首发症状，往往提示预后不良。约5%的患者表现出转移瘤的相关症状，最常见的转移部位是肝脏，常表现为乏力、食欲减退、黄疸、水肿、腹水等。肿瘤溃破继发感染可表现为发热、败血症，甚至出现腹膜炎体征，晚期患者可出现恶病质。

（二）粪便隐血检查

粪便隐血检查是一种筛查结直肠癌的无创性检查方法。研究发现，对于无症状结直肠癌患者，至少1/3的患者粪便隐血呈阳性。该检查的缺点是易受食物的影响，假阳性率较高。目前主要用于肠癌的筛查，对于粪便隐血阳性的受试者，仍需进行肠镜复查以确诊。

（三）肠镜检查

肠镜检查是针对结肠癌最有价值的诊断方法，可发现绝大部分结直肠肛门良恶性疾病。对于有临床症状或其他检测手段阳性的患者，往往需要肠镜检查和活检最终确诊。

由于其成本较高，将肠镜作为结直肠癌的常规筛查手段目前尚有争议。普通人群可从50岁开始进行第一次肠镜检查，对于有高危因素（结直肠癌家族史、林奇综合征等）的人群，可适当提前。肠镜筛查的目的是发现并去除腺瘤性息肉，以预防结直肠癌，或者发现早期肿瘤。

（四）活体组织检查

活体组织检查是初诊及复发结肠癌的金标准。对于初诊局部不可切除、考虑林奇综合征的患者，建议行KRAS、NRAS、BRAF及MMR系统或微卫星不稳定性（MSI）检测，用于指导肿瘤的靶向治疗及免疫治疗。

（五）结肠钡灌肠造影

结肠钡灌肠造影作为一种传统的检查手段，由于其准确率低，不能及时发现一些微小病变，且不能进行活体组织检查，已逐渐被肠镜所取代，但在某些特殊情况下仍具有临床价值。对一些肠镜无法通过狭窄肠腔而进行全结肠镜检查的患者，可行结肠钡灌肠造影检查梗阻近端，以排除同时性多原发肿瘤。在病变全貌及病灶部位的把握方面，结肠钡灌肠造影具有内镜所不具有的优点。但随着腹部CT的广泛应用，这一功能也逐渐被弱化。

（六）上消化道造影

位于横结肠的进展期癌，有直接侵犯胃和十二指肠的可能，故术前进行上消化道造影，有利于发现胃和十二指肠浸润，其主要表现为胃和十二指肠腔外受压及轮廓不完整。随着技术发展，该检查已逐渐被CT或MRI替代。

（七）CT、MRI和PET-CT检查

影像学检查的目的是术前进行临床分期及评估手术可切除性，常用的检查手段包括CT和MRI，主要用来明确肿瘤部位、局部浸润情况、淋巴结转移和远处转移以及复发情况。随着术前辅助化疗及靶向治疗在不可切除结肠癌中的广泛应用，术前CT或MRI已成为不可或缺的评估手段。对于PET-CT，目前不推荐常规使用，但对于病情复杂，常规检查无法明确诊断或考虑全身多发转移的患者，可将其作为有效的辅助检查手段。近年来，随着人工智能的发展，基于深度学习和图像处理的计算机辅助诊断技术成为医学领域的研究热点。在结直肠癌的术前诊断中，尤其是对腹膜转移灶的评估方面，人工智能较依赖传统CT增强扫描的诊断方法已凸显出更高的诊断效能。

（八）虚拟肠镜

虚拟肠镜是采用CT或MRI对全结肠进行薄层扫描，获得横断位的数据后，由专门的工作站进行三维重建，从而得到类似光学内镜视角的肠腔内部情况。对于肠腔高度狭窄，内镜难以通过狭窄部位的病例，虚拟肠镜能明确狭窄肠段的程度与长度，尤其对狭窄近端的肠管检查有独特的优势。

（九）粪便基因检测

粪便基因检测是一种通过检测粪便中人类特定基因的异常改变来辅助诊断结直肠癌的分子诊断方法。该方法目前主要用于肠癌的筛查领域，对于粪便基因检测结果阳性的受试者，仍需通过肠镜复查进行确诊。

（十）超声检查

传统的腹部超声对结肠癌的诊断价值有限，已完全被肠镜及CT所取代。结肠注水超声对肿瘤侵犯程度的评估效果目前仍在研究中。而超声内镜对结肠癌的T分期的准确度可达93%，此外，超声内镜对周围器官浸润及结肠旁淋巴结转移也有较高的检出率。对于考虑肝转移，但由于其他原因不能行MRI检查的结肠癌患者，可行超声造影对肝转移灶进行评估。

（十一）癌胚抗原检测

CEA在T1期结肠癌中的敏感性只有30%~40%，对于进展期或伴发远处转移的结肠癌，其敏感性可达97%。CEA不仅对结肠癌的诊断有重要临床价值，对评估肿瘤是否被完整切除以及预后、复发都有重要意义。CEA异常增高时，往往提示肿瘤分期晚或存在肝转移等远处转移的可能。

（十二）排泄性尿路造影

排泄性尿路造影目前不作为结肠癌的常规检查项目，但对肿瘤较大、怀疑有尿路侵犯的患者，该检查能有效评估尿路受累情况。

三、治疗

结肠癌的治疗原则是采取以手术为主的综合治疗，在多学科综合治疗协作组的商议下，根据每位患者的具体情况，制订最恰当的治疗方案。

（一）内镜治疗

随着肠癌筛查的实施和内镜检查的普及，早期肠癌的检出率越来越高。部分T1期结肠癌可行ESD。行内镜下切除前，必须有明确的病理诊断，并符合内镜切除的标准：黏膜下浸润<1 mm，肿瘤大小<3 cm，切缘距肿瘤>3 mm，中-高分化，无肿瘤萌芽，治疗前影像学检查无淋巴血管侵犯征象。需要注意的是，T1期结肠癌发生区域淋巴结转移的风险约为15%，内镜切除后需定期复查CEA、腹部超声及CT。

对不满足内镜下切除标准的，必须进行根治性切除。

（二）外科治疗

对于无远处转移的进展期结肠癌，首选结肠癌根治术，包括相应肠段切除和区域淋巴结清扫。肠段的游离需遵循全结肠系膜切除的原则，即根据胚胎时期肠管扭转和系膜融合的过程进行融合系膜的逆向分离和切除。肠段的切除端需与瘤体有足够的距离，以保证切缘阴性。淋巴结清扫的范围目前仍存在争议，尚无证据支持 D3 较 D2 清扫能给患者带来更好的预后。常规的清扫范围必须包括肠旁、中间和系膜根部淋巴结。腹腔镜结肠癌根治术因较开放手术能带来更好的短期和长期获益，已经成为结肠癌的标准术式。

对于罹患某些遗传性结肠癌，如家族性腺瘤性息肉病恶变或林奇综合征的患者，建议行全结直肠切除。对于术前影像学检查提示肿瘤侵犯邻近脏器的 T4b 期结肠癌，可行联合脏器整块切除，或先行新辅助化疗，降期后再行结肠切除术。对于局部晚期无法根治切除，或由于其他原因不能耐受根治手术的患者，可行短路手术、近端造口等姑息性手术。

（三）化疗

对结肠癌进行化疗前，必须有明确的病理诊断。根据化疗的时机，分为术前化疗、术后辅助化疗或姑息性化疗。

1. 术前化疗

对于邻近脏器受侵犯的 T4b 期结肠癌，如果原发灶可切除，则可在多学科讨论下进行术前转化治疗。

2. 术后辅助化疗

结肠癌的术后辅助化疗应根据肿瘤分期、分子分型以及患者的基础疾病和恢复情况而定。推荐患者术后 4 周左右开始化疗，一般状况差者可适当推迟，但不应迟于术后 2 个月。化疗共 6～12 个疗程，化疗过程中根据药物毒性及患者耐受情况酌情调整药物剂量和化疗周期。

对病理分期为 I 期的结肠癌患者，不推荐行术后辅助化疗。

对 II 期的患者，根据患者有无高危因素和微卫星状态分为低危、普危和高危组。高危因素包括：T4、组织学分化差 [3 级或 4 级，不包括微卫星高度不稳定性（MSI-high，MSI-H）者]、神经浸润、脉管浸润、术前肠梗阻或肿瘤部位穿孔、切缘阳性或不确定、送检淋巴结不足 12 枚。低危组患者 [T3，无高危因素且错配修复缺陷（dMMR）] 无须化疗，可定期监测随访；普危组患者 [T3，无高危因素且无错配修复缺陷（pMMR）] 可行氟尿嘧啶单药辅助化疗；高危组患者（T3/pMMR 伴高危因素，或 T4）需行联合方案化疗。

对 III、IV 期结肠癌患者，推荐行术后联合方案化疗（具体化疗方案参见第四章胃肠癌化疗的应用与新进展）。

目前除临床试验外，不推荐在辅助化疗中使用伊立替康、替吉奥以及靶向药物和免疫检查点抑制剂。

3. 姑息性化疗

对于邻近脏器受侵犯的 T4b 期结肠癌，如果原发灶不可切除，则应选择客观有效率高的姑息性化疗或联合靶向治疗。

（四）转移性结肠癌的治疗

根据转移灶和原发灶发生的时间关系，转移性结肠癌分为同时性转移性结肠癌和术后复发转移性结肠癌。肝脏是结肠癌发生远处转移最常见的脏器，肺脏次之。在对转移性结肠癌进行治疗前，必须对其可切除性进行评估。对肝转移瘤，要求完整切除转移瘤，达到 R0 切除，且保留足够的残肝体积。此外，还要进行复发风险评估。对于肝转移，复发风险评估的 5 个参数为原发肿瘤淋巴结阳性、同时性转移或异时性转移距离原发灶手术时间 < 12 个月、肝转移肿瘤数目 > 1 个、术前 CEA 水平 > 200 ng/mL 和转移肿瘤最大直径 > 5 cm，每个项目为 1 分。0～2 分为复发风险评分低，3～5 分为复发风险评分高。复发风险评分越高，术后复发风险越大，患者越能从围手术期化疗中获益。

对于仅有肝转移的初始可切除的转移性结肠癌，应根据复发风险和原发灶是否有症状采取不同的治疗方案。对于原发灶无症状伴转移灶低复发风险的转移性结肠癌，建议同期或分期行结肠切除和转移灶切除，并于术后行辅助化疗；对于原发灶无症状伴转移灶高复发风险的转移性结肠癌，建议先行新辅助化疗后，再同期或分期行结肠切除和转移灶切除或局部治疗，并于术后行辅助化疗；对于原发灶伴有出血、梗阻或穿孔等症状，伴转移灶低复发风险的转移性结肠癌，建议先行结肠切除术，转移灶可同期或分期切除，并于术后行辅助化疗；对于原发灶有症状且转移灶为高复发风险的转移性结肠癌，建议先行结肠切除术，并于新辅助化疗后行转移灶切除或消融，术后再行辅助化疗。

对于初始不可切除的转移性结肠癌，根据原发灶的不同情况采取不同的治疗方案。如果原发灶无症状，建议先行全身系统治疗，治疗后再评估原发灶及转移灶能否进行局部治疗；如果原发灶有出血、穿孔症状，建议先行原发灶切除，继而行全身系统治疗；如果原发灶有梗阻症状，建议先行支架置入、结肠造瘘或原发灶切除等解除梗阻，继而行全身系统治疗。对于所有拟接受全身系统治疗的初始不可切除的转移性结肠癌患者，根据转移灶是否有潜在根治性切除可能，分为潜在可切除组和不可切除组。潜在可切除组在经过治疗后需重新评估，如果评估结果为转化为可切除，则按可切除病灶处理；如果评估结果仍为不可切除，则按不可切除转移灶处理。对于不可切除组，则进行姑息性化疗。

对于术后复发转移性结肠癌患者，由于不存在原发灶的问题，可根据转移灶的可切除性及复发风险采取相应的治疗方案。

（五）腹膜转移的治疗

进展期结肠癌侵犯浆膜常导致腹膜转移，根据腹膜转移和原发灶发生的时间关系，分为同时性腹膜转移和异时性腹膜转移。对于疑似腹膜转移的患者可行术前 CT 或 PET/CT 检查，进行腹膜癌指数评分，预估转移灶减灭程度，再决定行进一步治疗。腹膜癌指数评分为每个分区内病灶大小（LS）评分的总和。LS-0 为未发现腹膜种植灶，LS-1 为种植灶直径 ≤ 0.5 cm，LS-2 为种植灶直径 0.5～5.0 cm，LS-3 为种植灶直径 > 5.0 cm 或融合。常用的治疗方案如下。

（1）肿瘤细胞减灭术：包括全腹膜切除术和联合脏器切除术。前者需切除前壁、左侧壁、右侧壁、盆底和膈面的腹膜，以及肝圆韧带、镰状韧带、大小网膜和肠系膜、脏腹膜表面的转移瘤。后者常需联合切除胃、部分小肠、子宫、卵巢、肾脏、胆囊、部分胰腺、脾脏等。

（2）腹腔热灌注化疗：宜在肿瘤细胞减灭术后立即进行腹腔热灌注化疗，不仅能减少腹腔粘连的干扰，使药液在腹腔内均匀分布，而且也能最大限度地减少切除后的残余肿瘤负荷。常用的化疗药物有奥沙利铂、顺铂和丝裂霉素。

（3）肿瘤细胞减灭术＋腹腔热灌注化疗联合全身治疗：该方案是目前治疗结肠癌腹膜转移的标准方案。

第三节　直肠癌

一、概况

直肠癌由于其特殊的解剖位置，不论是疾病本身还是治疗带来的影响都与患者生活质量密切相关，如排便控制不良、排尿困难、性功能障碍、人造肛门等问题，涉及外科、化疗科、放疗科、影像科、病理科、介入科、超声科、营养科、心理科、造口治疗专科等众多专科，因此多学科诊治在直肠癌的诊疗过程中至关重要。无论是欧洲肿瘤内科学会（ESMO）指南、美国国立综合癌症网络（NCCN）指南还是我国国家卫生健康委员会发布的《中国结直肠癌诊疗规范（2020年版）》，都强调了MDT在直肠癌诊治中的重要作用。直肠癌MDT模式的意义在于提高低位直肠癌保肛率及功能保护，提高直肠癌手术切除率，并降低环周切缘（CRM）的阳性率，帮助患者接受规范化的综合治疗，提高整体治疗效果。

直肠癌MDT通常包括三大类专业：诊断类（如影像科、病理科、超声科、内镜科）、治疗类（如结直肠外科、肝胆外科、肿瘤内科、放疗科、介入科等）以及其他相关学科（如造口治疗专科、营养科、心理科甚至非医学的社会学科等）。同时，直肠癌往往累及邻近部位，如膀胱、前列腺、尿道、子宫、阴道、骶骨等，因此有时需要泌尿外科、妇科、骨科等专科的参与，参与学科的多少取决于患者疾病的复杂程度。参与专家一般为副主任医师及以上职称，且有一定经验，具备决断力和执行力。

二、早期直肠癌多学科联合诊疗

早期直肠癌一般指癌细胞穿透直肠黏膜肌层浸润至黏膜下层，但未累及固有肌层，且无淋巴结及远处转移的直肠癌。上皮重度异型增生及没有穿透黏膜肌层的癌称为高级别上皮内瘤变，包括局限于黏膜层但有固有膜浸润的黏膜内癌。早期直肠癌治疗效果好，术后5年生存率达到90%以上。对于早期直肠癌，MDT讨论的重点为T分期的准确性及治疗方式的选择。

根据《中国结直肠癌诊疗规范（2020年版）》，对于直肠癌浸润深度的判断，常规推荐盆腔MRI作为检查项目，但MRI对于早期直肠癌分期判断准确率较低，因此对于T2期及以下的直肠癌分期诊断，推荐采用直肠腔内超声判断分期。

对于直肠腺瘤、黏膜内癌应考虑行内镜治疗。若为内镜下或经肛门的局部切除肿瘤，建议对早期直肠癌的黏膜下层浸润深度进行测量并分级。扁平病变当黏膜下层浸润深度≤1 mm时，为黏膜下层浅层浸润，是内镜治疗的适应证；当黏膜下层浸润深度＞1 mm

时,为黏膜下层深层浸润,须结合其他因素和临床情况考虑是否行外科手术扩大切除范围。如果早期癌在内镜下切除困难,则可考虑经肛门直肠肿瘤切除手术,具体方法包括直视下经肛门切除、经肛门内镜显微手术(TEM)、经肛门微创手术(TAMIS)等。

决定行内镜下切除或局部切除前,需要仔细评估肿瘤大小、浸润深度、肿瘤分化程度等相关信息。

如行内镜下切除或局部切除必须满足如下要求:①肿瘤直径<3 cm。②肿瘤侵犯肠周<30%。③切缘距离肿瘤>3 mm。④肿瘤活动,不固定。⑤仅适用于T1期肿瘤。⑥高-中分化。⑦治疗前影像学检查无淋巴结转移的征象。

术前内镜超声检查属T1或局部切除术后病理学检查证实为T1,如果切除完整、切缘(包括基底)阴性而且具有良好预后的组织学特征(如分化程度良好、无脉管浸润),则无论是广基还是带蒂,都不推荐再行手术切除。如果具有预后不良的组织学特征,如癌具有3级或4级分化、黏膜下层深层浸润、脉管侵犯、基底切缘阳性(肿瘤距切缘<1 mm)等高危因素,或者非完整切除,标本破碎致切缘无法评价,临床须考虑再行外科手术,推荐追加肠段切除术加区域淋巴结清扫。

三、局部进展期直肠癌多学科联合诊疗

局部进展期直肠癌一般指经影像学或病理检查发现的原发肿瘤侵出肠壁肌层直至周围组织结构(c/pT3~4b)或系膜内及真骨盆范围内出现淋巴结转移(c/pN1~2)而无远处转移(M0)的直肠癌。局部进展期直肠癌的治疗以手术为主。近年来,术前新辅助治疗在提高手术切除率、提高保肛率及降低局部复发率方面发挥了重要的作用。对于进展期直肠癌患者,MDT讨论的重点为:术前是否行新辅助治疗及治疗方案的选择,选择何种手术方式,术后是否行辅助治疗。局部进展期直肠癌MDT需至少包括影像科、外科、放疗科、肿瘤内科等专业医生参与,其中影像科医生参与的治疗前精准分期在整个诊疗策略选择中发挥重要作用。

（一）影像学评估

直肠癌DISTANCE评估是国际上推荐的规范化评估方案,主要包括:DIS,肿瘤下极距肛管皮肤移行处的距离;T,肿瘤T分期,即肿瘤浸润深度;A,肿瘤侵犯肛管复合体情况;N,肿瘤淋巴结转移的分期;C,直肠系膜筋膜(MRF)侵犯的评估;E,直肠癌管壁外脉管浸润(EMVI)的评估。

直肠高分辨率MRI对环周切缘的评估具有重要价值。环周切缘为直肠癌全直肠系膜切除术(TME)切缘的边界。组织病理学上肿瘤累及环周切缘,被认为是局部复发的独立预测因素,影响患者总生存(OS)期。组织病理学检查,肿瘤和环周切缘的距离>1 mm,与肿瘤局部复发呈负相关;肿瘤和环周切缘的距离≤1 mm,视为环周切缘阳性,需要术前新辅助治疗以满足R0切除。

（二）新辅助治疗

根据术前影像学评估,由外科医生及放疗科、化疗科医生讨论是否需要行新辅助治疗及治疗方案。

根据美国NCCN指南(2021版)推荐,对于所有T3以上分期的直肠癌均建议行新辅助治疗。而得益于微创外科的发展及手术技术的进步,新辅助治疗的适应证也在逐渐

发生变化。2017 年更新的 ESMO 直肠癌指南已根据肿瘤复发风险进一步将无转移直肠癌分为极早期（极好）、早期（好）、中期（中）、局部进展期（差）和晚期（极差）5 个级别，根据不同级别推荐不同的治疗方案。2017 年版 ESMO 直肠癌指南与 2013 年版最大的区别在于，传统意义上的局部进展期直肠癌中，如果外科医生能保证高质量的 TME 手术，符合下列条件者就不再推荐术前新辅助治疗，可以直接行 TME 手术：MRF（－）、EMVI（－）的低位 cT3a/b、中高位 cT3a/b 且 cN1～2 直肠癌。这对于外科医生的技术水平也提出了更高的要求。从 2017 年版 ESMO 指南足以看出 MDT 在直肠癌诊治中的重要性，既需要影像科医生准确地对直肠癌浸润深度及其与直肠系膜的关系进行判断，也需要外科医生和病理科医生对 TME 手术质量进行判断，还需要肿瘤科医生对新辅助放化疗方案进行选择。

《中国结直肠癌诊疗规范（2020 年版）》推荐新辅助放化疗仅适用于距肛门 < 12 cm 的直肠癌，新辅助化疗详细使用建议有：①直肠癌术前治疗推荐以氟尿嘧啶类药物为基础的新辅助放化疗。② T1～2N0M0 或有放化疗禁忌的患者推荐直接手术，不推荐新辅助治疗。③ T3 和 / 或 N+ 的可切除直肠癌患者，原则上推荐术前新辅助放化疗，也可考虑在 MDT 讨论后行单纯新辅助化疗，后根据疗效评估决定是否联合放疗。④ T4 期或局部晚期不可切除的直肠癌患者，必须行术前放化疗。治疗后必须重新评价，MDT 讨论是否可行手术。新辅助放化疗中，化疗方案推荐首选卡培他滨单药治疗或持续灌注 5-FU 或者 5-FU/LV，在长程放疗期间同步进行化疗。⑤对于不适合放疗的患者，推荐在 MDT 讨论下决定是否行单纯的新辅助化疗。

（三）等待观察策略

部分直肠癌病例在接受新辅助治疗后，肿瘤退缩明显，达到临床完全缓解（cCR）状态，此时可以考虑采用等待观察策略。

ESMO 指南推荐只要采用了术前新辅助治疗的患者，均应考虑 cCR 问题，一旦获得 cCR，可以考虑观察等待的非手术治疗策略。《中国结直肠癌诊疗规范（2020 年版）》指出，低位直肠癌有强烈保肛意愿的患者，可建议先放化疗，如果肿瘤对放化疗敏感，达到 cCR，可考虑等待观察的治疗策略；若未达 cCR，建议行根治性手术。对于保留肛门括约肌有困难的低位直肠癌（cT1N0，cT2N0，cT3～4 或 N+），如患者有强烈保肛意愿，建议行术前同步放化疗，如果放化疗后获得 cCR 可采取等待观察策略。cCR 的评价时间建议在同步放化疗后 8～12 周，采取等待观察策略治疗的患者需执行更为严格的随访策略，建议每 1～2 个月随访一次，持续 1～2 年。强烈推荐的 cCR 评价项目包括直肠指诊、肠镜及活检、直肠 MRI、血 CEA 水平，如何选择需要影像科、内镜科、外科医生综合判断。

需要注意的是，目前 cCR 与病理学完全缓解（pCR）的符合率为 60%～70%，国际等待观察登记注册研究结果显示 2 年局部肿瘤再生长率约为 23%。肿瘤再生长后建议直接行根治性手术。目前有研究结果显示，等待观察过程中肿瘤再生长行根治手术与直接行 TME 手术的长期生存结果无显著差异。因此，对于采用等待观察策略的病例应该严格按照要求密切随访。近年来有专家提出，cCR 后采用局部切除的方式或可以在保留肛门功能的同时降低肿瘤再生长率，但仍有待进一步研究验证。

四、转移性结直肠癌多学科联合诊疗

转移性结直肠癌（mCRC）一般指肿瘤不再局限于原发灶及原发灶区域淋巴结，而转移到身体的其他器官或部位的直肠癌。大约有20%的患者在初诊时即为转移性结直肠癌，另外还有约25%局限性疾病的患者后期也可能会发生转移。近年来，随着化疗的不断发展以及分子靶向药物、免疫治疗的应用，转移性结直肠癌患者的治疗效果（包括生存率和生活质量）得到全面提高。越来越多的转移性结直肠癌患者能获得治愈的机会或者能长期带瘤生存。化疗能为20%左右的不可切除转移性结直肠癌患者提供手术机会，而免疫治疗药物为晚期结直肠癌的治疗提供了新的选择。一旦手术的窗口期出现，需肝胆外科、胸外科的专科医师参与共同诊治患者。

对于转移性结直肠癌的患者，MDT重点需要讨论：①转移灶的范围及数目。②转移灶是否具有可切除性，采取同期切除还是分期手术。③转移灶的处理方式。④对于转移灶不可切除的病例是否需要切除原发灶。⑤放化疗方案的选择。⑥肿瘤基因状态及微卫星不稳定状态。

（一）直肠癌肝转移

肝脏是直肠癌远处转移最常见的器官。对于直肠癌肝转移，首先需要准确评估肝转移的数目及部位，评估方法包括超声造影及上腹部增强MRI。根据肝脏转移灶的数目及部位，直肠癌肝转移灶进一步分为可切除、潜在可切除、不可切除三类。由于不同的治疗中心的学科发展水平不一，对于这三种类型的判断相对较主观，因此这类患者特别需要在MDT中由肝胆外科和影像科医生共同阅读影像学资料并最终达成共识。

1. 可切除肝转移灶的处理策略

根据中国抗癌协会大肠癌专业委员会肝转移学组及中国抗癌协会大肠癌专业委员会化疗学组发布的《中国结直肠癌肝转移MDT临床实践共识》，对于可切除性直肠癌肝转移，可根据原发灶及肝转移瘤情况，将其围手术期治疗分为以下三类。

（1）推荐直接手术，术后再行辅助化疗：单个肝转移灶且直径＜2 cm、无手术禁忌、无围手术期化疗适应证、原发灶容易被切除或已经被切除。单个肝转移灶直径3～5 cm时则由MDT讨论决定。对于同时性肝转移患者，肝转移病灶和原发灶均应行根治性切除。根据手术的复杂程度、术野暴露情况、患者的伴发病以及术者经验等不同可施行同期切除或分期切除。不推荐辅助治疗中加用靶向药物。

（2）推荐围手术期化疗符合一项即可：转移灶＞3个、最大径≥5 cm、转移瘤出现距离原发灶切除的时间＜12个月、原发灶伴淋巴结转移、CEA升高（大于200 ng/mL）。

（3）推荐新辅助放化疗：原发灶距肛门＜10 cm的局部进展期直肠癌；临床分期cT3或/和cN（+）以上；MRI测量肿瘤浸润系膜深度＞5 mm或CRM（+）。

原发灶、转移瘤同期切除应该综合考虑患者的个体化因素，如年龄、一般状况、伴发病、原发灶手术的复杂性、肝转移瘤数目及分布、医疗条件和医生的经验等。如果患者伴有原发灶的严重并发症，如严重的肠梗阻、出血、肠穿孔等，急诊手术患者应避免同期肝切除，以减少术后感染及肝脏切除并发症的风险；部分合并肠梗阻的患者可以通过肠道支架缓解梗阻，避免急诊手术；化疗后肝转移瘤缩小或稳定，但负荷仍较大，原发肿瘤不严重的患者，考虑先切除原发灶；化疗后肝转移瘤明显退缩，有可能导致术中无法对

肿瘤进行定位而增加肝切除术的困难，且原发肿瘤不适合同期切除，可优先切除肝脏病灶；直肠癌肝转移同期放化疗后达到直肠病灶完全缓解，可以先切除肝转移瘤，原发灶切除可以推迟甚至避免。

2. 潜在可切除 / 不可切除肝转移瘤的治疗策略

若原发灶出现较严重的症状，如梗阻、穿孔、出血等，应结合相关辅助检查，及时明确诊断，如符合手术适应证，给予原发灶相应的外科处理。对于原发灶无症状者，目前指南建议全身化疗为初始治疗手段，一般无须切除原发灶。

对于潜在可切除肿瘤的转化性化疗方案首选 FOLFIRI/FOLFOX+ 西妥昔单抗（RAS 基因野生型），或 FOLFOXIRI ± 贝伐珠单抗，或临床研究；其次可选择 FOLFIRI/FOLFOX/CapeOX ± 贝伐珠单抗。建议在患者身体许可的条件下，采用最佳的化疗方案，以缩短治疗周期。

不可切除肝转移灶的化疗方案选择以全身化疗为主要治疗手段。对于肿瘤负荷大且能耐受高强度化疗患者，推荐使用有效率高的方案，尽可能最大限度地使肿瘤迅速退缩、缓解症状，推荐 FOLFIRI/FOLFOX ± 西妥昔单抗（RAS 基因野生型）、FOLFOXIRI ± 贝伐珠单抗方案；而对于肿瘤负荷不大、无临床症状的患者，推荐 FOLFOX/CapeOX/FOLFIRI ± 贝伐珠单抗或西妥昔单抗（RAS 基因野生型）等方案作为初始治疗方案；对于不可切除的肝转移灶，若患者不能耐受高强度化疗，化疗方案可选择静脉输注 5–FU/LV 或卡培他滨 ± 贝伐珠单抗方案；如果在充分的上述初始治疗后肿瘤达到稳定或部分缓解，但仍无法切除，或者患者出现不可耐受的不良反应（如对奥沙利铂的神经毒性不耐受），则可考虑给予维持治疗。若初始治疗未包括靶向药物，维持治疗可考虑选择卡培他滨或输注 5–FU/LV；若初始治疗包括贝伐珠单抗，维持治疗可考虑选择贝伐珠单抗 ± 卡培他滨或输注 5–FU/LV；对于经过全身化疗后，肿瘤缩小或稳定，且病灶相对局限的情况，可考虑局部处理，包括手术、消融、介入栓塞等；当患者出现临床症状，也可进行局部处理，以缓解症状。

（二）直肠癌肺转移

目前，肺脏已成为结直肠癌的第二常见转移部位，仅次于肝脏。由于直肠癌患者更易发生肺转移，且我国直肠癌患者比例高于欧美国家，因此，我国直肠癌肺转移患者比例较高。与其他远处转移不同，肺转移病变生长相对较慢、总体预后较好。

由于肺转移数量、位置、大小、原发灶、肺外转移以及基因分型等多种因素均影响预后与治疗决策，因此需要在 MDT 小组的指导下进行综合治疗，包括全身系统药物治疗、根治性局部治疗（如 R0 手术切除、立体定向放射治疗、消融术等）及局部姑息性治疗。MDT 小组应结合患者临床特点和医疗资源可及性，确定治疗目的，从而制定合理有序的综合治疗策略。在治疗过程中，需要关注肿瘤的生物学行为、对治疗的反应及肺外转移病灶等情况，及时调整治疗预期和方案。

（三）结直肠癌腹膜转移

约有 17% 的转移性结直肠癌有腹膜播散，4%～19% 的患者在根治术后随访期发生腹膜转移，对 2% 的患者而言腹膜播散是唯一的转移方式。相比于没有腹膜播散的患者，存在腹膜播散者往往预后较差，无疾病进展生存期和总生存期都很短，并且腹膜转移程度越高，生存期越短。

对于大多数结直肠癌腹膜转移的患者，其治疗目标是姑息性治疗而不是治愈。但是能达到 R0 切除的局限孤立的腹膜转移病灶，可考虑手术治疗。目前研究结果显示，对合适的患者进行肿瘤细胞减灭术（CRS）联合腹腔内热灌注化疗（HIPEC），能最大限度消灭腹腔内的原发瘤和转移灶，明显延长结直肠癌腹膜转移患者的生存期，并且可降低术后长期复发的可能。2014 年国际腹膜癌大会正式提出了《肿瘤细胞减灭术加腹腔热灌注化疗的国际建议》，将 CRS+HIPEC 治疗策略作为结直肠癌腹膜转移的推荐治疗方法。《结直肠癌腹膜转移诊治中国专家意见（2017）》推荐在充分评估肿瘤负荷程度的基础上，可在有经验的中心有选择地采用细胞减灭术和／或 HIPEC 来治疗可达到 R0 切除的结直肠癌腹膜转移的患者。对结直肠癌腹膜转移肿瘤负荷的标准化评估推荐采用休格贝克（Sugarbaker）腹膜癌指数评分。这项指标总结性描述了腹、盆腔 13 个区域中，肿瘤种植结节的大小及分布情况，量化了腹膜表面肿瘤的严重程度，可作为评估手术减瘤可能性的参考。

（四）结直肠癌骨转移

结直肠癌骨转移的发生率为 10%～15%，且预后较差，5 年生存率甚至低于 5%。结直肠癌骨转移会引起疼痛、病理性骨折、脊髓压迫、高钙血症等一系列骨相关事件（SREs），严重影响患者的生活质量。在控制结直肠癌原发灶的同时，积极预防和治疗骨转移不容忽视。但是，关于结直肠癌骨转移可供参考的证据非常有限。在临床实践中，结直肠癌骨转移诊治的选择是多元化的。在结直肠癌系统治疗过程中，高度怀疑骨转移的结直肠癌晚期患者可首选 CT 联合发射型计算机断层成像（ECT）检查，对于怀疑脊柱转移或伴有神经系统症状的患者可补充 MRI 检查明确诊断。同时，应密切随访诊断不明确的患者，必要时可行 PET/CT 检查和病理活检。制订治疗方案时应多学科团队紧密配合，全面评估患者耐受情况，合理应用多种治疗方法，以双磷酸盐作为基础用药，结合化疗、靶向、免疫、手术、放疗等方法，达到早诊断、早治疗，延缓 SREs 的出现、提高生活质量、延长生存时间的目的。

（五）结直肠癌脑转移

结直肠癌脑转移的治疗与其他实体肿瘤的脑转移类似，以控制原发病灶为主，以脑转移病灶的局部治疗为辅。专家组推荐在多学科指导下单独或联合应用手术、放疗、化疗和分子靶向药物治疗。治疗目的是提高患者生存质量、延长生存期、尽量保留神经功能并减少治疗所带来的不良反应及并发症。

第六章 甲状腺疾病

第一节 甲状腺功能亢进症

甲状腺功能亢进症，简称"甲亢"，是指甲状腺本身或甲状腺以外的多种原因引起的甲状腺激素分泌过量，过量的甲状腺激素进入血液循环中，作用于全身的组织和器官，造成以机体的神经、循环、消化等各系统的兴奋性提高和代谢亢进为主要表现的疾病的总称。临床体征和症状表现为不同程度的甲状腺肿大及突眼、易激动、烦躁失眠、心悸、乏力、怕热多汗、食欲亢进、大便次数增多或腹泻、女性月经稀少。

一、病因与发病机制

本病的病因和发病机制至今尚未完全阐明，但公认其发生与自身免疫有关，属器官特异性自身免疫病。

（一）遗传因素

临床资料及研究表明，甲亢是一种遗传性疾病，家系调查发现甲亢发病有明显的家族史。临床上常可见到一个家庭中的数个成员同患此病或几代中均有人患病，家庭聚集现象非常明显，家庭中子女发病率明显高于普通人群。据统计，同卵双生者相继发生甲亢的概率为30%~60%，异卵双生者则为3%~9%，亦提示其发病有明显的遗传特征。

（二）免疫因素

甲亢是一种自身免疫性疾病，近代研究证明，本病是在遗传的基础上，因感染、精神创伤等应激因素而诱发，属于抑制性 T 淋巴细胞功能缺陷所致的一种器官特异性自身免疫疾病，与自身免疫性甲状腺炎等同属于自身免疫性甲状腺疾病。

（三）环境因素

细菌感染、性激素应激等可能是本病发生和病情恶化的重要诱因。不良的情绪、生活和工作压力过大及暴饮暴食等不良生活习惯导致内分泌失调，也是甲亢发病的重要原因。

（四）精神因素

有研究资料表明，精神刺激诱发甲亢是通过中枢神经系统作用于免疫系统而形成的。当人体受到精神刺激后，下丘脑产生的促肾上腺皮质激素释放因子分泌增多，其作用于垂体，使垂体产生的促肾上腺皮质激素分泌增多，导致肾上腺分泌的皮质类固醇增多。大量的皮质类固醇通过影响机体的免疫系统，使机体免疫监视能力降低，T 淋巴细胞数目减少及功能缺陷，减少了对 B 淋巴细胞的抑制，从而使 B 淋巴细胞产生抗甲状腺抗体（即促甲状腺激素受体抗体），导致发病。

二、临床表现

（一）主要症状

甲亢的主要临床表现为高代谢症状。患者可表现为怕热多汗，手掌、面、颈、腋下等皮肤红润多汗；常有低热，严重时可出现高热；神经系统多表现为神经过敏，易于激动，烦躁多虑，失眠紧张，多言多动，有时思想不集中，偶尔神情淡漠、寡言抑郁；心血管系统表现为心动过速，胸闷，气促，活动后加重，可出现各种房性期前收缩及心房颤动等；消化系统表现为食欲亢进，体重下降；生殖系统的症状表现为女性患者常有月经减少，周期延长，甚至闭经，但少数患者仍能妊娠、生育，影响乳房发育，男性患者多阳痿。

（二）体征

甲状腺肿大或有结节，可伴有血管杂音、肢体震颤、眼球突出、胫前黏液性水肿等（少数患者无甲状腺肿大）。

三、实验室检查及其他相关检查

（一）甲状腺激素检查

临床甲状腺激素（TH）检测已由总 T_4（TT_4）、总 T_3（TT_3）发展到游离 T_4（FT_4）、游离 T_3（FT_3）检查。FT_4 只占 TT_4 的 0.02%，FT_3 只占 TT_3 的 0.3%。

（二）促甲状腺激素检查

现在临床使用最多的是 β–TSH 检查和两种单克隆抗体的高敏或超敏 TSH（S–TSH）检查，它可以有效区别正常、甲亢、甲减状态。有时 TH 没有变化而 TSH 已有升高（亚临床甲减）、降低（亚临床甲亢），是群体调研的筛选检查项目。

（三）促甲状腺激素受体抗体检查

现多行抗甲状腺球蛋白抗体（TGAb）、甲状腺微粒体抗体（TMAb）或抗甲状腺过氧化物酶抗体（TPOAb）检查。自身免疫性甲状腺疾病多为阳性，随病情缓解而转阴。

（四）影像学检查

临床上使用最多的是无创性 B 超检查以及甲状腺放射性同位素（^{131}I 或 ^{99m}Tc）成像（ECT 扫描）。影像学检查可判断甲状腺大小、形态、结构、血供情况，有无结节及结节的大小、数量、性质。

（五）细针穿刺甲状腺

细针穿刺抽吸活检的细胞学检查上尚存在争论，但阳性有利于鉴别诊断，现临床上使用增多，尤以 B 超介导穿刺使用更多。

四、甲亢的诊断

（一）临床表现

患者有高代谢症状及体征。

（二）实验室检查

血 FT_3、FT_4（或 TT_3、TT_4）增高及 TSH 降低（≤ 0.1 μmol/L）为甲亢；仅 FT_3 或 TT_3 增高而 FT_4 或者 TT_4 正常为 T_3 型甲亢；仅 FT_4 或 TT_4 增高而 FT_3 或者 TT_3 正常为 T_4 型甲亢。

（三）超声多普勒

显示甲状腺呈弥漫性、对称性、均匀性增大（可增大 2～3 倍），边缘多规则。多普勒彩色血流显像提示甲状腺腺体内血流呈弥漫性分布，为红蓝相间的簇状或分支状图像（繁星闪烁样血流图像），血流量大，速度增快，超过 70 cm/s，甚至可达 200 cm/s。

（四）核素扫描

摄 ^{131}I 率升高。摄 ^{131}I 率升高的定义是 3 小时摄 ^{131}I 率 ≥ 5%，24 小时摄 ^{131}I 率 ≥ 45%（远

距离法），一般提示为摄 ^{131}I 率升高（可同时伴有高峰提前及尿排 ^{131}I 率下降）。

五、治疗

（一）内科治疗

内科治疗包括抗甲状腺药物（ATD）治疗、对症处理和辅助支持处理等方法。ATD单次给药疗法和应用左甲状腺素（L–T_4）合并治疗降低了ATD的不良反应，提高了甲亢治疗的顺应性和治愈率，减少了复发率，是近年来甲亢药物治疗的两大进步。

ATD根据不同作用机制可分成三类：

（1）抑制TH合成的药物。

（2）抑制TH释放的药物。

（3）降低外周血中TH作用的药物。最常用的是甲状腺过氧化物酶（TPO）抑制剂，如硫脲类的丙基硫氧嘧啶（PTU），咪唑类的甲巯咪唑（MMI、他巴唑）和卡比马唑（CMZ、甲亢平）。通常ATD治疗可分成初始治疗、减量治疗和维持治疗三个阶段。初始治疗时PTU 300～400 mg/d或MMI 30～40 mg/d，剂量均已比以前减少。近年来，随ATD药物动力学和药效学研究的进展，发展出ATD单次给药疗法和小剂量疗法，1次给PTU或MMI 3～4片，可以封闭甲状腺功能24小时左右；小剂量疗法，常用MMI 15～20 mg/d，顿服（有报道分次服也同样有效）或PTU 150～200 mg/d，顿服，以后减量和维持治疗同既往治疗；也可不减量而加用TH，实行ATD和L–T_4联合应用的阻滞和取代疗法，以ATD作为主要治疗，现多主张用药1年半、2年或更长。PTU和MMI主要抑制TH生成，但不影响甲状腺已合成和贮存的TH释放及分泌，需耗尽原有的TH方可有效控制甲亢高代谢综合征表现，一般需2～9周，平均5～6周。若需迅速控制临床症状常要配合其他对症处理，如使用β受体阻滞剂、肾上腺皮质激素等。

PTU在外周尚有抑制T_4向T_3转化的作用，进入血流后，PTU和血中运载蛋白结合，较少透过胎盘和进入乳汁。但其抑制TH生成作用比MMI弱，甲亢治疗时PTU或MMI何为首选，常根据患者情况和医生用药习惯而定。妊娠、哺乳中甲亢治疗通常以PTU为首选。现有报道，治疗剂量的MMI也可安全应用于妊娠合并甲亢者，无致畸等风险。PTU和MMI均可减少甲状腺淋巴细胞浸润和降低甲状腺自身抗体，有免疫调节作用，且呈剂量依赖性。分子水平的研究认为，其和甲状腺细胞凋亡、免疫系统、信号转导以及众多细胞调节因子作用有关，但确切机制尚待研究。

左甲状腺素（L–T_4）是人体甲状腺分泌的主要激素。血中80%的T_4由甲状腺生成，而80%的T_3是T_4在外周组织脱碘产生。T_4的合成、贮存、分泌受下丘脑 – 垂体 – 甲状腺轴系反馈调控。长期ATD治疗常引起矫枉过正产生甲减、甲状腺肿大以及突眼加重等症。以往甲亢治疗加用L–T_4认为只是为了避免反复调节ATD用量。现认为：

（1）L–T_4和ATD联用可维持内环境的稳定，有利于甲亢的治疗。

（2）L–T_4可抑制TSH分泌，减少和中止TSH对甲状腺的刺激作用。

（3）通过促甲状腺激素受体（TSH–R）的生理性向上调节作用，可增加TSH–R的表达，提高其受体数目和结合率，间接有利于自身抗体TRAb的结合清除。

（4）TH对淋巴细胞和甲状腺滤泡细胞的直接作用可抑制抗原提呈，减少自身抗体产生和使细胞毒作用降低，减少甲状腺淋巴细胞浸润。

（5）TH 也可调节某些细胞因子的作用和表达，间接调节自身免疫。成人 L-T$_4$ 生理分泌剂量为 70～90 μg/d，中值为 80 μg/d。L-T$_4$ 不仅应用于甲减的补充或替代治疗和甲状腺瘤手术后的抑制治疗，也可用于甲亢的合并治疗以及甲状腺炎、甲状腺肿大等治疗。L-T$_4$ 制剂为化学合成药，药物纯度高，吸收利用度约为 80%，仿生理用药一般无大的不良反应。

ATD、L-T$_4$ 联合治疗是以 ATD 封闭甲状腺，以 L-T$_4$ 补充机体所必需的 TH，维持机体内环境稳定，发挥 ATD 最大的免疫调节效果，是一种新概念，有待临床大规模实践和循证医学考证。一般运用 MMI 或 PTU 3～4 片 / 天，顿服，成人加 L-T$_4$ 75～100 μg/d。早晨顿服可提高患者顺应性。其理论上可行，有限临床经验证实其有效，且无特殊不良反应。TH 检测应以空腹基础值为准，S-TSH 结果仅作为参考。

（二）同位素碘治疗

在美国，放射性碘治疗是甲亢的首选治疗方法，其主要不良反应是治疗早期或后期可能出现甲减。放射性碘治疗对妊娠妇女绝对禁忌，也不宜用于哺乳期妇女；对儿童甲亢除因疑虑增加放射性血液病风险相对禁忌外，现适用范围逐渐扩大，甚至有人主张轻、中度甲亢不经 ATD 控制即应用 ^{131}I 治疗。L-T$_4$ 对早期或后期出现的甲减能有效治疗。

第二节　甲状腺功能减退症

甲状腺功能减退症简称"甲减"。有许多原因可以引起甲减，不同原因发生的甲减因地域和环境因素（饮食中碘含量、致甲状腺肿物质、遗传及年龄等）的不同而有差别。

原发性（甲状腺性）甲减多见，约占甲减的 96%，是由甲状腺本身的病变引起的。根据临床所见，有因服用抗甲状腺药物引起者，或因慢性淋巴细胞性甲状腺炎、甲亢或甲状腺癌的甲状腺大部切除术后、放射性碘治疗后等所致者。

继发性（垂体性）甲减较少见，是由垂体疾病使促甲状腺激素分泌减少引起的，如垂体肿瘤、希恩（Sheehan）综合征、非肿瘤性选择性促甲状腺激素缺乏、脑卒中、垂体手术或垂体部位放射治疗以后等。

第三性（下丘脑性）甲减罕见，由于下丘脑产生 TRH 的减少，使得垂体 TSH 的分泌减少而引起者，如鞍上肿瘤及先天性 TRH 缺乏等。

一、病因与发病机制

因其发病原因较多，其发病机制也复杂多样，主要包括以下三个方面。

（一）免疫因素

免疫系统对甲状腺轴具有重要的调节作用。许多免疫活性物质可影响甲状腺功能，如 γ 干扰素（IFN-γ）可具有 TSH 样作用，促进甲状腺细胞摄碘，并降低 T$_3$、T$_4$ 的水平；转化生长因子 β$_1$（TGF-β$_1$）对人甲状腺细胞存活率及 TPO 活性有明显的抑制作用；IFN-γ 和肿瘤坏死因子（TNF）可调节甲状腺细胞分泌甲状腺球蛋白。自身免疫性甲状腺炎患者的甲状腺细胞可过度表达 C$_4$ 及下游 C$_4$ 的补体成分，甲状腺过氧化物酶抗体（TPOAb）与其发生密切相关。

（二）钠碘同向转运体

钠碘同向转运体（Na^+/I^- symporter，NIS）是存在于甲状腺滤泡基底膜上的一种跨膜糖蛋白，主要介导胞外碘进入胞内，其对于碘的摄取及富集是甲状腺激素合成的重要步骤之一。NIS 通过多种因素的影响调节甲状腺功能。TSH 主要通过 cAMP 信号通路促进 NIS 在细胞膜上的表达；碘离子的浓度及甲状腺转录因子 -1（TTF-1）、甲状腺转录因子 -2（TTF-2）、白介素 -6（IL-6）、肿瘤坏死因子 -α（TNF-α）、甲状腺球蛋白（Tg）、IFN-γ 等细胞因子均可调控 NIS 的表达，其中碘离子具有双向调节作用，高浓度的碘离子可降低 NIS 的表达，而低浓度的碘可上调 NIS 的表达。TTF-1、TTF-2 对 NIS 具有正性调节作用，而 IL-6、TNF-α、Tg、IFN-γ 对 NIS 具有负性调节作用。此外，过氯酸盐可抑制甲状腺中 NIS 摄碘的能力，进而导致甲状腺结构和功能的紊乱。

（三）基因突变

甲减的发生与某些基因的突变关系密切，如 *TSHR* 基因、胚胎发育相关基因（PAX-8）、*TTF*-1 及 *TTF*-2 基因，致甲状腺结构和功能的紊乱。研究表明，*TSHR* 可控制甲状腺的发育，*TSHR* 基因突变可引起先天性甲减；PAX-8 突变可见于甲状腺发育不良的散发患者和遗传性甲减患者中，患者可见甲状腺发育及合成障碍。*TTF*-1 基因缺陷可导致胚胎期神经系统发育受损，*TTF*-2 基因在甲状腺早期起到了修饰作用，*TTF*-2 基因突变可导致甲状腺发育不全。

二、实验室检查及其他相关检查

（一）血清 TSH 测定

（1）TSH 升高是甲状腺性甲减最早、最敏感的改变，多＞ 10 mU/L。

（2）在怀疑原发性甲减的患者中，若 TSH 正常则可以排除原发性甲减；若 TSH 明显升高（大于 20 mU/L）则可确诊为甲减。

（3）若血清 TSH 轻度升高（小于 20 mU/L），既可能是非甲状腺疾病所致，也可能是亚临床甲减 [指的是甲状腺功能受损但 TSH 的分泌增加，从而能维持 T_4 在正常的范围内。这些患者可能仅有非特异性的甲减症状，血清总胆固醇和低密度脂蛋白（LDL）的水平轻度升高，要测定 T_4 以明确诊断] 所致。

（二）TT_4、TT_3、FT_3、FT_4 测定

（1）血清 TT_3 或 FT_3 下降：仅见于甲减后期或重症者。

（2）血清 TT_4 或 FT_4 降低：早于 TT_3 或 FT_3 的下降。

（3）血清 rT_3 明显降低：有助于对低 T_3 综合征的鉴别。

（三）甲状腺摄 ^{131}I 率试验

碘是甲状腺合成甲状腺激素的原料之一，放射性的 ^{131}I 也能被摄取并参与甲状腺激素的合成，其被摄取的量和速度与甲状腺功能密切相关。将 ^{131}I 引入受检者体内，利用体外探测仪器测定甲状腺部位放射性计数的变化，可以了解 ^{131}I 被甲状腺摄取的情况，从而判断甲状腺的功能。甲减患者摄 ^{131}I 率低下。

（四）TRH 兴奋试验

此试验可判定垂体性或下丘脑性甲减，垂体性甲减患者 TSH 无反应；下丘脑性甲减患者 TSH 呈延迟升高。

（五）过氯酸钾排泌碘试验

此试验阳性见于 TPO 缺陷所致的甲减和 Pendred 综合征（以甲状腺肿大、先天性感觉神经性耳聋和碘的有机化障碍为主要特征的常染色体隐性遗传病），现多用候选基因突变分析代替过氯酸钾排泌碘试验。

（六）抗体测定

TPOAb、TgAb 是确定原发性甲减病因的重要指标和诊断自身免疫甲状腺炎（包括桥本甲状腺炎、萎缩性甲状腺炎）的主要指标。一般认为 TPOAb 的意义较为肯定，如果 TPOAb 阳性伴血清 TSH 水平增高，说明甲状腺细胞已经发生损伤。我国学者经过对甲状腺抗体阳性、甲状腺功能正常的个体随访 5 年发现，当初访时 TPOAb > 50 U/mL 和 TgAb > 40 U/mL 者，临床甲减和亚临床甲减的发生率显著增加。

（七）一般检查

甲减患者常呈轻、中度贫血，多数呈正细胞正色素性贫血，部分呈小细胞低色素性贫血，少数呈大细胞高色素性贫血。甲状腺性甲减者常伴有高脂血症，表现为血清总胆固醇和甘油三酯水平的升高，也有的患者会出现肌酸激酶的升高。

（八）其他检查

甲减患者的血清总胆固醇、心肌酶谱可以升高，部分病例血清催乳素升高、蝶鞍增大，需要与垂体催乳素瘤相鉴别。

三、诊断标准

（一）临床甲减

（1）甲减的症状和体征。

（2）实验室检查血清 TSH 增高，FT_4 减低，原发性甲减即可成立。进一步寻找甲减的病因。如果 TPOAb 阳性，可考虑甲减的病因为自身免疫性甲状腺炎。

（3）实验室检查血清 TSH 减低或正常，TT_4、FT_4 减低，考虑中枢性甲减。做 TRH 刺激试验证实。进一步寻找垂体和下丘脑病变。

（二）妊娠与甲减

妊娠期间由于受多种因素的影响，TSH 和甲状腺激素的参考范围与普通人群不同。目前，尚没有孕期特异性的 TSH 参考范围，一般认为在妊娠早期 TSH 参考范围应该低于非妊娠人群的 30%～50%。目前，国际上部分学者提出 2.5 mU/L 作为妊娠早期 TSH 正常范围的上限，超过这个上限可以诊断为妊娠期甲减。由于妊娠期 FT_4 波动较大，国际上推荐应用 TT_4 评估孕妇的甲状腺功能。妊娠期间 TT_4 浓度增加，大约为非妊娠时正常值的 1.5 倍。如妊娠期间 TSH 正常（0.3～2.5 mU/L），仅 TT_4 低于 100 nmol/L（7.8 μg/dL），可以诊断为低 T_4 血症；妊娠前已经确诊的甲减，需要调整 $L-T_4$ 剂量，使血清 TSH 达到正常值范围内，再考虑怀孕。妊娠期间 $L-T_4$ 替代剂量通常较非妊娠状态时增加 30%～50%。既往无甲减病史，妊娠期间诊断为甲减者，应立即进行 $L-T_4$ 治疗，目的是使血清 TSH 尽快达到妊娠期特异性正常值范围。国外部分学者提出这个范围应当是 0.3～2.5 mU/L。达标的时间越早越好（最好在妊娠 8 周之内）。每 2～4 周测定一次 TSH、FT_4、TT_4，根据监测结果，调整 $L-T_4$ 剂量。TSH 达标以后，每 6～8 周监测一次 TSH、FT_4 和 TT_4 水平。对亚临床甲减、低 T_3 血症和 TPOAb 阳性孕妇的前瞻性干预研究正在数个国家进行，目前尚无一致的治疗意见。

（三）亚临床甲减

本病一般不具有特异的临床症状和体征。仅有血清 TSH 水平轻度升高，而血清甲状腺激素（FT_4、FT_3）水平正常，患者无甲减症状或仅有轻微甲减症状。因为本病主要依赖实验室诊断，所以首先要排除其他原因引起的血清 TSH 增高。

（1）TSH 测定干扰：被检者存在抗 TSH 自身抗体可以引起血清 TSH 测定值假性增高。

（2）低 T_3 综合征的恢复期：血清 TSH 可以增高至 5～20 mU/L；机制可能是机体对应激的一种调整。

（3）20% 的中枢性甲减患者表现为轻度 TSH 增高（5～10 mU/L）。

（4）肾功能不全：10.5% 的终末期肾病患者有 TSH 增高，可能与 TSH 清除减慢、过量碘摄入、结合于蛋白的甲状腺激素的丢失有关。

（5）糖皮质激素缺乏可以导致轻度 TSH 增高。

（6）生理适应：暴露于寒冷环境 9 个月，血清 TSH 升高 30%～50%。

四、治疗

甲减的治疗目标：临床甲减症状和体征消失，TSH、TT_4、FT_4 值维持在正常范围。$L-T_4$ 是本病的主要替代治疗药物，一般需要终身替代，也有桥本甲状腺炎所致甲减自发缓解的报道。

（一）药物选择

目前，用于甲减治疗的药物国内有左甲状腺素钠和甲状腺片，其中前者应用更多。甲减时 $L-T_4$ 半衰期长达 9～10 天，甲状腺功能正常时，半衰期为 6～7 天，吸收相对缓慢，作用迟缓而持久，口服后 1～2 周才能达到最大疗效，停药后作用可持续 1～3 周。故某些患者甲状腺功能恢复正常即擅自停药，短期复查甲状腺功能仍保持正常也源于该药特殊的药效学特点。平时偶有漏服 1 次不影响治疗效果，建议在发现漏服当天或随后几天内补齐漏服剂量。

（二）治疗剂量

治疗剂量取决于患者的病情、年龄、体重和个体差异。成年患者 $L-T_4$ 替代剂量 50～200 μg/d，平均 125 μg/d。按照体重计算的剂量是 1.6～1.8 μg/（kg·d）；小儿需要较高的剂量，大约 2.0 μg/（kg·d）；老年患者则需要较低的剂量，大约 1.0 μg/（kg·d）；妊娠时的替代剂量需要增加 30%～50%；甲状腺癌术后的患者需要剂量，大约为 2.2 μg/（kg·d）。T_4 的半衰期为 7 天，所以可以每天早晨服药 1 次。甲状腺片是动物甲状腺的粗制剂，因其所含甲状腺激素含量不稳定和 T_3 含量过高，临床已很少使用。

（三）服药方法

起始的剂量和达到完全替代剂量所需时间要根据年龄、体重和心脏状态确定。小于 50 岁、既往无心脏病史患者可以尽快达到完全替代剂量；大于等于 50 岁患者服用 $L-T_4$ 前要常规检查心脏状态，一般从 25～50 μg/d 开始，每天 1 次口服，每 1～2 周增加 25 μg 直至达到治疗目标。患缺血性心脏病者起始剂量宜小，调整剂量宜慢，防止诱发和加重心脏病。理想的 $L-T_4$ 服药方法是在饭前服用，与其他药物的服用间隔应当在 4 小时以上，因为有些药物和食物会影响 T_4 的吸收和代谢，如肠道吸收不良及氢氧化铝、碳酸钙、食物纤维添加剂等均可影响小肠对 L–T$_4$ 的吸收；苯巴比妥、苯妥英钠、卡马西平、氯喹等药物可以加速 L–T$_4$ 的清除。甲减患者同时服用这些药物时，需要增加 L–T$_4$ 用量。

（四）监测指标

补充甲状腺激素，重新建立下丘脑–垂体–甲状腺轴的平衡一般需要 4～6 周的时间，所以治疗初期，应每间隔 4～6 周测定相关激素指标。然后根据检查结果调整 L–T$_4$ 剂量，直至达到治疗目标。治疗达标后，需要每 6～12 个月复查一次有关激素指标。

（五）治疗进展

L–T$_4$ 和 L–T$_3$ 联合治疗甲减替代治疗的理想状态是模拟正常人甲状腺组织生理性的 T$_4$/T$_3$ 比例的分泌特点，从而使血 TSH、FT$_4$、FT$_3$ 以及 FT$_4$/FT$_3$ 比例均在正常范围，使体内所有组织甲状腺激素同时达到正常。很显然 L–T$_4$ 单独治疗不能充分保证以上这些目标，但是通过 L–T$_4$ 和 L–T$_3$ 合适剂量比例的联合治疗能够达到上述目标。

生理性的 T$_3$ 在凌晨 3:00 左右（TSH 分泌高峰后大约 90 分钟）有一个分泌高峰，L–T$_3$ 口服后 2～6 小时血中浓度达稳定水平，9 小时开始下降，故口服 L–T$_3$ 治疗甲减，应将全天剂量分成 2 次口服，且较大剂量宜睡前应用。L–T$_4$ 单独治疗时服药 4 小时内血 FT$_3$ 水平没变化，但 L–T$_3$ 口服 4 小时后血 FT$_3$ 水平即升高 42%，短时间内血 FT$_3$ 显著升高在敏感患者中能够引发心律失常；加之目前尚无在孕妇中联合使用 L–T$_4$ 和 L–T$_3$ 对胎儿安全性评估的数据，故 L–T$_4$、L–T$_3$ 联合治疗禁用于心律失常患者和妊娠妇女（包括计划妊娠者），亦不推荐在慢性缺血性心脏病的老年患者中使用。二者联合用于实验性治疗，根据检查结果调整药物剂量时建议优先调整 L–T$_3$ 剂量。

第三节　甲状腺结节

甲状腺结节是甲状腺细胞异常增生后在甲状腺组织中呈现的组织团块，可能是单个也可能是多个，质地可能是实性的也可能是囊性的。

一、病因与发病机制

甲状腺结节的发病机制目前尚不完全清楚，大多数观点认为在内部和外部多种复杂因素的影响下，通过作用于下丘脑–垂体–甲状腺轴负反馈调节，使得促甲状腺激素增加、甲状腺免疫球蛋白自身免疫的参与、遗传因素的作用、细胞因子和生长因子的作用等，使甲状腺滤泡增大，局部间质和周围血管增生，随着长时间的反复刺激，导致甲状腺细胞异常生长，最终形成甲状腺结节。

目前，已发现本病发生与体内多种刺激因子有关，例如，促甲状腺免疫球蛋白、转化生长因子 P 和生长抑素能影响甲状腺滤泡生长，类胰岛素生长因子、白介素 –1、成纤维细胞生长因子能影响甲状腺细胞生长等。当这些刺激因子作用于甲状腺后会引起其滤泡上皮细胞增生，出现新的滤泡，随着滤泡数目逐渐增加，甲状腺体积也增加，产生甲状腺肿，进一步形成甲状腺结节。若滤泡结构、大小、功能状态等不一致，最后形成了肿大的甲状腺内多个不均一的结节。

甲状腺结节的发病与碘营养充足与否有关，因为碘缺乏会使甲状腺的激素水平下降，通过下丘脑－垂体－甲状腺轴调控，TSH 水平上升，刺激甲状腺滤泡增生而导致甲状腺体积增大。

在自身免疫方面及遗传因素研究中，自身免疫在甲状腺结节的发病率中存在某种程度的相关性。目前放射性接触史、吸烟、体重指数，与甲状腺结节均有相关性。长期的医疗 CT 照射或者长期暴露在放射当中的人群，会有分化型甲状腺癌的危险，因为电离辐射就是形成结节或肿瘤的主要危险因素。而吸烟可加速甲状腺激素转化，使外周脱碘酶活性抑制，垂体受到直接性刺激等，而致血中 TSH 浓度增加，促使甲状腺结节增生。体重方面，有研究显示甲状腺结节的发生可能与脂肪组织分泌中的瘦素有一定关联，肥胖导致机体瘦素抵抗增强，加速血清中瘦素浓度升高，瘦素不但可调节 TRH 的基因表现，还可使体内促甲状腺激素浓度增加，使甲状腺结节增生和转变。

二、实验室检查及其他相关检查

（一）血清学检查

甲状腺功能异常不能排除甲状腺癌，但其可能性较小，有甲亢表现或 TSH 降低，均提示自主性功能性甲状腺腺瘤、甲状腺结节或毒性多结节性甲状腺肿。甲状腺髓样癌患者中血清降钙素水平升高，但在 C 细胞增殖早期需要用五肽促胃液素和钙刺激。

（二）甲状腺激素检查

TSH 由垂体分泌，是下丘脑－垂体－甲状腺轴的中间环节，受下丘脑分泌的 TRH 调控，亦受甲状腺激素负反馈调节。TSH 可以直接刺激甲状腺组织异常增生，与甲状腺癌的发生与否及恶性程度有相关性，随着 TSH 水平的提高，甲状腺恶性结节发生率亦随之升高。T_3、T_4 是甲状腺吸收碘元素在滤泡细胞中合成并储存在甲状腺细胞中的，细胞中溶酶体使得 T_3、T_4 裂解为 FT_3、FT_4 释放入血从而发挥甲状腺激素的生物学效应。T_3、T_4 及 FT_3、FT_4 可以反映甲状腺的功能。

（三）超声诊断

超声检查是简单、无创、快速、准确的临床检查手段，其工作原理是利用体内各种组织对超声反射及吸收程度不同来鉴别组织是否正常。超声检查不仅可以确定有无甲状腺结节，还可以通过各种图像表现对结节性质作出判断。

对甲状腺结节性质鉴别诊断常使用的是韩国学者 Kwak 等制定的 5 级法 TI-RADS 分级系统。使用该系统分级方法可对甲状腺结节患者进行规范分层管理，提高临床效率，降低治疗成本。TI-RADS 分类标准中恶性超声征象有实性结节；低回声或极低回声；不规则边界；微钙化；纵横比 > 1。

据此，可确定甲状腺结节的分级：

1 级：正常甲状腺，恶性风险 0。

2 级：良性病变，恶性风险 0。

3 级：无上述 5 项恶性特征，恶性风险 1.7%。

4 a 级：具有上述 1 项恶性特征，恶性风险 3.3%。

4 b 级：具有上述 2 项恶性特征，恶性风险 9.2%。

4 c 级：具有上述 3 项或 4 项恶性特征，恶性风险 44%～72.4%。

5 级：具有上述 5 项恶性特征，恶性风险 87.5%。

（四）细针穿刺细胞学检查

甲状腺结节超声引导下细针穿刺活检（US-FNAB）是医师在超声引导下使用细针对甲状腺结节中可疑恶性组织进行穿刺从而获取尽可能多的组织，再通过细胞学检查对甲状腺结节的性质作出判断。目前，针刺细胞活检（FNAB）是术前对甲状腺结节性质判断的金标准。

FNAB 适应证：甲状腺结节直径＞1 cm，超声检查报告 TI-RADS 分类为 4 级及以上，可行穿刺活检；结节直径≤1 cm 者不行常规性穿刺检查，但具有如超声检查报告 4 级及以上，颈部有异常增大的淋巴组织，血清降钙素异常升高，伴有恶性结节危险因素等恶性结节风险者可行细针穿刺检查。

三、诊断标准

本病诊断标准参照中华医学会 2008 年发布的《中国甲状腺疾病诊治指南》和《现代乳腺甲状腺外科学》中关于甲状腺结节的诊断标准制定，具体如下。

（一）体格检查

视诊甲状腺呈一侧或双侧肿大，肿大处可随吞咽上下移动，较大处可出现压迫气管、颈部牵扯感或者呼吸困难等，或触诊检查甲状腺处有肿大结节及具体结节数目、大小、质地、活动度、有无压痛、有无颈部淋巴结肿大等。

（二）影像学检查

甲状腺超声结果显示囊肿、混合性结节或实质性结节三种性质结果，并指出结节是单个或多个，是否伴甲状腺体积肿大。

（三）实验室检查

甲状腺激素（如 T_3、T_4、FT_3、FT_4、TSH 等）水平在正常范围内。

必要时行甲状腺核素扫描、FNAB、MRI 等检查来除外甲状腺其他疾病，特别是甲状腺恶性病变，甲状腺穿刺细胞病理学检查可作为诊断的"金标准"。

四、治疗

（一）随访观察

定期随访是甲状腺结节非手术治疗最重要的部分。临床对甲状腺功能正常、体积较小、无临床症状的甲状腺结节，超声检查提示良性特征或细针穿刺细胞学检查呈良性表现者均可采取定期随访观察。在此期间内若结节明显生长或出现其他临床特征提示有恶性倾向时，应早期进行手术治疗。美国甲状腺学会指南提出良性甲状腺结节长期随访的方案，应每 6～18 个月对甲状腺结节进行临床、血清促甲状腺激素和超声检查的评估，至少持续 3～5 年。

（二）药物治疗

治疗本病主要药物为左甲状腺素。

短期小剂量左甲状腺素抑制疗法对甲状腺结节良性疾病的疗效显著，在安全保证下，能明显缩小甲状腺结节直径，患者易于接受。研究表明，左甲状腺素对甲状腺良性结节的治疗效果显著。一项关于左甲状腺素抑制疗法治疗 68 例甲状腺良性结节患者的研究结果表明，左甲状腺素能有效缩小患者结节，与不使用左甲状腺素的对照组对比存在显著性差异（$P < 0.05$），而对照组患者则随着时间和病情的进展，其甲状腺体积会继续增大，

病情会逐渐加重。

虽然甲状腺激素可以抑制结节增长并预防新结节的产生，但是长期使用甲状腺激素对心血管、肌肉、骨骼、甲状腺自身免疫调节功能、凝血功能等均有一定的影响，而且所谓低剂量的控制，每个医生经验不同，每个患者反应亦不同，故在使用甲状腺激素治疗过程中应密切对相关指数进行监测，防止发生自身免疫性甲亢或其他相关继发疾病。

（三）其他治疗

1. 激光光凝治疗

近年来，激光光凝成为新的治疗方法。该方法即在超声引导下激光光凝单个甲状腺结节，使甲状腺结节缩小，改善颈部压迫症状。该方法的优点是治疗程度可以人为控制。

2. 射频消融治疗

射频消融治疗是一种值得进一步研究和应用的新疗法。研究显示，超声引导下的射频消融术对良性甲状腺占位性病变治疗十分有效。射频消融术可以作为一种非手术治疗方法对患者良性甲状腺结节进行治疗。

3. 经皮微波消融术

经皮微波消融术是一种在超声引导下将消融电极片置于甲状腺靶组织内，使局部产生微波能量，产生热能后将局部靶组织凝固以致坏死，从而使坏死的局部靶组织慢慢吸收，以达到治疗的目的。

4. 放射性 ^{131}I 治疗

放射性 ^{131}I 治疗自主性高功能甲状腺结节的效果很好，而且还具有价廉、方便和危险性小等优点。对于严重骨髓抑制，不能耐受抗甲状腺药物的毒性结节性甲状腺肿，如无 ^{131}I 治疗的禁忌证，可以先用 ^{131}I 控制甲状腺功能亢进后再手术；若能排除合并恶性结节，也可以随访观察，无须手术治疗。^{131}I 治疗的优势是可以明显缩小甲状腺结节、减轻压迫，但不能彻底消除结节，也可能导致甲状腺功能减退，需要长期服用甲状腺激素治疗。

第七章　肾脏疾病

第一节　肾病综合征

肾病综合征（NS）不是一种独立性疾病，而是肾小球疾病中的一组临床综合征。典型表现为大量蛋白尿（每日＞3.5 g/1.73 m^2 体表面积）、低白蛋白血症（血清白蛋白＜30 g/L）、水肿伴或不伴有高脂血症，诊断标准应为大量蛋白尿和低蛋白血症。大量蛋白尿是肾小球疾病的特征，在肾血管疾病或肾小管间质疾病中出现如此大量的蛋白尿较为少见。由于低蛋白血症、高脂血症和水肿都是大量蛋白尿的后果，因此，本病的诊断标准应以大量蛋白尿为主。

一、病因病机

（一）病因

肾病综合征的临床表现以水肿为特征，中医认为是因多种因素作用于人体，导致脏腑气血阴阳不足，肺脾肾功能障碍，水液代谢紊乱，水湿泛滥肌肤，流溢四肢所致。日久可致湿热、瘀血兼夹为病。常见病因如下。

（1）风邪外袭：风寒或风热之邪外侵肌表，内舍于肺，肺失宣降，不能通调水道，以致风遏水阻，风水相搏，泛溢肌肤而成本病。

（2）疮毒内归：肌肤因痈疡疮毒未能清解消透，疮毒从肌肤内归脾肺，脾失运化，肺失宣降，导致水液代谢受阻，溢于肌肤而成本病。

（3）水湿浸渍：久居湿地，或冒雨涉水，或汗水渍衣，穿着湿冷，以致水湿之气由表入里，壅塞三焦，脾为湿困，失其健运，水湿不运，泛于肌肤而成本病；或长期居处寒湿，伤及元阳，以致肾失开阖，气化失常，水湿内停，泛溢肌肤而成本病。

（4）饮食不节：长期摄食不足，或暴饮暴食，或因嗜食生冷，或因恣食辛辣膏粱厚味而损伤中焦脾胃，使脾失健运，水失运化而内停，溢于肌肤而成本病。

（5）劳伤过度：劳倦太过，耗伤脾气，脾失运化，水湿停聚，横溢肌肤，发为本病；或因早婚多育，房劳过度，肾精亏耗，肾气内伐，不能化气行水，遂使膀胱气化失常，开阖不利，水液内停而成本病。

（6）瘀血阻滞：外伤受创，经络受损，血液瘀阻，或久病入络，经络不畅，瘀血内阻，损伤三焦水道，水行不畅，壅滞于内而发为本病。

（二）病机

本病的发病机理，以肺脾肾三脏功能失调为中心，以阴阳气血不足，尤其是阳气不足为病变的根本，以水湿、湿热及瘀血等邪实阻滞为病变之标，临床多表现为虚实夹杂之证。本病日久可致正气愈虚而邪实愈盛，若湿浊阻滞严重者，常会导致癃闭、关格等危象。一般来说，病在肺，在标，较浅；病在肾，在本，较重；病在脾，在枢，不可失治。

若脾肾虚损日重，损及肝、心、胃、肠、脑等则病情恶化。

二、诊断

原发性肾病综合征的诊断应结合患者年龄、发病情况、病程特征、临床症状和实验室结果综合分析作出诊断。肾病综合征具备大量蛋白尿、低蛋白血症、水肿及高脂血症者，诊断并不难。确诊原发性肾病综合征，首先要排除继发性肾病综合征。肾活检的病理改变有助明确诊断。原发性肾病综合征的诊断标准是：

（1）尿蛋白超过 3.5 g/d。

（2）血清白蛋白低于 30 g/L。

（3）水肿。

（4）血脂升高；其中（1）（2）两项为诊断所必需。完整的诊断首先应确诊是否为肾病综合征，然后确认病因，排除继发性的病因和遗传性病因，才能诊断为原发性肾病综合征，若无禁忌证者最好做肾活检确定病理诊断，最后须判断有无并发症，尤其是合并感染、血栓及急性肾衰时，更应及时判断。

三、中医治疗

（一）气虚风水证

证候：患者平素少气乏力，易患感冒，多在外感后突然出现眼睑及面部浮肿，继则四肢及全身高度浮肿，多兼外感表证，舌质淡胖而润，边有齿痕，苔白滑，脉沉紧或沉数。

基本治法：益气固表，宣肺利水。

方药运用：防己黄芪汤合越婢汤加减。常用药：防己 10 g，黄芪 15～40 g，白术 9 g，麻黄 6 g，生石膏(先煎) 24 g，生姜 6 g，大枣 12 g，甘草 6 g。防己黄芪汤中重用黄芪补气固表且能利水，是为君药；辅以防己祛风行水，与黄芪相配，补气利水力量更强，且利水而不伤正；佐以白术健脾渗湿，与黄芪相配，益气固表之力更大；使以甘草培土和药，生姜、大枣调和营卫。药共六味，相得益彰，合而为益气祛风利水之剂。越婢汤中以麻黄宣散肺气，发汗解表，以祛在表之水气；生石膏解肌清热；甘草、生姜、大枣健脾化湿，取崇土制水之意，合而为宣肺利水消肿之剂。两方相合，则表虚得固，风邪得除，气虚得复，可使水道通利，诸症悉除。

加减：若见风寒束肺所致者，可加麻黄汤以疏风散寒；若见风热袭肺者，可加银翘散以疏风清热；若水肿较甚者，可加五皮饮以利水消肿；若见胸腹胀满者，可加陈皮、枳壳、大腹皮以行气宽中；兼有咽喉肿痛者，可加金银花、牛蒡子、鱼腥草以清热解毒。

（二）阳虚水泛证

证候：高度水肿，按之凹陷，以下肢及腰背为主，或伴胸水、腹水，小便不利，纳差便溏，面色㿠白，形寒肢冷，舌质淡润或舌体胖大质嫩而润，边有齿痕，舌苔白腻水滑，脉沉弱。

基本治法：温补脾肾，通利水湿。

方药运用：真武汤合五皮饮加减。常用药：炮附子(先煎) 9 g，茯苓皮 30 g，白芍 9 g，赤芍 9 g，白术 6 g，生姜 9 g，桑白皮 15 g，生姜皮 10 g，大腹皮 10 g，陈皮 10 g。真武汤中以附子大辛大热，归入肾经，温壮肾阳，化气行水为君；配以茯苓、白术健脾泻湿利水为臣；又以白芍养阴利水，且能缓和附子之辛燥，配以辛温之生姜，既可协附子温阳化气，又能助苓、术温中健脾，共为佐使。诸药合用，共成暖肾健脾，温阳化气利水之剂。五皮饮中则以茯苓皮利水泻湿，兼以健脾以助运化；生姜皮辛散水饮；桑白皮肃降肺气，通调水道；再加大腹皮、陈皮理气兼以除湿。五药合用，共奏消肿、健脾、理气之效，既可助真武汤温阳利水，又可防水湿内阻而成气滞之弊。两方相互配合，则脾肾得温，水湿得利，水肿可愈。

加减：若气虚甚者，加党参、黄芪以补气；脾虚明显者，加山药、炒谷麦芽、生薏苡仁以健脾；若兼风邪者，加防风、羌活以散风除湿；腰以下肿甚者，加防己、薏苡仁以利水消肿；脘腹胀满甚者，加木香、莱菔子、枳实以理气消胀；尿蛋白长期不消者，加金樱子、芡实以固摄精微；咳者加五味子以敛肺气，加细辛以散寒饮。

（三）阴虚湿热证

证候：面部及下肢浮肿，腰膝酸软，头晕耳鸣，心烦少寐，咽喉疼痛，咽干口燥，小便短涩，大便秘结不畅，舌红少津，苔黄腻，脉沉细数或滑数。

基本治法：滋补肝肾，清热利湿。

方药运用：知柏地黄汤加味。常用药：知母12 g，黄柏12 g，生地12 g，山茱萸12 g，丹皮9 g，山药15 g，茯苓20 g，泽泻9 g，焦栀子15 g，凤尾草30 g，车前子（包煎）30 g。方中生地、山茱萸、山药以滋补肝肾；知母、黄柏、山栀子清泻下焦湿热；凤尾草、泽泻、车前子、茯苓清热而利水湿；丹皮凉血化瘀且可消肿。诸药合用，共奏滋补肝肾、清热利湿之效。

加减：若兼痤疮感染或咽痛明显，热毒较甚者，可加板蓝根、鱼腥草、金银花、白花蛇舌草以清热解毒；大便秘结不畅者，可加生大黄以泄热通便；兼有尿频尿急尿痛及血尿者，可加蒲公英、白茅根、大蓟、小蓟以清利湿热，凉血止血。

（四）瘀水互结证

证候：尿少水肿，面色黧黑或萎黄，口唇及肌肤有瘀斑瘀点，常伴见腰痛如针刺，痛处固定不移，血尿，皮肤粗糙或肌肤甲错，舌质暗红或淡暗，或有瘀斑瘀点，舌苔薄腻，脉弦细或沉涩。

基本治法：活血利水。

方药运用：桂枝茯苓丸加减。常用药：桂枝10 g，茯苓20 g，丹皮12 g，桃仁10 g，赤芍15 g，益母草30 g，泽兰10 g，水蛭10 g。方中用桂枝通行血脉，脉通则瘀血得除，茯苓利水渗湿可导水下行，同为主药，共奏活血利水之功；用丹皮、桃仁、赤芍活血化瘀，益母草、泽兰、水蛭活血利水，共为辅佐，以增强主药活血利水之效。诸药相互配伍，则瘀血得除，经脉得通，水湿得除。

加减：若伴气虚者，加生黄芪、太子参以补气；伴阳虚者加仙茅、淫羊藿以温阳；伴阴虚者加生地、龟板、鳖甲以养阴；伴血虚者，加当归、何首乌以养血；血尿明显者加白茅根、蒲黄、小蓟以止血；水肿明显者可合五皮饮以利水消肿。

四、西医治疗

（一）一般治疗

肾病综合征患者应适当注意休息，避免到公共场所和预防感染。病情稳定者适当的活动是必需的，以防止静脉血栓形成。

水肿明显者应适当限制水钠的摄入。肾功能良好者不必限制蛋白的摄入，但肾病综合征患者摄入高蛋白饮食会导致蛋白尿的加重，促进肾脏病变的进展。因此，多数学者不主张肾病综合征患者进行高蛋白饮食。

（二）利尿消肿

一般患者在使用激素后，经过限制水、盐的摄入可达到利尿消肿目的。对于水肿明显，限钠、限水后仍不能消肿者可适当选用利尿剂。利尿剂根据其作用部位可分为以下几种：

（1）渗透性利尿剂：常用的有甘露醇、低分子右旋糖酐、高渗葡萄糖等。其主要通过提高血浆渗透压，使组织中水分回吸收到血管内，同时在肾小管腔内造成高渗状态，减少水、钠的重吸收而达到利尿目的。但在少尿的患者（400 mL/d）应慎用甘露醇，以免由于尿量减少，甘露醇在肾小管腔内形成结晶造成肾小管阻塞，导致急性肾衰竭。

（2）噻嗪类利尿剂：常用的有氢氯噻嗪（50～100 mg/d，分2～3次服用）。其主要通过抑制氯和钠在髓袢升支粗段及远端小管前段的重吸收而发挥利尿作用。长期使用应注意低钠血症和低钾血症的发生。

（3）袢利尿剂：常用制剂有呋塞米（20～100 mg/d，口服或静脉注射，严重者可用100～400 mg静脉滴注）、布美尼（1～5 mg/d）。其主要作用于髓袢升支，抑制钠、钾和氯的重吸收。长期使用应注意低钠血症、低钾血症和低氯血症的发生。

（4）保钾利尿剂：常用的有螺内酯（20～120 mg/d，分2～3次服用）和氨苯蝶啶（150～300 mg/d，分2～3次服用）。其主要作用于远端小管后段，抑制钠和氯的重吸收，但有保钾作用，因而适用于有低钾血症的患者。此类药物单独使用效果欠佳，与噻嗪类合用可增强利尿效果，并减少电解质紊乱；长期使用注意高钾血症的发生，肾功能不全患者慎用。

（5）清蛋白：可提高血浆胶体渗透压，促进组织间隙中的水分回吸收到血管而发挥利尿作用，多用于低血容量或利尿剂抵抗、严重营养不良的患者。由于静脉使用清蛋白可增加肾小球高滤过和肾小管上皮细胞损害，现多数学者认为，非必要时一般不宜多用。

（三）免疫抑制治疗

糖皮质激素和细胞毒性药物仍然是治疗肾病综合征的主要药物，原则上应根据肾活检病理结果选择治疗药物及疗程。

（1）糖皮质激素：激素的使用原则如下。①起始剂量要足：常用泼尼松1.0～1.5 mg/（kg·d）。②疗程要足够长：连用8周，部分患者可根据具体情况延长至12周。③减药要慢：每1～2周减10%。④小剂量维持治疗：常复发的肾病综合征患者在完成8周大剂量疗程后，逐渐减量，当减至0.4～0.5 mg/（kg·d）时，则将两日剂量的激素隔日晨顿服，维持6～12个月，然后再逐渐减量。目前常用的激素是泼尼松。肝功能损害或泼尼松治疗效果欠佳时可选用口服或静脉滴注泼尼松或甲泼尼龙。地塞米松由于半衰期长，不良反应大，现已少用。

（2）烷化剂：主要用于"激素依赖型"或"激素无效型"，协同激素治疗。可供临床使用的药物主要有环磷酰胺、氮芥及苯丁酸氮芥。临床多使用环磷酰胺，其剂量为每日100～200 mg，分次口服或隔日静脉注射，累积剂量为6～8 g。其主要不良反应为骨髓抑制及肝损害，使用过程中应定期观察血常规和肝功能。

氮芥是临床上使用较早的治疗肾病综合征的细胞毒性药物，疗效较好，但由于其不良反应较多如注射部位血管炎或组织坏死、严重的胃肠道反应及骨髓抑制等而在临床上使用较少。苯丁酸氮芥、硫唑嘌呤、塞替哌和长春新碱等由于疗效较弱而少用。

（3）环孢素：可用于激素抵抗和细胞毒性药物治疗无效的肾病综合征患者。环孢素可通过选择性抑制 T 辅助细胞及细胞毒效应而起作用。起始剂量为每日 3～5 mg/（kg·d），然后根据血环孢素浓度（应维持其血清谷浓度在 100～200 ng/mL）进行调整。一般疗程为 3～6 个月。长期使用有肝肾毒性，并可引起高血压、高尿酸血症、牙龈增生及多毛症。另外，停药后易复发且费用昂贵而限制了其临床使用。

（4）霉酚酸酯（mycophenolate mofetil, MMF）：MMF 是一种新型有效的免疫抑制剂，主要是抑制 T、B 淋巴细胞增殖。可用于激素抵抗及细胞毒性药物治疗无效的肾病综合征患者。推荐剂量为 1.5～2.0 g/d。不良反应相对较少，如腹泻及胃肠道反应等，偶尔有骨髓抑制作用。其确切的临床效果及不良反应还需要更多临床资料证实。

（四）调脂药物

高脂血症可加速肾小球疾病的发展，增加心脑血管疾病的发生率。因此，肾病综合征患者合并高脂血症应使用调脂药治疗，尤其是有高血压及冠心病家族史、高 LDL 及低 HDL 血症的患者更需积极治疗。常用药物包括以下几种。

（1）3- 羟基 -3- 甲基戊二酰单酰辅酶 A（HMG CoA）还原酶抑制剂：洛伐他汀（20～60 mg/d）、辛伐他汀（20～40 mg/d）。疗程为 6～12 周。

（2）纤维酸类药物：非诺贝特（每次 100 mg，每日 3 次）、吉非贝齐（每次 300～600 mg，每日 2 次）等。

（3）普罗布考（每次 0.5 g，每日 2 次）：本品除降脂作用外还具有抗氧化剂作用，可防止低密度脂蛋白的氧化修饰，抑制粥样斑块的形成，长期使用可预防肾小球硬化。如果肾病综合征缓解后高脂血症自行缓解则不必使用调脂药。

（五）抗凝治疗

肾病综合征患者由于凝血因子的改变及激素的使用，常处于高凝状态，有较高的血栓并发症的发生率，尤其是在血浆清蛋白低于 20 g/L 时，更易有静脉血栓的形成。因此，有学者建议当血浆清蛋白低于 20 g/L 时应常规使用抗凝剂，可使用肝素（1875～3750 U/d，皮下注射）或低分子肝素（0.4 mL/d，皮下注射），维持凝血酶原时间在正常的 2 倍。此外，也可使用口服抗凝药如双嘧达莫（每次 50～100 mg，3 次/天）、阿司匹林（50～200 mg/d）。至于肾病综合征患者是否需要长期使用抗凝剂尚需要更多临床资料的证实。如已有血栓形成或血管栓塞的患者应尽快行溶栓治疗，可给予尿激酶或链激酶静脉滴注，同时辅以抗凝治疗。治疗期间应密切观察患者的出凝血情况，避免药物过量导致出血并发症。

第二节　IgA 肾病

IgA 肾病又称伯杰（Berger）病，是一种特殊类型的肾小球肾炎，多发于儿童和青年，发病前常有上呼吸道感染，病变特点是肾小球系膜增生，用免疫荧光法检查可见系膜区有 IgA 沉积，并引起一系列临床症状及病理改变。IgA 肾病是一组多种病因引起的具有相同免疫病理学特征的慢性肾小球疾病。临床上 40%～45% 的患者表现为肉眼或显微镜下血尿，35%～40% 的患者表现为显微镜下血尿伴蛋白尿，其余表现为肾病综合征和肾功能衰竭，是导致终末期肾脏疾病的常见原发性肾小球疾病之一。

一、病因病机

中医认为，IgA 肾病的发生，离不开外因、内因、诱因三种因素。

（一）诱因

诱因多为平时过度劳累、饮食不节、情志失调、汗出当风、冒雨涉水等因素，其中，风湿毒邪是本病的重要诱发因素。

（二）外因

外因多为外感风热、湿热或风寒、寒湿入里化热，或咽炎乳蛾疮毒等所致。外邪侵犯往往在数小时或数天内发现血尿和 / 或蛋白尿，部分隐性 IgA 肾病，也因外邪侵袭使病情加重。

（三）内因

内因多为体质素虚，禀赋不足，五脏柔弱。病性以阴虚为多，肾阴不足渐至气阴两虚。

本病急性发作期多以邪实为重，其风、湿、毒等邪侵袭，由外及里，从上而下，或湿热下注波及于肾，终致肾体受损。慢性迁延期多由脾肾气阴两虚或肝肾阴虚，肾失封藏，脾失统摄，或因虚火灼络，多虚实夹杂。有医家认为，IgA 肾病在本虚中病机转化多呈现阴虚→气阴两虚→阴阳两虚转化的过程。而且常因外感、劳累、饮食不当、情志失调等因素诱发而呈急性发作，使病情进一步加重。因此，临床上正确认识 IgA 肾病的病机特点，是辨证论治的重要前提。

IgA 肾病病机虽错综复杂，但其病位主要在肾，本虚标实为 IgA 肾病的基本病机。虽病源于正虚，但往往由虚致实，产生湿热瘀毒之标邪，且邪实又可加重正气的虚损。

二、诊断

发生于上呼吸道感染后的肉眼血尿或显微镜下血尿，或无症状性蛋白尿（尤其男性青年），血尿为肾小球性（畸形红细胞为主），从临床上应考虑 IgA 肾病的可能性。但是 IgA 肾病的确诊依赖于肾活检，尤其需要免疫病理明确肾小球系膜区可见到颗粒状 IgA 或以 IgA 为主的免疫复合物沉积。因此，无论临床上考虑 IgA 肾病的可能性有多大，肾活检病理在确诊 IgA 肾病时都是必备的。

三、中医治疗

（一）急性发作期

1. 风热蕴结证

证候：发热（高热或轻微发热），咽痛，咳嗽，或伴乳蛾红肿疼痛，腰酸腰痛，血尿（肉眼血尿或镜下血尿）和 / 或蛋白尿，舌红，苔薄黄，脉浮数。

基本治法：疏风解表，清热解毒。

方药运用：银翘散合芎芷石膏汤加减。常用药：金银花 12 g，连翘 12 g，牛蒡子 9 g，薄荷 3 g，荆芥 12 g，甘草 3 g，竹叶 12 g，芦根 15 g，川芎 9 g，白芷 12 g，石膏 15 g，菊花 12 g，藁本 9 g，羌活 9 g。方中金银花、连翘、石膏、竹叶清热解毒；薄荷、荆芥、菊花辛凉解表；牛蒡子、白芷、薄荷宣肺利咽。

加减：肺热内盛加黄芩、鱼腥草清肺泄热；咽喉红肿疼痛加一枝黄花、土牛膝、凤尾草、玄参解毒利咽；尿血鲜红加大蓟、小蓟、茅根凉血止血。

2. 胃肠湿热证

证候：腹痛肠鸣，泄泻清稀，甚如水样，脘闷食少，烦热口渴，小便短黄，血尿和/或蛋白尿，或伴恶寒发热，舌苔黄腻，脉濡数。

基本治法：清热利湿。

方药运用：葛根芩连汤合健脾清利方。常用药：葛根12 g，黄芩12 g，黄连3 g，甘草3 g，太子参9 g，白术12 g，茯苓15 g，苍术9 g，生薏苡仁15 g，赤小豆15 g，山药12 g，石韦15 g，白茅根15 g。方中黄芩、黄连苦寒清热燥湿；葛根解肌清热、升清止泻；白术、苍术、生薏苡仁、茯苓健脾燥湿止泻；白茅根、赤小豆、石韦清热利湿，使其湿热分消；太子参、山药益气养阴健脾。

加减：湿重加藿香、佩兰以化湿醒脾；热重加郁金、铁苋菜以清解热毒；腹痛加白芍、生甘草以缓急止痛。

3. 下焦湿热证

证候：小便短涩刺痛，黄赤灼热，血尿和/或蛋白尿，或伴心烦口渴，舌红，脉数。

基本治法：清热利水，凉血止血。

方药运用：小蓟饮子加味。常用药：小蓟15 g，滑石12 g，生地12 g，通草9 g，炒蒲黄9 g，竹叶12 g，藕节15 g，当归9 g，山栀9 g，甘草3 g，白茅根15 g，地锦草12 g，金钱草15 g。方中小蓟、生地、藕节、炒蒲黄凉血止血；山栀、通草、竹叶、白茅根、地锦草清热泻火利水；生地清热凉血。

加减：尿血鲜红加荠菜花、槐花、生地榆以凉血止血；热重加蒲公英、紫花地丁以清热解毒。

4. 湿热疮毒证

证候：皮肤破溃，红肿流脓，历数日、十数日或更久，随即出现血尿和/或蛋白尿，可伴发热烦渴、便秘尿黄，苔薄黄或黄腻，脉数。

基本治法：清热化湿解毒。

方药运用：五味消毒饮加味。常用药：野菊花9 g，金银花9 g，蒲公英12 g，紫花地丁12 g，紫背天葵12 g，黄芩12 g，黄连3 g，连翘9 g，玄参9 g，白茅根15 g，生地12 g。方中野菊花、金银花、蒲公英、紫花地丁清热泻火治疮毒；紫背天葵、连翘化痰散结、消肿止痛；黄芩、黄连清热燥湿。

加减：疮疡痈肿，脓水较多加黄芪、皂角刺、乳香以托脓排毒；热盛伤阴加芦根、知母清热养阴；脓毒盛者重用蒲公英、紫花地丁清热解毒；湿盛而糜烂者加苦参、土槿皮以燥湿止痒；血热而红肿加丹皮、赤芍以凉血消肿；大便不通加大黄、芒硝以通腑泄热。

（二）慢性进展期

1. 肺肾气虚证

证候：平时面色萎黄无华，腰酸乏力，纳差便溏，特点为肺卫不固，易感六淫邪气，往往使病情反复，难于治愈，舌淡，苔白，脉细弱。

基本治法：益气固表，滋补肺肾。

方药运用：玉屏风散合补肺汤加味。常用药：黄芪15g，白术12g，防风9g，人参12g，熟地12g，五味子9g，桑白皮9g，紫菀9g，芡实15g，山茱萸9g。方中黄芪、人参、白术、防风益气固表；熟地、山茱萸补益肺肾；芡实配白术、五味子健脾固涩。

加减：气虚恶风加桂枝、白芍以解表和营；经常咽喉肿痛加牛蒡子、玄参、挂金灯清利咽喉。

2. 气阴两虚证

证候：倦怠乏力，腰膝酸软，手足心热，口干喜饮，或伴大便干结，舌偏红边有齿印，苔薄白或薄黄，特点为平时少量血尿蛋白尿，稍遇劳累则病情加重。

基本治法：益气养阴。

方药运用：四君子汤合左归丸加减。常用药：党参12g，白术12g，黄芪15g，茯苓12g，白扁豆12g，炙甘草3g，熟地12g，山茱萸9g，枸杞子12g，山药15g，杜仲12g，肉桂3g。方中党参、白术、黄芪、茯苓、白扁豆、山药健脾益气；熟地、山茱萸、枸杞子滋养肾阴；用杜仲、肉桂则阴得阳升而泉源不竭。

加减：蛋白尿多者重用黄芪，加芡实、灵芝以益气固摄；血尿多者加参三七、藕节凉血化瘀止血。

3. 脾肾阳虚证

证候：腰膝酸冷，四末失温，面苍白或黧黑，小便频数或夜尿增多，大便时溏，或伴下肢浮肿，舌淡，苔白，脉细弱。常表现为中度或重度蛋白尿、血尿，反复难愈。

基本治法：健脾益气，温肾助阳。

方药运用：右归丸加减。常用药：熟地12g，山药15g，白术12g，山茱萸9g，枸杞子9g，杜仲12g，菟丝子15g，制附子9g，肉桂6g，当归12g，鹿角胶9g。方中制附子、肉桂、杜仲、菟丝子、鹿角胶温肾助阳；白术、山药健脾益气；熟地、山茱萸、枸杞子补肾精，养肾阴；当归活血养血。

加减：下利清谷者，减去熟地、当归，加入党参、薏苡仁、补骨脂以健脾止泻；腹中冷痛者加高良姜、吴茱萸、白芍以温中止痛。

4. 肝肾阴虚证

证候：腰酸乏力，五心烦热，口干咽燥，大便干结，或伴月经量少甚至闭经，舌红，苔少，脉细数。患者往往病程绵长，曾服用或正在服用大量激素及（或）免疫抑制剂，部分患者呈激素依赖型，稍减量则尿蛋白反跳。

基本治法：滋阴清热。

方药运用：左归丸加减。常用药：熟地12g，山药15g，山茱萸9g，菟丝子15g，枸杞子9g，牛膝12g，龟板9g，知母12g，黄柏12g。方中熟地、菟丝子、龟板、枸杞子滋养肝肾之阴；知母、黄柏清虚热；山茱萸收敛固涩；牛膝补益肝肾，活血祛瘀。

加减：急躁易怒，尿赤便秘，舌红脉数者，加龙胆草、黄芩、栀子清肝泻火；精血枯竭而见耳聋、足痿者加紫河车粉分服，填补精血；腰酸遗精，精关不固者，加金樱子、芡实、莲须固肾涩精。

5. 湿热内盛证

证候：面红或面部痤疮，时发咽喉肿痛，口苦口黏，胸脘痞闷，烦热口渴，小便短赤，大便秘结或溏薄不爽，舌红，苔黄腻，脉濡数。多见于素体阳盛而服用激素或使用温补药物的患者。

基本治法：清热化湿，凉血止血。

方药运用：莲草汤加味。常用药：半枝莲30 g，白花蛇舌草30 g，白术15 g，山药12 g，旱莲草15 g，藕节30 g，苎麻根30 g，凤尾草30 g，生薏苡仁15 g，砂仁6 g，白茅根15 g，制大黄12 g。方中半枝莲、白花蛇舌草、苎麻根清热解毒；凤尾草、白茅根清热凉血止血；白术、山药、生薏苡仁、砂仁健脾化湿；制大黄、白茅根使湿热前后分消。

加减：湿热伤阴者，可加知母、玄参、旱莲草以养阴清热；血热较盛，皮肤瘀斑，舌红脉数者，加生地、地肤子、水牛角粉以凉血化斑；大便溏薄不爽者，合葛根芩连汤以清利湿热。

6. 脾虚水盛证

证候：下肢或全身水肿，甚者伴胸水、腹水，脘腹痞满，纳减便溏，神倦肢冷，小便短少，舌淡，苔白腻，脉沉缓。多见于表现为肾病综合征的IgA肾病患者。

基本治法：健脾补气，利水消肿。

方药运用：参苓白术散合五皮散。常用药：人参15 g，茯苓15 g，白术15 g，山药15 g，白扁豆12 g，砂仁6 g，生薏苡仁15 g，莲子15 g，桔梗6 g，甘草3 g，桑白皮30 g，橘皮9 g，大腹皮15 g，茯苓皮15 g，生姜皮9 g。方中人参、山药、白扁豆健脾补气；茯苓、白术、砂仁、生薏苡仁健脾化湿；桑白皮、大腹皮、茯苓皮等泻肺理气、行水消肿；莲子收敛固涩。

加减：小便短少者加桂枝、泽泻以助膀胱化气行水；阳虚水泛，水肿凹陷如泥者加黄芪、制附子、淫羊藿益气温阳利水。

7. 气滞血瘀证

证候：神疲乏力，腰部刺痛，固定不移，面色晦暗，唇色青紫，肢体麻木，或伴痛经闭经，经行不畅，舌紫暗瘀斑瘀点，脉细涩。

基本治法：益气活血，化瘀止血。

方药运用：补阳还五汤加味。常用药：黄芪30 g，当归12 g，赤芍12 g，川芎9 g，桃仁12 g，地龙12 g，红花9 g，参三七9 g，马鞭草15 g，生地榆15 g。方中重用黄芪补气；配合当归、赤芍、川芎、桃仁、红花补气活血化瘀；地龙通经活络为佐药；参三七、马鞭草、生地榆合用，既可加强活血之功，又兼止血利水之效。

加减：气滞重者，症见脘腹胀闷、经行不畅，加路路通、木香以行气消肿；兼血虚者，加阿胶、桑椹子以滋补阴血；尿血明显者，可加大蓟、小蓟、旱莲草、凤尾草凉血止血。

四、西医治疗

由于IgA肾病的发病机制复杂、涉及的因素较多，因此到目前为止，尚无治疗IgA肾病的特效措施。IgA肾病的预后主要与高血压、大量蛋白尿、受损的肾功能、肾小球硬化、间质纤维化以及肾小动脉硬化有关，因此，IgA肾病的治疗应根据这些指标的有无及程度区别对待。

常用的治疗方法包括血管紧张素转换酶抑制剂（ACEI）、血管紧张素受体拮抗剂（ARB）、糖皮质激素和其他免疫抑制剂、抗凝抗血小板聚集及促纤溶药、鱼油，以及扁桃体摘除。对于扁桃体感染后出现肉眼血尿或尿检异常加重的患者，积极控制感染，早日行扁桃体摘除。回顾性的研究表明，扁桃体摘除对于轻、中度的 IgA 肾病有效，可以降低蛋白尿、血尿和终末期肾衰竭的发生率。

对于血压正常，肾功能正常，尿蛋白＜ 1 g/24 h 的患者，国外学者多认为不需要特殊治疗，只需要定期复查。但我国的研究发现，对这些患者行扁桃体摘除，加上 ACEI 或 ARB 以及抗凝促纤溶治疗，有利于患者完全缓解。对于尿蛋白＞ 1 g/24 h 的患者，不管血压正常与否，首选 ACEI 或 ARB，力争将尿蛋白降至 1 g/24 h 以内。对于血压正常的患者使用 ACEI 或 ARB，需注意血压的情况。过去认为血压正常的人使用 ACEI 或 ARB 对血压影响不大，但近年的临床实践中发现，血压正常的人使用 ACEI 或 ARB 血压也可能会下降，这些患者尿蛋白往往降得比较快，这时要特别注意血肌酐等肾功能的情况，以避免血压降得过低，影响脏器供血。如果使用足量的 ACEI 和 ARB，血压已降至 125/75 mmHg，除尿蛋白量下降以外，还要考虑肾活检病理改变。明显的炎细胞浸润、细胞增殖，尤其是细胞新月体形成是应用激素和其他免疫抑制剂的适应证。对于 IgA 肾病合并微小病变肾病综合征的患者，按微小病变肾病综合征处理。大多数患者对激素比较敏感，尿蛋白很快减少，但尿检异常不容易完全缓解，即使尿蛋白转阴了，也可能还有小量镜下血尿或尿潜血阳性。不宜过分追求尿潜血和镜下血尿的完全正常而大量、长期使用激素和其他免疫抑制剂。

对于 IgA 肾病合并高血压的患者，排除肾动脉狭窄和严重肾衰竭后，首选 ACEI 或 ARB，力求将血压降至 125/75 mmHg。如果降压效果不好，需加用长效的钙离子拮抗剂、利尿剂和 β 受体阻滞剂、α 受体阻滞剂。

对于 IgA 肾病合并肾衰竭的患者，宜首先明确肾衰竭的原因，针对原因进行治疗；合并恶性高血压的，积极控制血压；细胞增殖明显的，使用免疫抑制剂。对 Lee 氏分级 Ⅲ级以上、有明显细胞增殖和纤维蛋白沉积的中、重度 IgA 肾病患者，给予 ACEI 联合尿激酶治疗，取得了减少蛋白尿、延缓肾功能恶化的好效果。

第三节　特发性膜性肾病

特发性膜性肾病（IMN）是成人肾病综合征最常见的病理类型，好发于 40 岁以上男性，男女之比为 2∶1。其特征性病理改变以免疫复合物沿基底膜上皮下沉积，基底膜增厚，"钉突"形成。患者的临床表现多为大量蛋白尿和肾病综合征，部分患者可伴有镜下血尿、高血压。IMN 病因和发病机制尚不清楚，中性内切肽酶和 PLA2 R 可能与发病有关，建议诊断 IMN 前排除各类继发性因素。

一、病因病机

水肿、关格、癃闭可见于现代医学的慢性肾功能不全，亦可见于特发性膜性肾病的各个阶段。人体正常的水液运行，主要有赖于肺气的通调、脾气的转输、肾气的开阖，而水肿、癃闭、关格三病证均为人体水液运行障碍所出现的病理状态。此三病证在症状及病因病机上虽有相似之处，但仍需鉴别诊断。水肿与癃闭临床均可表现为小便不利，每次小便量少，但水肿是体内水液潴留，泛溢于肌肤，引起头面、眼睑、四肢浮肿，甚者伴有胸腔积液、腹水，但并无水蓄膀胱之证候；而癃闭是水蓄膀胱之证而小便排解不畅，或点滴而出，可不伴有浮肿，部分患者还兼有小腹胀满膨隆。水肿、癃闭等病证，在反复感邪、饮食劳倦等因素的作用下，或失治误治，使其反复发作，迁延不愈，以致脾肾阴阳衰惫，气化不行，湿浊毒邪内蕴，气不化水，肾关不开，则小便不通；湿浊毒邪上逆犯胃，则呕吐，遂发为关格。相比较而言，水肿、癃闭、关格的中医病证是病程从轻至重的发展过程。

二、诊断

IMN 的诊断主要是肾脏活检病理检查和排除继发性膜性肾病。中老年患者起病隐匿，临床表现为肾病综合征、血尿和高血压不突出，即应警惕膜性肾病。确诊有赖于肾活检病理检查，光镜和电镜下病理特点为上皮下免疫复合物沉积及肾小球基膜增厚和变形。虽然根据典型的光镜和免疫荧光显微镜表现可明确诊断，但电子显微镜是膜性肾病最可靠的诊断方法。

IMN 免疫荧光常以 IgG_4 为主，伴 C_3 呈颗粒样沿肾小球基膜分布。若荧光以 IgG_1 为主，并出现 C_{1q} 和 C_4 沉积，要认真排除狼疮肾炎和乙肝病毒相关性肾炎等继发性膜性肾病的可能。电镜下，在系膜区、内皮下见到电子致密物及病毒颗粒等要考虑继发性膜性肾病的可能。光镜下，除典型的膜性肾病的病理改变外，还有明显的系膜细胞增生、节段坏死性病变，肾小球系膜区和内皮下嗜复红物质沉积也高度提示继发性膜性肾病的可能。医生不应满足于病理形态上粗略地观察而得到的"膜性肾病"诊断，而应通过认真采集病史、查体、实验室检查和细致的病理学检查，认真排除继发因素才能得出 IMN 的正确诊断。

三、中医治疗

（一）辨证论治

1.本虚证

（1）气阴两虚证：

治法：益气养阴。

方药：参芪地黄汤加减。黄芪、党参、地黄、山药、当归、白芍、川芎、女贞子、墨旱莲、金樱子、芡实等。或具有同类功效的中成药。

（2）肺脾气虚证：

治法：补益肺脾。

方药：玉屏风散合补中益气汤加减。黄芪、党参、菟丝子、白术、防风、山药、地黄、当归、陈皮、升麻、柴胡等。或具有同类功效的中成药。

（3）脾肾阳虚证：

治法：温补脾肾。

方药：实脾饮合济生肾气丸加减。干姜、附子、白术、茯苓、炙甘草、厚朴、大腹皮、草果仁、木香、木瓜、熟地黄、山茱萸、牡丹皮、山药、泽泻、肉桂、牛膝、车前子等。或具有同类功效的中成药。

（4）肝肾阴虚证：

治法：滋养肝肾。

方药：六味地黄汤加减。地黄、山药、山茱萸、牡丹皮、茯苓、泽泻等。或具有同类功效的中成药。

2. 标实证

（1）瘀血内阻证：

治法：活血化瘀。

方药：桃红四物汤加减。当归、生地黄、桃仁、红花、赤芍、川芎、丹参等，或加入虫类药物如地龙、水蛭、僵蚕等。或具有同类功效的中成药或中药注射剂。

（2）风湿内扰证：

治法：祛风除湿。

方药：防己黄芪汤加减，或在原辨证处方中加入汉防己、徐长卿、鬼箭羽、黄芪、茯苓、白术、当归等。或具有同类功效的中成药。

（3）水湿内停证：

治法：行气利水。

方药：五苓散加减。猪苓、茯苓、白术、泽泻、桂枝。或具有同类功效的中成药。

（4）湿热内蕴证：

治法：清化湿热。

方药：四妙丸、葛根芩连汤、黄连温胆汤加减。苍术、薏苡仁、制半夏、牛膝、黄柏等。或具有同类功效的中成药。

（二）其他疗法

1. 中药泡洗

根据患者证候特点选用中药，可以口服中药煎后之药渣再煎煮后，将膝关节以下皮肤全部浸没于药液中，水温在40～42 ℃，每日或隔日1次，7天为一个疗程，每次15～30分钟，水温不宜过高，以免烫伤皮肤。

2. 中药穴位贴敷

将中药研为细末，与醋、黄酒等液体调制成糊状，敷贴于穴位，以治疗疾病，此法可使药性通过皮毛腠理，循经络传至脏腑，以调节脏腑气血。推荐贴敷方：生黄芪、丹参、酒大黄、苏叶、川芎、积雪草、淫羊藿、白芷，伴呕吐者加丁香、吴茱萸、厚朴、木香，伴便秘者加厚朴、莱菔子、紫苏子、生白术、木香、炒枳壳、决明子、晚蚕砂。穴位可选肾俞、天枢、足三里等。

根据病情可选择有明确疗效的治疗方法，如针灸、耳穴、红光照射法、中药离子导入法、中药药浴疗法等。

四、西医治疗

（一）糖皮质激素联合免疫抑制剂治疗

建议 IMN 伴有肾病综合征且符合以下条件之一的患者使用激素联合免疫抑制剂治疗：

（1）经 6 个月降压及降尿蛋白治疗后尿蛋白仍 > 3.5 g/d，尿蛋白高于基线值50%以上且无下降趋势。

（2）存在肾病综合征相关的严重、致残或致命的并发症。

（3）自明确诊断起 6～12 个月血肌酐上升 30%，但 eGFR 不低于 30 mL/（1.73 m^2·min），且该变化无法以相关并发症解释。

（4）对于血肌酐＞ 320 μmol/L 或 eGFR ＜ 30 mL/（1.73 m^2·min）且超声提示肾脏体积明显缩小，不建议使用免疫抑制剂治疗。

1.IMN 初次治疗

建议首选交替使用口服 / 静脉糖皮质激素＋静脉烷化剂治疗 6 个月，优先考虑环磷酰胺，初次治疗至少需 6 个月。

药物治疗方案如下：

（1）糖皮质激素＋环磷酰胺方案：

1）泼尼松：若患者年龄＜ 65 岁，初始剂量为 1 mg/（kg·d），上限为 60 mg/d；若患者年龄＞ 65 岁，初始剂量为 0.5 mg/（kg·d）。如肾病综合征缓解，原方案治疗继续 2 周后激素减量；若肾病综合征未缓解，继续原方案治疗 3 个月后激素减为 0.5～0.8 mg/（kg·d）；再治疗 3 个月如无效则中止该方案。

2）每月静脉滴注环磷酰胺（0.5～0.75 g/m^2），前 6 个月每月治疗 1 次，后 6 个月每 2 个月治疗 1 次。

3）骨化三醇和钙剂治疗。

4）低分子肝素抗凝（血清白蛋白＜ 25 g/L）及抗血小板黏附治疗。

环孢素（CsA）和他克莫斯（FK506）亦可考虑在初次治疗中使用，适用于不能耐受烷化剂或有禁忌证的患者。建议至少治疗 6 个月，6 个月后未完全缓解或部分缓解则停用；6 个月后能完全或部分缓解可继续使用。4～8 周后减至初始剂量的 50%，总疗程至少为 12 个月，治疗期间及肾功能恶化时（血肌酐升高 20%）需定期监测 CNI 血药浓度。

（2）糖皮质激素＋CsA 方案（疗程为 12 个月）：

1）泼尼松：初始剂量为 0.5 mg/（kg·d），如肾病综合征缓解，原方案治疗继续 2 周后激素减量；若肾病综合征不缓解，继续原方案治疗 3 个月后减为 0.3～0.4 mg/（kg·d）；再治疗 3 个月后如无效则中止治疗。

2）CsA：3～4 mg/（kg·d），分 2 次口服，监测 CsA 的谷浓度、峰浓度，谷浓度为 100～200 ng/mL，峰浓度为 700～800 ng/mL；监测肾功能。

3）非二氢吡啶类 CCB 有肾脏保护作用。

4）骨化三醇和钙剂治疗。

5）血清白蛋白＜ 25 g/L 时，低分子肝素抗凝治疗；血清白蛋白＞ 25 g/L 时，抗血小板黏附药物治疗。

（3）糖皮质激素＋FK506（疗程为 12 个月）：

1）泼尼松：初始剂量为 0.5 mg/（kg·d），如肾病综合征缓解，原方案治疗继续 2 周后激素减量；若肾病综合征不缓解，继续原方案治疗 3 个月后减为 0.3～0.4 mg/（kg·d）；再治疗 3 个月后如无效则中止治疗。

2）FK506：初始剂量为 0.05 mg/（kg·d），监测 FK5 U6 浓度在 5～10 ng/mL 范围内，

若肾病综合征缓解，足量使用 3 个月后 FK506 减 1 mg/d；继续使用 3 个月后 FK506 再减 1 mg/d；根据缓解情况逐渐减量。

3）血清白蛋白 < 25 g/L 时，低分子肝素抗凝治疗；血清白蛋白 > 25 g/L 时，抗血小板黏附治疗。

4）非二氢吡啶类 CCB 有肾脏保护作用。

5）骨化三醇（罗钙全）和钙剂治疗。

6）保护胃黏膜，预防骨质疏松，控制血脂等对症支持治疗。

7）监测血糖、血脂。

（4）二线治疗方案：不推荐单用激素作为初次治疗药物；不建议使用 MMF、利妥昔单抗、ACTH 来氟米特（爱诺华）、MTX、其他新型免疫抑制剂，作为初次治疗药物。IMN 患者初次治疗对烷化剂抵抗时可选择 CNI，反之亦然。

2.IMN 复发治疗

对于复发的患者建议使用初次治疗中诱导缓解的相同药物；若初次治疗方案为 6 个月的激素联合烷化剂，建议重复使用该方案。

（二）抗凝治疗

建议对于 IMN 伴有肾病综合征、血清白蛋白 < 25 g/L 或存在其他高凝危险的患者使用低分子肝素抗凝治疗，血清白蛋白 < 25 g/L 建议使用波立维或华法林预防性抗凝。

（三）肾功能急性恶化的治疗

肾功能急进恶化时建议重复肾活检，肾功能急进恶化定义为非大量蛋白尿（大于 15 g/d）情况下 1～2 个月内血肌酐翻倍，给予强化免疫抑制治疗。

第八章 骨科疾病

第一节 股骨颈骨折

股骨颈骨折是指股骨头下至股骨颈基底部之间的骨折，是老年人常见的骨折，但也可见于青壮年及儿童，约占全身骨折的3.6%。随着人们平均寿命的延长，老年人口的增多，其发病率有增高的髋外翻趋势，成为骨伤科学和老年医学的重要课题之一。

一、临床表现

患者常有受伤史，如跌倒、滑倒、撞伤，甚至可出现盘腿造成的骨折。伤后诉髋部疼痛，不敢站立和行走，患肢多有短缩、屈髋、屈膝、内收或外旋的典型畸形。囊内骨折足外旋45°～60°，囊外骨折则外旋角度较大，常达90°，并可扪及大粗隆上移。伤后髋部除有疼痛外，腹股沟附近压痛，在患肢足跟部或大转子部有叩击痛。局部可有轻度肿胀，但囊内骨折由于有关节囊包裹，局部血液供应较差，其外为厚层肌肉，故肿胀瘀斑常不明显。患者髋功能障碍，不能站立行走，但有部分嵌入骨折仍可短时站立或跛行。对这些患者要特别注意，不要因遗漏诊断而使无移位的稳定骨折变为有移位的不稳定骨折。

二、辅助检查

（一）X线摄片

拍摄髋关节正侧位X线片可明确骨折部位、类型和移位情况，对决定治疗及预后均有帮助。

（二）CT、MRI检查

若未能显示骨折，而临床仍有怀疑者，有条件者可行MRI或CT检查，能够作出明确的诊断。

三、诊断

（一）诊断依据

（1）外伤史。

（2）临床表现：髋部疼痛，不能站立和行走。患肢多有短缩、屈髋、屈膝、内收或外旋的典型畸形，移动患肢时，髋部疼痛明显加重，纵向叩击患肢足跟可引起髋部剧烈疼痛，腹股沟中点压痛。

（3）X线摄片：可明确骨折移位方向和程度，确定骨折的类型。

（三）诊断

分型按骨折移位程度分类（Garden分类法）。该分类法主要是根据正侧位X线片上骨折的移位程度分类，分为以下几型：

（1）I型：股骨颈不完全骨折。骨折没有通过整个股骨颈，尚有部分骨质连接，此类骨折多容易愈合。

（2）Ⅱ型：股骨颈完全骨折。无移位或轻度移位，股骨头无倾斜，股骨颈虽然完全断裂，但对位良好，较稳定。

（3）Ⅲ型：股骨颈部分移位骨折。形成股骨头向内旋转移位，颈干角变小。

（4）Ⅳ型：股骨颈骨折完全移位，两断端完全分离，周围组织破坏严重，血液供应中断，易造成股骨头缺血性坏死，预后较差。

四、治疗

应按照骨折的时间、类型和患者的全身情况等决定治疗方案。新鲜无移位骨折或嵌插骨折不需复位，但患肢应制动；移位骨折应尽早给予复位和固定；陈旧性股骨颈骨折可采用髋关节重建术或改变下肢负重力线的截骨术，以促进骨折愈合或改善功能。

（一）复位

无移位或外展嵌插型骨折不需整复，可让患者卧床休息和限制活动。内收型股骨颈骨折整复方法如下：

1. 手法复位

（1）屈髋屈膝法：患者仰卧，助手固定骨盆，医者右前臂托住患肢腘窝，使患膝、髋均屈曲90%向上牵引，纠正缩短畸形。然后伸髋内旋外展以纠正成角畸形，并使折面紧密接触。复位后可做手掌试验，如患肢外旋畸形消失，表示已复位。

（2）牵拉推挤外展内旋法：因股骨颈骨折后，患肢呈缩短、外旋、外展和轻度屈髋屈膝畸形，故对缩短畸形常用此方法。一名助手固定骨盆，一名助手双握患肢足踝部，医者左手托住臀部，右手握于膝下，使髋、膝关节屈曲30°左右，大腿外旋，轻度外展位顺势牵拉，然后远端在助手牵拉下徐徐将患肢内旋外展伸直，并保持患肢内旋20°、外展20°位固定。

2. 牵引法复位

为了减少对软组织的损伤，保护股骨头的血供，目前多采用骨牵引逐步复位法。若经骨牵引1周左右仍未复位，可采用上述手法整复剩余的轻度移位。

（二）固定

1. 无移位或外展嵌插型骨折

治疗时应将患肢置于外展、膝关节轻度屈曲、足中立位（即下肢外展30°～40°，足尖向下，膝关节屈曲15°）。为防止患肢外旋，可在患足穿一带有横木板的丁字鞋，亦可用轻重量的皮肤牵引固定6～8周。在固定期间应嘱咐患者做到"三不"：不盘腿、不侧卧、不负重。6～8周后可架双拐不负重行走，以后每1～2个月复查X线片1次；骨折坚固愈合，股骨头无缺血性坏死现象时，可弃拐负重行走，一般需4～6个月。

2. 有移位的新鲜股骨颈骨折

此类骨折可采用股骨髁上骨牵引，如无特殊禁忌证，可用多根钢针或螺纹钉内固定治疗，这样能早期离床活动，从而减少因卧床而发生的并发症。

对于老年人无移位股骨颈骨折，由于有再移位的风险，一般在患者全身状态允许的情况下应尽早行多枚斯氏针、三枚骨松质螺钉或空心钉内固定，使患者能够早期活动和负重行走，避免由于长期卧床带来的并发症。

（四）手术治疗

1. 切开复位

股骨颈骨折有时可因骨折端刺破的关节囊夹于骨折端间而阻碍复位，使骨折端对合不满意，中青年陈旧性股骨颈骨折，骨折端吸收不多的患者，均应考虑切开复位内固定。切开复位可在直视下将骨折对合，对有骨质碎裂、压缩及缺损的病例可及时充填碎骨片。切开复位可采用前侧切口或前外侧切口。

2. 内固定

合格的内固定原则是坚强固定和骨折端加压。解剖复位在治疗中至关重要，因为不论何种内固定材料都无法补偿不良复位后所产生的问题。应用于股骨颈骨折治疗的内固定物类很多，医师应该对其技术问题及适应证非常熟悉以便选择应用。

（1）单钉类：三翼钉是最早应用于股骨颈骨折治疗的内固定方法，方法简单，但其可能破坏股骨头血供、缺乏对抗剪力的作用，难以控制股骨头的旋转，股骨头坏死率高，已被放弃。

（2）多钉类：多钉或多针（空心针、Moore 钉、Neufdd 钉、斯氏钉、三角针、多根螺纹钉或多根带钩螺纹钉等）。Moore 钉及多枚克氏针内固定在强度上或抗扭力作用较单钉强，但也有对骨折端无把持作用，有松动、退钉的缺点。

（3）滑移式钉板类：滑动式内固定钉以髋螺钉应用较广，此类内固定由固定钉和一带柄的套筒两部分组成。固定钉可在套筒内活动，当骨折面有吸收时，钉则向套筒内滑动缩短，以保持骨折端的密切接触，有利于骨折的愈合。但远期股骨头坏死率高，故有逐渐被其他材料取代的趋势。

（4）加压内固定类：最常用的加压装置为加压螺纹钉，此外还有 AO 松质骨螺钉，主要特点是所用的内固定钉都带螺纹，优点是可以经皮穿刺，创伤小，对股骨头的血供破坏少，可以使骨折面产生压力应力，可以加速骨折愈合。多枚加压螺钉对骨折端能起到良好的加压作用，更有利于骨折愈合。大多适合年轻患者。

（5）人工关节置换术：多数学者认为假肢置换术是老年股骨颈骨折的首选方法。由于患者能早期离床活动，减少了由长期卧床引起的多种并发症，可尽快恢复正常的生活能力，提高生活质量。

第二节　股骨干骨折

股骨干骨折是指股骨小转子下 2~5 cm 到股骨髁上 2~4 cm 之间的部分。股骨干骨折约占全身骨折的 6%。男性多于女性，约 2.8：1，患者以 10 岁以下的儿童最多，约占股骨干骨折的 50%。随着近年来交通事故的增多，股骨干骨折的发病比例呈上升趋势。骨折往往复杂，且合并伤较多，给治疗增加了很大的难度。

一、临床表现

患者多有明显的外伤史，如车祸、高处坠落、重物直接打击等。伤后局部疼痛、肿胀明显，可出现短缩、成角畸形，患肢功能活动完全丧失，可触及骨擦感和异常活动，但儿童青枝骨折除外。严重移位的股骨下 1/3 骨折，在腘窝部有巨大的血肿，小腿感觉和运动障碍，足背动脉、胫后动脉搏动减弱或消失，末梢血循环障碍，应考虑有血管、神经的损伤。损伤严重者，由于剧痛和出血，早期可合并外伤性休克。严重挤压伤、粉碎性骨折或多发性骨折，还可并发脂肪栓塞。

二、辅助检查

（一）X 线摄片检查

X 线可显示骨折的部位、类型及移位情况。上 1/3 骨折时，X 线检查应包括髋关节；下 1/3 骨折时，X 线检查应包括膝关节；怀疑髋关节脱位患者，应加摄髋关节正侧位片，以明确诊断。

（二）CT、MRI 检查

必要时可行 CT、MRI 检查，明确骨折详细情况，指导治疗方案的制订。

三、诊断

（一）诊断依据

（1）外伤史。

（2）临床表现：多有明显的外伤史，如车祸、高处坠落、重物直接打击等。伤后局部疼痛、肿胀明显，可出现短缩、成角畸形，患肢功能活动完全丧失，可触及骨擦感和异常活动，但儿童青枝骨折除外。

（3）X 线检查：可显示骨折的部位、类型及移位情况。

（二）诊断分型

（1）按骨折部位：分为上 1/3 骨折、中 1/3 骨折和下 1/3 骨折。

（2）按骨折开放与否：分为闭合性骨折和开放性骨折。

（3）按骨折移位与否：分为稳定型骨折和不稳定型骨折。

（4）按骨折类型：分为横断骨折、斜形骨折、螺旋形骨折、粉碎性骨折和青枝骨折。

（5）按损伤机制：分为暴力性骨折和病理性骨折。

四、治疗

处理股骨干骨折，应注意患者全身情况，积极防治外伤性休克，重视对骨折的急救处理，现场严禁脱鞋、脱裤或做不必要的检查，应用简单而有效的方法给予临时固定，急速送往医院。股骨干骨折的治疗采用非手术疗法，多能获得良好的效果。但因大腿的解剖特点是肌肉丰厚，拉力较强，骨折移位的倾向力大，在采用手法复位、夹板固定的同时需配合短期的持续牵引治疗。必要时，还需切开复位内固定。

（一）手法复位

整复方法为患者取仰卧位，一名助手固定骨盆，另一名助手用双手握小腿上段。医者顺势拔伸，并徐徐将伤肢屈髋屈膝各 90°，沿股骨纵轴方向用力牵引，矫正重叠移位后，再按骨折的不同部位分别采用下列手法。

1. 上 1/3 骨折

该部位骨折近折端因受外展、外旋肌群和髂腰肌的作用，近折端可出现典型的外展、外旋、前屈畸形，粗隆下骨折时可出现严重的前屈畸形，致使 X 线正位片可显示骨髓腔的圆形空洞影像，其移位的重点在近端。一般的整复手法难以奏效，可采用钢针撬压法以代替手的推挤按压，克服外展、外旋和屈肌的牵拉，迫使近折端向远折端靠拢而复位。方法为患肢置板式牵引架上，中立位下根据重叠情况先以 6～8 kg 重量行股骨髁上牵引，矫正重叠移位后，再于粗隆下打进一钢针，行钢针撬压复位。抬高针尾既可产生撬压近折端以克服其前屈的作用，又可撬拨以克服近折端外旋的作用；同时针尾抬高后，则针体即向内倾斜，加之向后的牵拉力，即产生向内、向后顶压近折端的双重作用。这样近折端的前屈、外展、外旋移位即可解除，与远折端靠拢而复位。

2. 中 1/3 骨折

对常见的短斜或横断骨折，可用牵引加小夹板固定法治疗。先行股骨髁上牵引，患肢置板式牵引架上，外展 30°～40° 位，用 8 kg 左右重量牵引 8～12 小时；重叠矫正后，采用推挤提按法复位。一名助手固定骨盆，另一名助手扶持膝部。医者一手置近折端外侧，另一只手置远折端内侧，推挤矫正侧方移位；然后两手拇指置近折端前侧，余指置远折端后侧前提的同时，两拇指按压近折端向后以矫正前后移位。对长斜或多片粉碎性骨折，用挤压法复位。助手同上，医者两手分置折端的内外、前后相对挤压使骨折片复位。

3. 下 1/3 骨折

下 1/3 骨折因受内收肌和腓肠肌的作用，而出现近折端内收和远折端后倾成角突起。可先行股骨髁上牵引，患肢置板式牵引架上，肢体中立或轻度外展位，膝关节屈曲 45° 左右位，以 6～8 kg 重量牵引，矫正重叠后再行手法整复。整复可采用推挤提按法，一名助手固定大腿上段，另一名助手固定小腿。医者一只手置近折端内侧，另一只手置远折端外侧，推挤矫正内外错位；然后两手拇指按压近折端向后，余指提远折端向前，以矫正远折端后倾成角突起移位。若复位不满意，可增加膝关节屈曲度，并于小腿部加用皮肤牵引的同时，在髁上牵引之钢针上另加以向前的垂直牵引，重量 3～4 kg，向后之成角突起移位多可矫正。

4. 儿童股骨干骨折

（1）3 岁前婴幼儿期股骨干骨折：该时期儿童股骨干骨折，生长迅速，塑形能力强，治疗不必强求解剖对位，主要是矫正成角旋转畸形以保持对线。而轻度的重叠，多在发育中自行恢复。该骨折可采用折顶对位法：患者平卧，一名助手固定骨盆，另一名助手扶持膝部。医者两拇指置近折端前侧，余指置大腿后部托远折端，先前提使向后移位的远折端向前与近折端成角相抵，然后按压近折端，同时扶膝之助手配合牵拉反折复位；也可先按压近折端向后与远折端成角相抵，然后前提牵拉反折复位。复位后医者一只手保持对位，另一只手持膝部轻轻推顶，使两骨折端进一步吻合。

（2）学龄前后儿童股骨干骨折：对长斜形或螺旋形骨折，可采用牵拉挤压法复位。一名助手固定骨盆，另一名助手持小腿牵拉矫正重叠后。根据移位方向，医者两手相对挤压使折端吻合。若为背向骨折，采用回旋拔伸法复位。医者一只手拇指推远折端，另一只手持膝部根据移位方向而向反方向扭旋患体，与拇指推压相配合使折端反向复位。对横断或短斜形骨折，可采用牵拉推挤提按法或折顶手法复位。

（二）持续牵引复位

由于大腿部肌肉丰厚，肌力强大，加之下肢杠杆力量强，对骨折施行手法复位夹板固定术后，仍有可能使已复位的骨折端发生成角甚至侧移位。因此，还应按照患者年龄、性别、肌力的强弱，分别采用持续皮肤牵引或骨牵引，才能维持复位后的良好位置。皮肤牵引适用于儿童和年老、体弱的成年人，骨骼牵引适用于下肢肌肉比较发达的青壮年或较大年龄的儿童。儿童牵引重量约为1/6体重，时间3～4周；成年人牵引重量约为1/7体重，时间8～10周。1周后床边摄X线片复查，如骨折对位良好，即可将牵引的重量逐渐减轻至维持重量，一般成年人为5 kg左右，儿童为3 kg左右。在维持牵引的过程中，应注意调整牵引的重量和方向，检查牵引装置，保持牵引效能，防止过度牵引，以达到维持骨折良好的对位对线的目的。股骨干骨折常用的持续牵引方法有以下几种：

1. 垂直悬吊皮肤牵引

本方法适用于3岁以内的儿童。此法是把患肢和健肢同时用皮肤牵引向上悬吊，用重量悬起，以臀部离开床面一拳之距为宜，依靠体重做对抗牵引。如果臀部接触床面，说明牵引重量不够，要重新调整重量，使臀部离开床面。牵引期间要注意双下肢血液循环情况。此法患儿能很快地适应，对治疗和护理都比较方便。一般牵引3～4周，骨折均可获得良好的愈合。

2. 皮肤牵引

本方法适用于小儿或年老体弱的人。用胶布贴于患肢内、外两侧，再用绷带裹住，将患肢放置在牵引架（托马斯架）上。4～8岁的患儿牵引重量为2～3 kg，时间为3～4周，成年人为1/12～1/7体重，一般以不超过5 kg为宜，时间为8～10周。用皮肤牵引时，应经常检查，以防胶布滑落而失去牵引作用。

3. 骨骼牵引

较大儿童及成年人采用骨骼牵引，并将患肢放在布朗架上，按部位不同，可采用股骨髁上牵引、股骨髁牵引或胫骨结节牵引。

（1）股骨髁上牵引：适用于中1/3骨折或远折端向后移位的下1/3骨折。中1/3骨折应置患肢于外展旋中位，下1/3骨折应置患肢于屈髋屈膝旋中位。

（2）股骨髁牵引：适用于上1/3骨折和远侧骨折端向后移位的下1/3骨折，患肢置屈髋屈膝中立位。

（3）胫骨结节牵引：适用于上1/3骨折和骨折远端向前移位的下1/3骨折，患肢置屈髋外展位。较大的儿童或少年不宜在胫骨结节部穿针，应于向下2～3 cm处穿针。牵引过程中如发现复位不良，通过调整牵引重量及方向以纠正，要经常检查牵引装置，保持牵引效能并防止过度牵引。从牵引、夹板固定后的第2天起，做股四头肌功能锻炼及踝、趾关节屈伸活动。然后逐渐增加锻炼的程度。

（三）固定

1. 夹板固定

骨折复位后，在维持牵引下，根据上、中、下不同部位放置压垫，防止骨折的成角和再移位。股骨干上1/3段骨折，应将压垫放在近端的前方和外方；股骨干中1/3骨折，把压垫放在骨折线的外方和前方；股骨干下1/3骨折，把压垫放在骨折近端的前方。再按照大腿的长度放置4块夹板，后侧夹板上应放置一较长的塔形垫，以保持股骨正常的生理弧度，然后用4条布带捆扎固定。

2. 外固定器固定

本方法适用于各种不稳定性股骨干骨折，临床中较常用单侧多功能外固定器。

3. 石膏固定

骨折早期仍以牵引为治疗，待肿痛消退后改用石膏支具，即长腿石膏管型。这种方法适用于股骨中 1/3 部及以下的骨折，以粉碎性骨折最适宜。在固定期间，发生成角后，可以重新塑形矫正。

（四）手术治疗

1. 切开复位

股骨干骨折经过非手术治疗，一般都能获得满意的效果。但有以下情况者，可考虑手术切开复位内固定：

（1）严重开放性骨折早期就诊者。

（2）合并有神经或血管损伤，需手术探查及修复者。

（3）多发性损伤，为了减少治疗中的矛盾，便于治疗者。

（4）骨折断端间嵌夹有软组织者。

股骨干骨折畸形愈合成角大于 10°～15°、旋转在 30° 以上、重叠在 2～3 cm 及以上者，若骨折在 3 个月以内，愈合未坚固，患者体质较好，可在充分麻醉下，重新折骨后给予外固定；若骨折已超过 3 个月，愈合坚强，手法折骨有困难者，应切开复位给予内固定。对迟缓愈合者，应着重改进外固定装置，延长固定时间，给骨折处按摩、卡挤和纵向压力刺激以促进骨折愈合。骨折不愈合者应施行手术内固定和植骨术治疗。

2. 内固定

（1）股骨干中段以上骨折：选用交锁钉、钢板等。

（2）股骨干中段以下骨折：可选用钢板、交锁钉及其他具有锁定功能的内固定器械。

第三节　股骨髁上骨折

发生于股骨自腓肠肌起点上 2～4 cm 范围内的骨折称股骨髁上骨折，临床较为少见。由于其短小的远折端只有腓肠肌内、外侧头附着，故多向后倾斜，突起成角移位、复位和固定都较困难，又有损伤腘窝血管、神经的危险。本病青壮年人多见。

一、临床表现

股骨下端有明显肿胀、疼痛，髌上囊和腘窝部可出现血肿，膝关节功能障碍，有假关节活动和骨擦音，患肢短缩。应注意检查有无腘动脉、腘静脉和神经的损伤。

二、辅助检查

（一）X 线摄片

膝关节正侧位 X 线片，可确定骨折类型和移位情况。

（二）CT 检查

CT 可诊断髁上骨折粉碎程度、关节面涉及程度。

（三）MRI、血管造影检查

涉及神经、血管损伤者，可行此两项检查。

三、诊断

（一）诊断依据

1. 外伤史

本病一般多为较剧烈之暴力所致。

2. 临床特点

诊断时除骨折局部疼痛、肿胀、压痛、畸形、功能障碍外，应特别注意足背动脉有无搏动及其强度，并与健侧对比。同时，注意足趾的活动与感觉，以确定腘窝部的血管及神经有无被累及。

3. 影像学检查

常规摄 X 线片可明确诊断并清晰显示骨折的类型及移位情况；有软组织损伤，尤其是涉及神经血管损伤者，可辅以 MRI 或血管造影检查。

（二）诊断分型

（1）青枝骨折或无移位骨折。

（2）伸直型远折端向前移位者。

（3）屈曲型远折端向后移位者。

四、治疗

（一）手法复位

1. 青枝骨折或无移位的骨折

这两型骨折应将膝关节内的积血抽吸干净，然后用夹板固定，前侧板下端至髌骨上缘，后侧板的下端至腘窝中部，两侧板以带轴活动夹板超膝关节固定。小腿部的固定方法与小腿骨折相同，膝上以 4 根布带固定，膝下亦以 4 根布带固定。

2. 屈曲型

该型骨折是股骨髁上骨折中较多见的一种，也是较难复位的一种类型。膝关节内积血多时，可先在无菌下抽出积血，然后根据骨折形态采用相应的复位法。对横形骨折，可用仰卧屈膝牵拉提按法或俯卧屈膝牵拉按压法复位。前法为仰卧屈膝大于 45° 位，一名助手固定大腿上段，另一名助手持小腿下段维持膝关节屈曲体位，第三名助手持小腿上段牵拉；医者先以两手掌相对挤压矫正侧方移位，然后两拇指置近折端前侧向后按压，余指提远折端向前以复位。后法为俯卧位，一名助手固定大腿上段；另一名助手一只手持小腿下段使膝关节屈曲 60° ～90° 位，一前臂横置小腿上段后侧攀拉；医者先以两手掌相对挤压矫正侧方移位后，两拇指按压远折端向前，余指托持近折端前侧以复位。斜形骨折复位困难者，不宜采用手法整复，以免反复施行手法而产生血管、神经并发症。

3. 伸直型

伸直型骨折用牵拉推挤提按法复位。一名助手固定大腿上段，另一名助手持小腿牵拉；医者两手掌置膝关节上部两侧相对挤压矫正侧方移位，然后两拇指按压远折端向后，余指前提近折端，即可复位。

4. 嵌入和粉碎性骨折

此类骨折一般不需整复。粉碎性骨折有向内向后成角突起者,可用推挤手法矫正向内成角,托提手法矫正向后成角突起。

（二）牵引复位

1. 屈曲型

此型骨折选用股骨髁部冰钳牵引或骨牵引,将后移的远端骨折向前牵引而复位。若远端骨折向后移位严重,选用双骨牵引,一个牵引弓行股骨髁牵引,另一牵引弓做胫骨结节骨牵引,水平向前。远折端越向后倾,水平牵引时的作用点应越低,小腿与滑轮亦应放得越低,且牵引架之附夹不要放在膝关节下,而是恰放于骨折远端。

2. 伸直型

此型骨折可单纯采用胫骨结节骨牵引,重量一般为 7～10 kg;待骨折端被牵引复位,应减轻牵引重量至 5 kg 左右,并对残余移位用手法纠正。

（三）固定

复位后,用夹板或骨骼牵引固定,或两者同时采用。

1. 夹板固定

无移位骨折或青枝骨折,用超关节夹板固定。膝关节有积血,应先抽吸干净。前侧板下至髌上缘,后侧板下至腘窝中部,两侧以带轴活动板施行超膝关节小腿固定。固定 6～8 周。

2. 石膏固定

牵引 2～3 周后改用下肢石膏固定,膝关节屈曲 120°～150° 为宜;2 周后换功能位石膏;拆石膏后加强膝关节功能锻炼,并可辅以理疗。

3. 内固定

对于手法整复失败、陈旧性骨折畸形愈合或合并有血管神经损伤者可采用切开复位,用钢板螺丝钉或髓内针内固定治疗。

（四）手术治疗

1. 切开复位

凡有下列情况之一者,即考虑及早施术探查与复位。

（1）对位未达功能要求。

（2）骨折端有软组织嵌顿者。

（3）有血管神经刺激、压迫损伤症状者。

视手术目的的不同可采取侧方或其他入路显示骨折断端,并对需要处理及观察的问题加以解决,包括血管神经伤的处理、嵌顿肌肉的松解等,而后将骨折断端在直视下加以对位及内固定。对复位后呈稳定型者,一般无须再行内固定术。

2. 固定

单纯复位者,仍按前法行屈曲位下肢石膏固定,2～3 周更换功能位石膏,对需内固定者可酌情选用 L 形钢板螺钉、Ender 钉或其他内固定物,然后外加石膏托保护 2～3 周。

第九章　妇科疾病

第一节　异常子宫出血

异常子宫出血（abnormal uterine bleeding，AUB）是妇科常见的症状和体征，是一种总的术语，指与正常月经的周期频率、规律性、经期长度、经期出血量中的任何一项不符，源自子宫腔的异常出血。既往所称的"功能失调性子宫出血"（功血），包括"无排卵功血"和"排卵性月经失调"两类，前者属于排卵障碍相关异常子宫出血（AUB-O）；后者包括黄体功能不足（luteal phase defect，LPD）、子宫内膜不规则脱落等，涉及 AUB-O 和子宫内膜局部异常所致异常子宫出血（AUB-E）。本节主要叙述排卵障碍相关的 AUB-O。

一、临床表现

（一）月经紊乱

患者出血时间间隔长短不一，几日至数月皆有，常误诊为闭经；出血量多少不一，量少者为点滴出血，量多者有大量血凝块或流血不能自止，伴有下腹胀痛，导致贫血甚至失血性休克，出现头晕、乏力、心慌、胸闷等贫血表现。

（二）病史

对 AUB 患者，询问出血史很重要，至少记录近 3 次的子宫出血情况；询问性生活情况和避孕措施，除外妊娠或产褥相关的出血；询问既往是否明确有器质性病变，有无相关手术史如剖宫产史、子宫动脉栓塞史等（AUB-N）；注意询问体重、情绪、日常生活的变化，询问有无异常出血的诱因（AUB-O），有无凝血功能异常等可能导致 AUB-C 的病史；询问与服药或治疗的关系（AUB-I），例如是否服用抗凝药物、服用紧急避孕药或漏服短效避孕药等；是否合并其他不适；询问既往药物治疗历史及其效果。

（三）查体

（1）全身查体：注意一般情况包括生命体征，有无贫血貌，有无肥胖、消瘦、多毛、泌乳、皮肤瘀斑或色素沉着等，初步了解有无甲状腺功能减退或亢进、多囊卵巢综合征及出血性疾病的阳性体征；了解有无盆腹腔包块、腹部压痛及反跳痛。

（2）有性生活史者均建议行妇科检查，有助于确定出血来源，以及排除子宫颈、阴道病变；无性生活者必要时可行经肛门直肠指检来检查盆腔，可发现盆腔包括子宫的异常。

二、辅助检查

（1）血常规、凝血功能检查：评估出血严重程度并除外血小板异常、凝血异常等血液性疾病导致的出血，了解有无感染。

（2）妇科 B 超检查：排除或发现子宫肌瘤、子宫腺肌病、子宫内膜息肉等器质性疾病。

（3）尿妊娠试验、验血 HCG：排除妊娠相关出血。

（4）通过基础体温测定（BBT）及估计下次月经前 5～9 日（相当于黄体中期）测血清黄体酮水平来判断有无排卵，借此判断是否 AUB-O。

（5）早卵泡期检测 FSH、LH、催乳素、雌二醇、睾酮和甲状腺功能：有助于分析排卵障碍的病因。

（6）诊刮或宫腔镜检查：对年龄≥ 45 岁、有长期不规律子宫出血、有子宫内膜癌高危因素（如高血压、肥胖、糖尿病等）、B 超检查提示子宫内膜过度增厚并且回声不均匀、药物治疗效果不满意者，应行诊刮并进行病理检查，以除外子宫内膜病变；有条件时则推荐宫腔镜直视下活检。

三、诊断标准

（1）诊断前必须首先除外生殖道或全身器质性病变所致出血。

（2）源自子宫腔的异常出血，且与正常月经的周期频率、规律性、经期长度、经期出血量中的任何一项不符。

（3）结合病史、查体、辅助检查，排除流产、异位妊娠等妊娠相关疾病，排除其他类型的子宫出血（PALM-CEIN）和其他导致 AUB 的病因。

四、治疗

（一）治疗原则

急性出血期应维持一般状况和生命体征，积极支持疗法（输液、输血），尽快止血并纠正贫血；血止后调整周期，预防子宫内膜增生和复发。有生育要求者行诱导排卵治疗，完成生育后应长期随访，并进行相关的科普教育。

止血的方法包括孕激素内膜脱落法、大剂量短效复方口服避孕药、高效合成孕激素、内膜萎缩法和诊刮。辅助止血的药物有氨甲环酸和中药等。

（二）无排卵或稀发排卵 AUB-O 的常用治疗方法

对于急性 AUB，除积极行激素治疗外，需同时配合止血药、抗贫血等辅助治疗手段，改善患者的一般情况，维持稳定的生命体征。

1. 出血期止血

（1）孕激素：也称内膜脱落法、药物性刮宫，适用于一般情况较好，血红蛋白≥ 90 g/L 者。口服孕激素制剂，如地屈孕酮（达芙通）10～20 mg/d、微粒化黄体酮胶囊 200～300 mg/d、甲羟孕酮 6～10 mg/d，连用 7～10 日。停药后 1～3 日发生撤退性出血，类似月经，约 1 周内血止。

（2）短效避孕药：常用的短效 COC 包括炔雌醇环丙孕酮片（达英 –35）、屈螺酮炔雌醇片（优思明）、屈螺酮炔雌醇片Ⅱ（优思悦；止血时后 4 片白色安慰剂不需服用）、去氧孕烯炔雌醇片（妈富隆、欣妈富隆）等。方法为 1 片 / 次，急性 AUB 多为每 12 小时一次或每 8 小时一次，淋漓出血者多为每日 1 次或每 12 小时一次，大多数出血可在 1～3 日完全停止；继续维持原剂量治疗 3 日以上仍无出血则可开始减量，每 3～7 天减少 1 片；仍无出血，可继续减量到 1 片 1 日，维持至血红蛋白含量正常、希望月经来潮时停药。COC 类药物禁用于有避孕药禁忌证的患者。

（3）高效合成孕激素：也称为内膜萎缩法，适用于血红蛋白含量较低者。使用大剂量高效合成孕激素，如炔诺酮（妇康片）5～10 mg/d、甲羟孕酮 10～30 mg/d；可在血止

3 日后开始减量，每 3 日减量 1 次，减量不超过原剂量的 1/3，直至每天最低剂量而不再出血为维持量；维持至血红蛋白含量正常、希望月经来潮时停药即可。炔诺酮治疗出血量较多时，首剂量可为 5 mg，每 8 小时一次，血止后每隔 3 日递减 1/3 量，直至维持量为 2.5～5.0 mg/d；维持至血红蛋白含量正常、希望月经来潮时停药，或维持至血止 21 天停药即可。停药后 3～7 天发生撤药性出血。

（4）手术治疗：刮宫可迅速止血，并具有诊断价值，可发现或排除子宫内膜病变。对于有诊刮指征（见上文）或有药物治疗禁忌的患者，建议将诊刮（或宫腔镜检查直视下活检）、子宫内膜病理检查作为首次止血的选择。但对于近期已刮宫除外了内膜恶变或癌前病变者不必反复刮宫。对无性生活者除非怀疑子宫内膜癌，否则不行刮宫术。对于难治的、无生育要求的患者，可考虑子宫全切除术，不推荐子宫内膜切除术。

2. 调整周期

（1）孕激素定期撤退法：月经周期第 11～15 天起，使用口服孕激素，如地屈孕酮 10～20 mg/d 或微粒化黄体酮胶囊 200～300 mg/d，每天分两次服用，共 10～14 日，酌情应用 3～6 个周期。

（2）短效避孕药：除减少月经量外，还有缓解乳房胀痛和痛经等益处，服用方法与避孕方法相同。青春期 PCOS 多用达英 –35。

（3）左炔诺孕酮宫内缓释系统：左炔诺孕酮宫内缓释系统可在宫腔内局部定期释放低剂量孕激素（LNG20 μg/d），既可避孕，又可长期保护子宫内膜、减少出血量。其外周血中的药物浓度很低，全身的副作用较小。

（4）促排卵：适用于希望尽快生育者，包括口服氯米芬、来曲唑、中药等。如能排卵，即使未妊娠，排卵后产生的孕激素也可以调整月经。如氯米芬，自月经期第 5 日起，每晚服 50 mg，连续 5 日，一般在停药 7～9 日排卵；若排卵失败，可重复用药，氯米芬剂量逐渐增至 100～150 mg/d；若内源性雌激素不足，可配伍少量雌激素，一般连用 3 个月。

（5）雌孕激素序贯治疗：对少数青春期或生育期患者，如孕激素治疗后不出现撤退性出血，考虑是内源性雌激素水平不足；可使用雌孕激素序贯治疗，如月经第 5 天开始服用戊酸雌二醇，1～2 mg/d，连服 20 日，后 10 日添加地屈孕酮，10 mg/d；也可使用复合制剂，如戊酸雌二醇片 / 雌二醇环丙孕酮片（克龄蒙）、雌二醇片 / 雌二醇地屈孕酮片（芬吗通）。

3. 其他治疗

（1）一般止血药：如氨甲环酸片，每次 1 g，2～3 次 / 日，每月 5～7 日。

（2）丙酸睾酮：具有对抗雌激素的作用，可减少盆腔充血和增加子宫张力，减少子宫出血速度，并有协助止血、改善贫血的作用；每个周期肌内注射 75～300 mg，酌情平分为多天、多次使用。

（3）出血严重时需酌情输全血或输成分血。

（4）对于中、重度贫血患者，口服或静脉注射铁剂、促红细胞生成素、叶酸等。

（5）对于出血时间长、贫血严重、抵抗力差并有感染征象者，应及时应用抗生素。

第二节 多囊卵巢综合征

多囊卵巢综合征（polycystic ovary syndrome，PCOS）是一种最常见的妇科内分泌疾病之一。在临床上以雄激素过高的临床或生化表现、持续无排卵、卵巢多囊改变为特征，常伴有胰岛素抵抗和肥胖。目前多囊卵巢综合征的发病机制仍不清楚，高雄激素与高胰岛素抵抗之间的作用原理也还无法理清。目前认为多囊卵巢综合征与遗传有关，并且后天多种原因引起的内分泌紊乱、环境污染、生活习惯都对其有一定的影响。

一、临床表现

PCOS 多起病于青春期，主要临床表现包括月经失调、雄激素过量和肥胖。

（一）月经异常

患者有月经稀发、闭经、不规则子宫出血等症状。

（二）高雄激素症状

1. 痤疮

患者呈炎症性皮损，主要累及面颊下部、颈部、前胸和上背部。

2. 性毛过多

此症状主要发生于上唇、乳晕、脐周、腹中线、腹股沟、肛周、大腿内侧。

（三）肥胖

约半数患者表现肥胖。

（四）黑棘皮症

患者颈背部、腋下、乳房下和腹股沟等处皮肤出现对称性灰褐色色素沉着，如天鹅绒样、片状角化过度的病变。

（五）卵巢增大

通过 B 超显像检查卵巢体积增大，双侧窦卵泡＞12 个。

（六）不孕

不孕主要由于排卵障碍所致。

（七）妊娠期风险

部分肥胖的 PCOS 患者妊娠流产率增加，妊娠期糖尿病及妊娠期高血压等妊娠并发症风险增加。

（八）代谢异常

部分患者会伴随代谢相关的异常，比如胰岛素抵抗、高胰岛素血症。远期发展为糖尿病。血脂代谢异常会引起动脉粥样硬化，从而导致高血压、冠心病等心血管疾病。

（九）肿瘤

持续的、无周期的、相对偏高的雌激素水平和升高的雌酮与雌酮/雌二醇比值对子宫内膜的作用，又无孕激素拮抗，可增加子宫内膜癌发病率。

二、辅助检查

（一）超声检查

多囊卵巢（polycystic ovarian morphology，PCOM）是超声检查对卵巢形态的一种描述。超声相的定义为：一侧或双侧卵巢内直径 2～9 mm 的卵泡数 ≥ 12 个，围绕卵巢边缘，呈车轮状排列，称为项链征；连续监测未见优势卵泡发育及排卵和 / 或卵巢体积 ≥ 10 mL（卵巢体积按 0.5 × 长径 × 横径 × 前后径计算）。PCOM 并非 PCOS 患者所特有。正常育龄期妇女中 20%～30% 可有 PCOM，也可见于口服避孕药后、闭经等情况时。

（二）内分泌测定

（1）血清雄激素：睾酮水平增高，通常不超过正常范围上限的 2 倍，雄烯二酮常升高；脱氢表雄酮、硫酸脱氢表雄酮正常或轻度升高。

（2）血清 FSH、LH：血清 FSH 正常或偏低，LH 升高，但无排卵前 LH 峰值出现。LH/FSH 比值 ≥ 2～3，LH/FSH 也可在正常范围。

（3）血清雌激素：雌酮升高，雌二醇正常或轻度升高，并恒定于早卵泡期水平，雌酮 / 雌二醇 > 1。

（4）尿 17- 酮类固醇：正常或轻度升高。正常时提示雄激素来源于卵巢，升高时提示肾上腺功能亢进。

（5）血清催乳素：20%～35% 的患者可伴有血清 PRL 轻度增高。

（6）抗米勒管激素（anti-Müllerian hormone，AMH）：血清 AMH 多为正常人的 2～4 倍。

（7）其他：腹部肥胖型患者，应检测空腹血糖及口服葡萄糖耐量试验，还应检测空腹胰岛素及葡萄糖负荷后血清胰岛素，肥胖型患者可有甘油三酯增高。

（三）基础体温

PCOS 患者表现为单相型基础体温曲线。

（四）腹腔镜检查

腹腔镜可见卵巢增大，包膜增厚，表面光滑，呈灰白色，有新生血管。包膜下显露多个卵泡，无排卵征象，如无排卵孔、无血体、无黄体，镜下取卵巢活组织检查可确诊。临床较少使用，可在腹腔镜下卵巢打孔术治疗同时进一步明确。

三、诊断标准

PCOS 的诊断是排除性诊断。因临床表型的异质性，诊断标准存在争议。

（一）育龄期及围绝经期 PCOS 的诊断

根据 2011 年中国 PCOS 的诊断标准，采用以下诊断名称。

1. 疑似 PCOS

月经稀发或闭经或不规则子宫出血是诊断的必需条件，另外应再符合下列 2 项中的 1 项：

（1）高雄激素临床表现或高雄激素血症。

（2）超声下表现为 PCOM。

2. 确诊 PCOS

具备上述疑似 PCOS 诊断条件后，还必须逐一排除其他可能引起高雄激素的疾病和引起排卵异常的疾病，才能确定 PCOS 的诊断。

（二）青春期 PCOS 的诊断

对于青春期 PCOS 的诊断必须同时符合以下 3 个指标，包括：

（1）初潮后月经稀发持续至少2年或闭经。

（2）高雄激素临床表现或高雄激素血症。

（3）超声下卵巢PCOM表现。同时应排除其他疾病。

四、治疗

（一）生活方式干预

控制饮食、增加运动、调节情绪及作息等生活方式干预是PCOS患者首选的基础治疗，尤其是对合并超重或肥胖的患者。通过饮食及运动可增加胰岛素敏感性，降低胰岛素、睾酮水平，从而恢复排卵及生育功能。

（二）调整月经周期

1. 孕激素后半周期治疗

此疗法可以作为青春期、围绝经期PCOS患者的首选，也可用于育龄期有妊娠计划的PCOS患者。推荐使用天然孕激素或地屈孕酮。用药时间一般为每周期10～14日。具体药物有地屈孕酮（10～20 mg/d）、微粒化黄体酮（100～200 mg/d）、醋酸甲羟孕酮（10 mg/d）、黄体酮（肌内注射20 mg/d，每月3～5日）。推荐首选口服制剂。

2. 口服短效避孕药

按周期口服短效避孕药，可调整月经周期、预防子宫内膜增生，还可通过孕激素负反馈减少卵巢产生雄激素及雌激素，促进肝脏产生性激素，结合球蛋白，减少游离睾酮，使高雄激素症状减轻。

3. 雌孕激素周期序贯治疗

极少数雌激素水平低、子宫内膜薄，单一孕激素治疗后子宫内膜无撤药出血反应的患者，以及雌激素水平低但有生育要求或有围绝经期症状的患者可采取雌孕激素序贯治疗。可口服雌二醇1～2 mg/d（每月21～28日），周期的后10～14日加用孕激素，孕激素的选择和用法同上述的"孕激素后半周期治疗"。

（三）高雄激素的治疗

1. 短效避孕药

短效避孕药建议作为青春期和育龄期PCOS患者高雄激素血症及多毛、痤疮的首选治疗。停药后可能复发。患者也可到皮肤科就诊，配合相关的药物局部治疗或物理治疗。

2. 螺内酯

螺内酯适用于短效口服避孕药治疗效果不佳、有短效口服避孕药禁忌或不能耐受短效口服避孕药的高雄激素患者。每日剂量50～200 mg，推荐剂量为100 mg/d。建议治疗期间定期复查血钾。服药期间建议采取避孕措施。

（四）代谢调整

（1）调整生活方式、减少体脂。

（2）二甲双胍：对肥胖或有胰岛素抵抗患者常用胰岛素增敏剂，常用剂量为每次口服500 mg，每日2～3次。

（五）促进生育

1. 调整生活方式

对有生育要求者先给予调整生活方式、抗雄激素和改善胰岛素抵抗等基础治疗；在代谢和健康问题改善后仍持续性无排卵或稀发排卵者，可予药物促排卵。用药前应排除其他导致不孕的因素和不宜妊娠的疾病。

2. 诱导排卵

氯米芬为 PCOS 诱导排卵的传统一线用药。从自然月经或撤退性出血的第 2～5 天开始使用，50 mg/d，共 5 天；如无排卵则每周期增加 50 mg，直至 150 mg/d。如卵巢刺激过大可减量至 25 mg/d。氯米芬抵抗患者可给予来曲唑或二线促排卵药物，如促性腺激素等，诱发排卵时易发生卵巢过度刺激综合征，需严密监测，加强预防措施。

3. 腹腔镜卵巢打孔术

腹腔镜卵巢打孔术（laparoscopic ovarian drilling，LOD）不常规推荐，主要适用于氯米芬抵抗、来曲唑治疗无效、顽固性 LH 分泌过多、因其他疾病需腹腔镜检查盆腔等情况。对基础 LH > 10 U/L、游离睾酮水平高的患者效果好。每侧卵巢打孔 4 个为宜，并且注意打孔深度和避开卵巢门，可获得 90% 的排卵率和 70% 的妊娠率。LOD 可能出现的问题有治疗无效、盆腔粘连、卵巢功能不全等。

第十章　皮肤疾病

第一节　湿疹

　　湿疹是由多种内外因素引起的一种具有明显渗出倾向的炎症性皮肤病，常伴剧烈瘙痒，急性期以丘疱疹为主，有渗出倾向，慢性期以苔藓样变为主，易反复发作。本病是皮肤科常见病，我国一般人群患病率约为 7.5%。湿疹患病率有逐年增多的趋势，病情的程度也有越来越严重的趋势，对患者的身心健康造成影响，导致社会医疗费用的负担逐年增加。

一、病因

　　湿疹的发病原因很复杂，有内在因素与外在因素的相互作用，常是多方面的。

　　（一）内部因素

　　本病的内部因素有慢性感染病灶（如慢性胆囊炎、扁桃体炎、肠道寄生虫病等）、内分泌及代谢改变（如月经紊乱、妊娠等）、血液循环障碍（如小腿静脉曲张等）、神经精神因素（如精神紧张、过度疲劳等）、遗传因素（如过敏体质），其中遗传因素与个体的易感性及耐受性有关。

　　（二）外部因素

　　本病的发生可由食物（如鱼、虾、牛羊肉等）、吸入物（如花粉、屋尘螨、微生物等）、生活环境（如日光、炎热、干燥等）、动物皮毛、各种化学物质（如化妆品、肥皂、合成纤维等）所诱发或加重。

二、临床表现

　　根据病程和临床特点可分为急性、亚急性和慢性湿疹。

　　（一）急性湿疹

　　急性湿疹好发于面、耳、手、足、前臂、小腿等外露部位，严重者可弥漫全身，常对称分布。皮损多形性，常表现为红斑基础上的针头至粟粒大小丘疹、丘疱疹，严重时可出现小水疱，常融合成片，境界不清楚；皮损周边丘疱疹逐渐稀疏，常因搔抓形成点状糜烂面，有明显浆液性渗出。自觉瘙痒剧烈，搔抓、热水洗烫可加重皮损。如继发感染则形成脓疱、脓液、脓痂、淋巴结肿大，甚至出现发热等全身症状；如合并单纯疱疹病毒感染，可形成严重的疱疹性湿疹。

　　（二）亚急性湿疹

　　当急性湿疹炎症减轻或不适当处理，拖延时间较久发展而来。临床表现为红肿及渗出减轻，但仍可有丘疹及少量丘疱疹，皮损呈暗红色，可有少许鳞屑及轻度浸润；仍自觉有剧烈瘙痒。再次暴露于致敏原、新的刺激或处理不当可导致急性发作；如经久不愈，则可发展为慢性湿疹。

（三）慢性湿疹

慢性湿疹由急性湿疹及亚急性湿疹迁延而来，也可由于刺激轻微、持续而一开始就表现为慢性化。好发于手、足、小腿、肘窝、股部、乳房、外阴、肛门等处，多对称发病。临床表现为患部皮肤浸润性暗红斑上有丘疹、抓痕及鳞屑，局部皮肤肥厚、表面粗糙，有不同程度的苔藓样变、色素沉着或色素减退。自觉明显瘙痒，常呈阵发性。病情时轻时重，延续数月或更久。

（四）几种特殊类型的湿疹

（1）手部湿疹：手部接触外界各种刺激的机会较多，故湿疹发病率高，但一般很难确定确切病因。多数起病缓慢，表现为手部的干燥暗红斑，局部浸润肥厚，边缘较清楚，冬季常形成裂隙。除特应性素质外，某些患者发病还可能与职业、情绪等因素有关。

（2）乳房湿疹：多见于哺乳期女性。临床表现为乳头、乳晕、乳房暗红斑，其上有丘疹和丘疱疹，边界不清楚，可伴糜烂、渗出和裂隙，可单侧或对称发病，瘙痒明显，发生裂隙时可出现疼痛。仅发生于乳头部位者称为乳头湿疹。

（3）外阴、阴囊和肛门湿疹：局部瘙痒剧烈，常因过度搔抓、热水烫洗而呈红肿、渗出、糜烂，长期反复发作可慢性化，表现为局部皮肤苔藓样变。

（4）钱币状湿疹：一般好发于四肢。皮损为密集小丘疹和丘疱疹融合成的圆形或类圆形钱币状斑片，境界清楚，直径为1～3 cm大小，急性期潮红、渗出明显，慢性期皮损肥厚、色素增加，表面覆有干燥鳞屑，自觉瘙痒剧烈。

三、治疗

尽可能寻找该病发生的原因，避免各种外界刺激，发病期间应避免食用致敏和有刺激性的食物，避免过度洗烫。

（一）内用药物治疗

内用药物的目的在于抗炎、止痒。可用抗组胺药、镇静安定剂等，一般不宜使用糖皮质激素；急性期可用钙剂、维生素C、硫代硫酸钠等静注或普鲁卡因静脉封闭；有继发感染者加用抗生素。

（二）外用药物治疗

治疗时应充分遵循外用药物的使用原则。急性期无渗液或渗出不多者可用氧化锌油，渗出多者可用3%硼酸溶液作湿敷，渗出减少后用糖皮质激素霜剂，可和油剂交替使用；亚急性期可选用糖皮质激素乳剂、糊剂，为防止和控制继发性感染，可加用抗生素；慢性期可选用软膏、硬膏、涂膜剂；顽固性局限性皮损可用糖皮质激素作皮损内注射。

第二节　荨麻疹

荨麻疹，又称风疹块，是一种临床常见的皮肤黏膜过敏性疾病，是由各种因素导致皮肤黏膜小血管扩张及渗透性增加而出现的一种局限性水肿反应。临床表现为大小不等的局限性水肿性风疹块，其特征为突然发生，发无定处，时隐时现，通常在2～24小时内消退，退后无痕迹，但反复发生新的皮疹，迁延数日至数月，且伴有剧痒。严重者可伴有发热、腹痛、腹泻、气促等症状。本病的病因和发病机制复杂，根据风团持续发生的时间以 6~12 周为界线，可分为急性和慢性两型。另根据病因不同，又可分为以下多种特殊类型的荨麻疹，如蛋白胨性、接触性、血清病性、物理性（人工性、压力性、寒冷性、热性、胆碱能性、水源性、日光性）荨麻疹以及遗传性血管性水肿等。

一、病因机制

目前认为，该病的发病机制主要有免疫性和非免疫性两类。

（一）免疫性机制

与免疫有关的荨麻疹，其发病机制可有四型：

（1）IgE 介导的荨麻疹（I 型荨麻疹）。

（2）IgG 介导的荨麻疹（Ⅱ型荨麻疹）。

（3）免疫复合物介导的荨麻疹（Ⅲ型荨麻疹）。

（4）T 细胞介导的荨麻疹（Ⅳ型荨麻疹）。

多数荨麻疹属于 I 型变态反应，又称速发性变态反应。抗原侵入后，机体产生 IgE，此抗体为亲细胞抗体，极易与肥大细胞结合，IgE 与血管周围肥大细胞和血循环中嗜碱性粒细胞相结合，使机体处于致敏状态。当相同抗原再次侵入时，即与结合在肥大细胞或嗜碱性粒细胞表面上的 IgE 结合，产生抗原抗体反应。反应的第一个效应就是引起肥大细胞膜的膜层结构稳定性改变，使其对钙离子的通透性增高，钙离子进入细胞内，激活酶系统，促使其快速发生脱颗粒而释放组胺和其他活性介质，如激肽、乙酰胆碱、前列腺素、5- 羟色胺、白三烯、血小板活化因子等。使机体毛细血管扩张、通透性增加、平滑肌收缩、腺体分泌增加。从而产生皮肤、黏膜、消化道、呼吸道、循环系统乃至中枢神经系统的一系列症状。

Ⅱ型变态反应为细胞毒反应，多在输血反应的同时伴有荨麻疹。为 IgG 或 IgM 与抗原在红细胞上起反应。当全部补体被激活，导致血管内溶血时，C_3 和 C_5 的活性碎片 C_{3a} 和 C_{5a} 使肥大细胞释放组胺，从而诱发风团。

Ⅲ型变态反应为血管炎型，即抗原抗体复合物型反应。最常见的抗原是血清制剂和药物等。形成的免疫复合物沉积于血管壁并激活补体，在补体参与下，这些沉淀物可损伤肥大细胞而释放组胺，产生过敏性休克毒素（C_{3a}、C_{5a}），使毛细血管扩张、通透性增加，同时中性粒细胞释放溶酶体也起着重要作用。

（二）非免疫性机制

非免疫反应性荨麻疹是由某些物质（某些药物和食物、各种毒素以及物理、机械刺激等）进入体内，使补体 C_3 及 C_5 分解，产生 C_{3a} 及 C_{5a} 等过敏毒素，使肥大细胞释放组胺或直接刺激肥大细胞，降低肥大细胞 cAMP，从而引起肥大细胞释放组胺、激肽等引起。

二、临床表现

根据病程病因等特征，可将本病分为急性和慢性荨麻疹、物理性荨麻疹、其他特殊类型荨麻疹。

（一）急性荨麻疹

本型起病常较急。患者常突然自觉皮肤瘙痒，很快于瘙痒部位出现大小不等的红色风团，呈圆形、椭圆形或不规则形，可孤立分布或扩大融合成片，皮肤表面凹凸不平，呈橘皮样外观，有时风团可呈苍白色。数分钟至数小时内水肿减轻，风团变为红斑并逐渐消失，不留痕迹，皮损持续时间一般不超过24小时，但新风团可此起彼伏、不断发生。病情严重者可伴有心慌、烦躁，甚至血压降低等过敏性休克症状，胃肠道黏膜受累时可出现恶心、呕吐、腹痛、腹泻等，累及喉头、支气管时可出现呼吸困难甚至窒息，感染引起者可出现寒战、高热、脉速等全身中毒症状。

（二）慢性荨麻疹

皮损反复发作超过6周以上，且每周发作至少两次者称为慢性荨麻疹。患者全身症状一般较轻，风团时多时少，反复发生，常达数月或数年之久。慢性荨麻疹患者常与感染及系统性疾病有关，此外阿司匹林、非甾体抗炎药、青霉素、麻醉剂、乙醇等都会加剧荨麻疹。

（三）物理性荨麻疹

（1）皮肤划痕症：亦称人工荨麻疹。临床表现为用手搔抓或用钝器划过皮肤数分钟后沿划痕出现条状隆起，伴或不伴瘙痒，约半个小时后可自行消退。皮肤划痕症可持续数周、数月至数年，一般持续2～3年可自愈。

（2）寒冷性荨麻疹：分为家族性和获得性。前者为常染色体显性遗传，较罕见，出生后不久或早年发病，可持续终身。后者较常见，表现为接触冷风、冷水或冷物后，暴露或接触部位局部产生风团或斑块状水肿，严重者会出现手麻、唇麻、胸闷、心悸、腹痛腹泻甚至休克等；有时饮冷饮可引起口腔和喉头水肿。

（3）日光性荨麻疹：较少见，常由中波、长波紫外线或可见光引起，以波长300 mm左右紫外线最敏感。风团发生于暴露部位，自觉瘙痒和刺痛。严重者可伴有全身症状。

（4）压迫性荨麻疹：常见于承重和持久压迫部位，如足底、臀部及系腰带处。临床表现为皮肤受压4～6小时后局部肿胀，产生瘙痒性、烧灼样或疼痛性水肿性斑块，一般持续8～12小时消退。

（5）热性荨麻疹：分先天性和获得性两种。先天性热性荨麻疹又称延迟性家族性热性荨麻疹，这类患者属常染色体显性遗传，幼年发病。43℃温水接触刺激后1～2小时在接触部位出现风团，一般持续12～14小时。获得性热性荨麻疹又称局限性热性荨麻疹，这类患者以装有43℃温水的试管放在皮肤上，数分钟后就在接触部位出现风团和红斑，伴刺痛感，持续1小时左右自行消退。

（6）震颤性荨麻疹（血管性水肿）：比较少见，皮肤在被震动刺激后几分钟内就会出现局部的水肿和红斑，持续30分钟左右。

（四）特殊类型荨麻疹

（1）胆碱能性荨麻疹：多见于青年，由于运动、受热、情绪紧张、进食热饮等，躯体深部体温升高，促使乙酰胆碱作用于肥大细胞而发病。患者常在受刺激后数分钟出现风团，常散发于躯干上部和肢体近心端，互不融合。自觉剧痒、麻刺感或烧灼感，有时仅有剧痒而无皮损，可于半小时到一小时内消退。偶伴有流涎、头痛、瞳孔缩小等全身症状。

（2）接触性荨麻疹：皮肤直接接触变应原后出现风团和红斑，可由食物防腐剂和添加剂等化学物质引起。

（3）水源性荨麻疹：在皮肤接触水的部位，即刻或数分钟后出现风团，与水温无关。

（4）运动性荨麻疹：在运动开始5～30分钟后出现风团，但与胆碱能性荨麻疹不同，后者是由于被动性体温升高所引起的。

三、治疗

本病的根本治疗是去除病因，如不能除去则应减少各种促进发病的因素，特别是在物理性荨麻疹时。同时，患者还应避免加重皮肤血管扩张的种种因素。即使许多患者不能发现病因，药物治疗也常能使疾病得到控制或治愈。

（一）抗组胺药

急性荨麻疹首选没有镇静作用的 H_1 受体拮抗剂治疗；具有镇静作用的第一代 H_1 受体拮抗剂疗效更强，主要用于治疗较为严重的荨麻疹。慢性荨麻疹用一种抗组胺药无效时，可2～3种联用或交替使用；顽固性荨麻疹单用 H_1 受体拮抗剂治疗不佳者，可联用 H_2 受体拮抗剂，如雷尼替丁，还可酌情选用利血平、氨茶碱、氯喹、雷公藤等口服。急性发作、皮疹广泛或有喉头水肿时，可临时性应用肌内注射肾上腺素或抗组胺剂，如异丙嗪（非那更）等。

（二）糖皮质激素

糖皮质激素为荨麻疹治疗的二线药物，一般用于严重急性荨麻疹、荨麻疹血管炎、压迫性荨麻疹对抗组胺药无效时，或在慢性荨麻疹严重激发时应用，静脉滴注或口服，但应避免长期应用。

（三）免疫抑制剂的使用

由于免疫抑制剂的不良反应发生率高，一般不推荐用于荨麻疹的治疗。

（四）降低血管壁通透性的药物

该类药物包括维生素C、维生素P、钙剂等，常与抗组胺类同用。

（五）抗生素

由感染因素引起者可选用适当的抗生素。

（六）局部外用治疗

外用药可用于各种类型荨麻疹止痒，以减轻患者痛苦，可外涂1%樟脑炉甘石洗剂、氧化锌洗剂。由紫外线照射引起的荨麻疹，可外涂遮光剂二氧化钛霜或二羟丙酮醌霜作预防。

第三节　银屑病

银屑病俗称"牛皮癣"，是一种具有遗传倾向的、系统性、慢性、炎症性皮肤病。其典型特征为反复发作的鳞屑性红斑或丘疹，伴瘙痒或疼痛，并有薄膜现象和点状出血，指甲和关节也会受累。多数患者具有明显的季节性，冬季加重、夏季减轻。

一、病因机制

银屑病确切的发病机制尚未完全阐明。目前认为，银屑病是遗传因素与环境因素等多种因素交互作用的多基因遗传病，通过免疫介导的共同通路引起人体免疫系统、神经系统和炎症介质等的失衡，造成抗原呈递细胞与自然杀伤细胞介导的固有免疫及由 T 细胞介导的获得性免疫发生紊乱，并产生多种细胞因子，促使皮损部位炎症细胞浸润及炎症网络的逐级放大，表皮细胞过度增生，真皮乳头部位毛细血管扩张、扭曲和增生，最终导致银屑病特有的增生性皮损。

银屑病的病因尚未完全清楚，但一些致病因素或易患因素已较清楚。例如成人和儿童的肥胖和超重，在肥胖患者中组织或血清中致炎细胞因子水平的增加包括 TNF-α 可能促成银屑病和肥胖的关系；酒精和吸烟增加银屑病发病风险并与银屑病病情加重相关；维生素 D 缺乏也可能与银屑病的发病有相关性，研究发现血清的 25- 羟维生素 D 水平在银屑病患者中是低的；物理性外伤是激发银屑病皮损的一个主要原因，摩擦和搔抓可刺激银屑病皮损的增殖进程；感染是银屑病发病、复发或加重的诱发因素之一，急性链球菌感染导致点滴型银屑病的发生，突然发作的银屑病可能与 HIV 感染有关；应激是银屑病加剧的一个因素，在成人高达 40%；银屑病是多基因遗传，当父母一人患病，有 8% 的子女发生银屑病，当父母双方患病，子女有 41% 的概率患病；部分药物可诱发银屑病发病和加重，最常见的是治疗高血压和心脏病的 β 受体阻滞剂、血管紧张素转换酶抑制剂、抗精神病药的锂制剂，抗疟药如氯喹、奎宁和羟基氯喹；其他可能有影响的药物有：四环素族抗生素，抗真菌药物特比奈芬，钙通道阻滞剂硝苯地平，非甾体抗炎药如消炎痛、保泰松，抗惊厥药如卡马西平、氟西汀，抗血脂药如洛伐他汀、西伐他汀等；银屑病患者应慎用粒细胞集落刺激因子、白介素、干扰素等。因此，银屑病具有遗传背景，可由外伤、感染、药物、合并疾病、饮食、吸烟、精神创伤等内外环境因素诱发或加重。

二、临床表现

根据银屑病的临床特征，一般分为寻常型、脓疱型、关节病型及红皮病型四种类型。

（一）寻常型银屑病

寻常型银屑病最为常见，约占 96%。该型银屑病大多急性发病，患者自觉有不同程度的瘙痒。

（1）基本损害：初起为炎性红色丘疹或斑丘疹，约粟粒至绿豆大，以后可逐渐扩大或融合成为棕红色斑块，边界清楚，周围有炎性红晕，基底浸润明显，上覆多层干燥的银白色鳞屑。鳞屑在急性损害较少，慢性损害较多，在损害的中央部分鳞屑附着较牢固。轻轻刮除表面鳞屑，其下为一层淡红发亮的半透明薄膜，此即表皮内棘细胞层，称薄膜现象。再轻刮薄膜，则到达真皮乳头层的顶部，此处的毛细血管被刮破，故出现散在小出血点，呈露珠状，称点状出血现象。白色鳞屑、发亮薄膜、点状出血是本病的三大主要临床特征。

（2）在病情发展过程中，皮损可表现为多种形态：①滴状银屑病或点状银屑病，表现为粟粒至绿豆大小的丘疹，呈点滴状散布全身。②钱币状银屑病，皮损较大，呈圆形扁平斑片状，状如钱币。③地图状银屑病，损害继续扩大，互相融合，形成大片和规则地图状损害。④环状或回状银屑病，表现为损害逐渐扩大而中央消退或环状或迂回弯曲状如脑回。⑤带状银屑病或蛇行银屑病，皮损分布呈带状或蜿蜒如蛇形。⑥泛发性银屑病，皮损数目较多，分布范围较广，可波及全身。⑦脂溢性皮炎样银屑病，多发生于头皮、眉和耳部，具脂溢性皮炎和本病的特征。⑧蛎壳状银屑病，少数患者皮损表现为糜烂和渗出，如浸润性湿疹状，干燥后形成污褐色鳞屑和结痂，并重叠堆积，状如蛎壳。⑨慢性肥厚性银屑病，反复发作及经过多种治疗的患者，皮损呈肥厚性，暗红色，鳞屑少而薄，且互相融合为片状，似皮革或苔藓样变，多发于胫前，像慢性湿疹。⑩疣状银屑病，少数患者皮损表面形成扁平赘疣状者。

（3）皮损可发生于全身各处，尤以头皮和四肢伸侧多见，指甲和黏膜亦可改变，少数可见于腋窝及腹股沟等皮肤皱襞部，掌跖部较少发病。皮损通常对称分布，也有局限于某一部位者。部位不同，其皮损表现亦不相同：

①头皮：皮损为边界清楚，上覆较厚鳞屑的红斑，可融合成片，甚至满布头皮；鳞屑表面由于皮脂及灰尘相互混杂而呈污黄或灰黄色，剥除后其间仍为银白色；皮损处毛发由于厚积的鳞屑紧缩而成束状，状如毛笔，但毛发正常，无折断脱落，无秃发。

②颜面：大多表现为一般点滴状或指甲大小浸润性红色丘疹或红斑，或呈脂溢性皮炎样，或呈蝶状，似红斑狼疮；因每日洗脸，故鳞屑不厚，为薄屑或无屑。

③皱襞：少数患者发生于腋窝、乳房下、腹股沟及会阴等皱襞部位，皮损为界清的炎性红斑，无鳞屑；多因患部潮湿多汗及摩擦，皮损表面湿润呈湿疹样改变。

④掌跖：较少见，常与身体其他部位同时发生，亦可独见于掌跖，表现为界清的角化斑片，中央厚，边缘薄，上覆白色或灰白色鳞屑，或为大小不一，边缘清楚的脱屑损害，可因皮损较厚而引起皲裂。

⑤黏膜：比较少见，约占10.38%，多发生于龟头和包皮内面，口腔及眼结合膜等处亦可发生。龟头和包皮内侧多表现为界清的红色斑片，无鳞屑；口唇可有银白色鳞屑；颊黏膜及上腭则有灰黄色或白色的环形斑片。黏膜银屑病可早发，但大多在身体他处亦可见银屑病损害。

⑥指（趾）甲：大约50%的患者同时具有指（趾）甲损害，尤其是脓疱型银屑病患者。常见的损害是甲板上有点状凹陷，甲板不平，失去光泽，同时可有纵嵴、横沟、混浊、肥厚、游离端与甲床剥离或整个甲板畸形甚至缺如，少数呈甲癣样改变。

（4）按病情的发展，本病可分为三期：

①进行期：为急性发作阶段，此期新疹不断出现，旧疹不断扩大，鳞屑厚积，炎症明显，痒感较著。在此阶段，患者皮肤敏感性增高，如外伤、摩擦、注射或针刺正常皮肤后，可在该处发生银屑病样皮损，称为"同形反应"，又称人工银屑病。

②静止期：此期炎症停止发展，基本无新疹出现，旧疹亦不消退，病情处于静止状态。

③退行期：炎症浸润逐渐消退，鳞屑减少，皮疹缩小变平，红色变淡，最后遗留暂时性色素减退或色素沉着斑，而达临床痊愈。

（5）重度寻常型银屑病的诊断标准：10分制规则，即BSA（体表受累面积）＞10%（患者10只手掌面积），或PASI（银屑病体表受累面积和严重程度指数）＞10%，或DLQI（皮肤病生活质量指数）＞10。

（二）脓疱型银屑病

脓疱型银屑病临床较少见，一般可分为泛发性脓疱型银屑病及掌跖脓疱型银屑病两类。

1.泛发性脓疱型银屑病

（1）症状：①前驱期症状：在发脓疱前1～2天可有发热、乏力、关节痛和烧灼感等。

②典型症状：大多急性发病，在数周内可泛发全身，发疹期可一直有发热、关节痛和肿胀、全身不适等全身症状。

（2）体征：①在银屑病的基本损害上，出现密集的针头至粟粒大小的浅在无菌性小脓疱，上覆不典型的鳞屑，脓疱迅速增多成为大片环形红斑，边缘常有较多小脓疱，脓疱可融合成1～2 cm直径的"脓湖"。脓疱数日后干涸脱屑，其下又再发新的脓疱。②皮疹可发于全身，而以四肢屈侧及皱襞部多见，也有先发于掌跖而后延及全身者。口腔颊黏膜亦可发生簇集性小脓疱；指（趾）甲可出现萎缩、碎裂或溶解，甲床亦可有小脓疱；患者常见沟状舌。

2. 掌跖脓疱型银屑病

（1）症状：①前驱期症状：患者常感低热、头痛、食欲不振、全身不适等。②典型症状：皮损有疼痛和瘙痒。

（2）体征：①损害为对称性红斑，斑上出现许多针头至粟粒大小脓疱，疱壁不易破裂，一般1～2周后即可自行干涸，结褐色痂，痂脱后有小片鳞屑，剥除后出现小出血点，鳞屑下又可出现成群的新脓疱，故在同一斑块上可见脓疱和结痂，指（趾）甲常被侵犯，致变形、混浊、肥厚及不规则的嵴状隆起，严重时甲下可有脓液积聚，常伴沟状舌。②皮损对称发生，多见于掌跖，也可扩展到指（趾）背侧，身体其他部位也常见银屑病皮损。

（三）关节病性银屑病

关节病性银屑病又名银屑病性关节炎。银屑病在关节炎患者中较为常见，比正常人多2～3倍；而关节炎在银屑病患者中也较普遍，据有关统计，其发生率约为6.8%，远远高于非银屑患者群中关节炎的发病率。本型常继发于寻常型银屑病或多次反复恶化后，亦可先有关节症状或与脓疱型及红皮病性银屑病同时存在。关节症状与银屑病皮损呈平行关系。

分类：

（1）末端型：非对称、手足部位一些末端指（趾）关节间受累；非对称性的小关节性关节炎。

（2）附着点类型：韧带与骨连接处炎症。

（3）伴有骨质侵蚀的残毁性银屑病关节炎型，最后导致骨质溶解或关节强直。

（4）中轴型，特别是骶髂部、髋部、颈椎部发生强直性脊柱炎。

可伴发内脏损害，如风湿性心脏病，眼结合膜炎，肝脾淋巴结肿大，溃疡性结肠炎，肾炎等；约80%患者伴有指（趾）甲损害。

（四）红皮病性银屑病

本型约占银屑病中的0.98%，常见于寻常型银屑病治疗不当或脓疱型银屑病消退后，也有初发即为该型表现者，但较罕见。

1. 症状

（1）自觉不同程度瘙痒，反复发作，病程漫长。

（2）伴发热、畏寒、头痛、不适等全身症状。

2. 体征

（1）表现为剥脱性皮炎，可累及全身，初起在原发皮损部位出现潮红，迅速扩大，最终全身皮肤呈弥漫性红色或暗红色，炎性浸润明显，上覆大量麸皮样鳞屑，不断脱落，其间常伴小片正常皮岛；发生手足者，常有整片的角质剥脱。此时，银屑病的典型特征银白色鳞屑、点状出血等往往消失，但愈后常可见小片寻常型银屑病皮损；指（趾）甲亦受累变形、肥厚、混浊，甚至剥离而脱落。

（2）口腔、咽部、鼻腔黏膜及眼结合膜均充血发红，可有全身各处浅表淋巴结肿大。该型是一种少见的严重的银屑病，病情顽固，常数月或数年不愈，治愈后容易复发。

（五）特殊类型银屑病

疱疹样脓疱病：在低钙血症的孕妇中发生的脓疱型银屑病，导致强直性癫痫发作。

环性脓疱型银屑病：儿童发病，较少有全身症状。

连续性肢端皮炎：慢性复发性甲皱襞、甲床和手指远端化脓性疾病，导致甲的脱落。该病可单独发生，也可伴发脓疱型银屑病。

三、治疗

（一）基本原则

（1）轻中度寻常型银屑病的治疗：在外用药物治疗基础上，根据辨证加中医治疗、紫外线疗法、光化学疗法。必要时可内用西药治疗。

（2）重度寻常型银屑病的治疗：中药、紫外线疗法、光化学疗法、维A酸类、甲氨蝶呤（MTX）、环孢素、生物制剂以及联合治疗。

正规、安全、个体化原则：①正规：使用目前皮肤科学界公认的治疗药物和方法。②安全：各种治疗方法均应以确保患者的安全为首要，不要为追求近期疗效而导致严重不良反应的发生。③个体化：在选择治疗方案时，要全面考虑到银屑病患者的病情、需求、耐受性、经济承受能力、既往治疗史及药物不良反应等，合理制定治疗方案。

（二）联合、轮换、序贯治疗

（1）联合治疗：银屑病联合治疗的基础是不同的药物作用机制不同，以最小的剂量相互协同或累加达到最好的效果而不良反应最少。一旦银屑病皮损被有效清除，则应逐渐减少联合治疗药物的数量，以其中某一种药物维持治疗。常用的联合治疗：中药加外用药或光疗；阿维A加中波紫外线（UVB）或补骨脂素（PUVA）或环孢素或生物制剂；环孢素和甲氨蝶呤加光疗或生物制剂；霉酚酸酯和环孢素；外用药物加阿维A或光疗。

（2）轮换治疗：主要目的是将累积毒性最小化，在最初的治疗达到毒性水平以前，从一种治疗转换为另一种治疗方法；或者是由于最初的治疗效果逐渐降低而不良反应增加而转换。外用药、内用药、光疗可以交替使用。生物制剂也可在轮换治疗中发挥作用。

（3）序贯治疗：将特异的治疗方法排序，使最初的治疗达到最好的效果，并降低长期不良反应。其包括三个阶段：①清除阶段：选用快速作用药物，但常有较大不良反应。②过渡阶段：一旦患者病情改善，采用维持治疗药物，逐渐减少快速作用药物的剂量。③维持阶段：仅用维持治疗药物。

（三）系统治疗的选择原则

（1）抗生素：可选用有效和敏感的抗生素，如青霉素、头孢类、大环内酯类抗生素等，用于伴有上呼吸道感染的点滴状银屑病、寻常型银屑病、红皮病型和脓疱型银屑病。

（2）维A酸类：斑块型银屑病和有关节症状的银屑病。

（3）甲氨蝶呤：有关节症状的银屑病、泛发性和严重影响功能的银屑病，如手掌和足跖。

（4）环孢素：对各种类型银屑病均有效，但应当用于严重的和各种疗法失败的银屑病患者；可控制炎症反应重的寻常型银屑病。

（5）吗替麦考酚酯：中度以上的斑块型银屑病和关节症状的银屑病。

（6）糖皮质激素：急性多发性关节病性银屑病，可造成严重关节损害者。

（7）羟基脲：不适宜 PUVA、MTX、阿维 A 和环孢素治疗的银屑病患者。

（8）调节免疫的药物：如胸腺肽、胸腺五肽、转移因子、左旋咪唑等。

（9）其他可能应用的药物：柳氮磺胺吡啶、他克莫司、氨苯砜、甲砜霉素、维生素等。

（10）生物制剂：依那西普适用于不能耐受标准系统治疗或对标准治疗无反应的中重度银屑病；适用于关节病性银屑病，符合中华风湿病学会生物制剂治疗银屑病关节炎的相关标准和共识者。

（四）局部治疗的选择原则

局部治疗用药以角质剥脱剂、细胞抑制剂、还原剂为主。在搽药时宜先用热水、肥皂洗去鳞屑，急性期不宜用刺激性强的药物以免激发红皮病，有渗出可按一般急性或亚急性炎症处理。静止期可涂作用较强的药物，但初时宜从低浓度开始，以后酌情增加。

（1）蒽林：局部治疗用药中的首选药物，是治疗本病最有效的药物之一，临床运用时配成 0.1%～0.2% 蒽林软膏、糊剂或乳剂。

（2）焦油制剂：是治疗银屑病较好的药物，常与紫外线合用治疗顽固银屑病，但存在污染衣着及有臭味的缺点，大面积使用经皮吸收致胃肠道障碍及肾中毒性变化，易生毛囊炎。常用者有煤焦油、松馏油、糠馏油等，一般浓度为 5%～10%。

（3）维 A 酸：包括全反式维 A 酸、顺维 A 酸、他扎罗汀、阿达帕林凝胶等种类。可制成溶液、霜剂与凝胶剂，一般常用浓度为 0.025%～0.3%，浓度过高可引起急性或亚急性皮炎。

（4）维生素 D_3 衍生物：包括卡泊三醇、他卡西醇、骨化三醇等种类。维生素 D_3 衍生物外用治疗银屑病疗效与外用中等强度糖皮质激素相同或稍好，已成为治疗慢性中度银屑病的一线药物，起效较糖皮质激素慢，但缓解期较长。可以与 UVB 和 PUVA 联合使用，在与局部糖皮质激素联合应用时有协同作用，能减少药物的皮肤刺激性和糖皮质激素的不良反应。

（5）皮质类固醇激素：对进展期斑块型的皮损有一定的疗效，但长期外用可导致皮肤萎缩和继发感染，故临床上并不常用。

（6）其他外用药：5%～10% 硫黄软膏，5% 水杨酸软膏，10%～15% 喜树酊，0.1% 争光霉素软膏，5% 的 5- 氟嘧啶软膏，10% 尿素软膏。

第十一章　儿科疾病

第一节　病毒性心肌炎

病毒性心肌炎为病毒感染引起的局限性或弥漫性心肌炎症，多为散发，每隔数年可有小的流行性。目前的诊断多根据前驱感染病史、症状、心电图改变、心肌酶学、心脏超声和MRI显示的心腔及心功能改变，综合判断。临床症状轻重悬殊，多预后良好，少数重症表现为心律失常、心力衰竭或休克，极少数演变为慢性心肌炎和扩张性心肌病。该病确诊依靠心内膜心肌活检，尚无特效治疗，综合治疗包括抗病毒和抗心肌炎症等。

一、诊断

（一）临床表现

1. 主要临床诊断依据

心功能不全、心源性休克或心脑综合征。心脏扩大可通过影像学证实。血清心肌肌钙蛋白T/I或血清肌酸激酶同工酶（CK-MB）升高，伴动态变化。显著心电图改变（心电图或24 h动态心电图）：包括以R波为主的2个或2个以上主要导联（Ⅰ、Ⅱ、aVF、V_5）的ST-T改变持续4天以上伴动态变化，新近发现的窦房、房室传导阻滞，完全性右或左束支传导阻滞，窦性停搏，成联律、成对、多形性或多源性期前收缩，非房室结及房室折返引起的异位性心动过速，房扑、房颤，室扑、室颤，QRS低电压（新生儿除外），异常Q波等。心脏磁共振成像（CMR）呈现典型心肌炎症表现，具备以下3项中至少2项：

（1）提示心肌水肿：T_2加权像显示局限性或弥漫性高信号。

（2）提示心肌充血及毛细血管渗漏：T_1加权像显示早期钆增强。

（3）提示心肌坏死和纤维化：T_1加权像显示至少1处非缺血区域分布的局限性晚期延迟钆增强。

2. 次要临床诊断依据

前驱感染史，如发病前1～3周内有上呼吸道或胃肠道病毒感染史。胸闷、胸痛、心悸、乏力、头晕、面色苍白、面色发灰、腹痛等症状（至少2项），小婴儿可有拒乳、发绀、四肢凉等。血清乳酸脱氢酶（LDH）、α-羟丁酸脱氢酶（α-HBDH）或谷草转氨酶（AST）升高（若cTnI、cTnT或CK-MB已升高，则只计主要指标，该项次要指标不重复计算）。心电图轻度异常即未达到心肌炎主要临床诊断依据中"显著心电图改变"标准的ST-T改变。抗心肌抗体阳性。

3. 心肌炎临床诊断标准

符合心肌炎主要临床诊断依据≥3条，或主要临床诊断依据2条加次要临床诊断依据≥3条，并除外其他疾病，可以临床诊断心肌炎。符合心肌炎主要临床诊断依据2条，或主要临床诊断依据1条加次要临床诊断依据2条，或次要临床诊断依据≥3条，并除外其他疾病，可临床诊断疑似心肌炎。凡未达到诊断标准者，应给予必要的治疗或随诊，可根据病情变化，确诊或除外心肌炎。

（二）病毒性心肌炎病原学诊断依据

1. 病原学确诊指标

心内膜、心肌、心包（活体组织检查、病理）或心包穿刺液检查发现以下之一者可确诊：分离到病毒；用病毒核酸探针查到病毒核酸。

2. 病原学参考指标

有以下之一者结合临床表现可考虑心肌炎由病毒引起，自粪便、咽拭子或血液中分离到病毒，且恢复期血清同型抗体滴度较第 1 份血清升高至 4 倍以上或降至 1/4 以下；病程早期血清中特异性 IgM 抗体呈阳性；用病毒核酸探针可从患儿血液中查到病毒核酸。

二、治疗

（一）休息

急性期至少应卧床休息 2～4 周，有心功能不全或心脏扩大者更应绝对卧床休息，以减轻心脏负荷和心肌耗氧量。

（二）抗病毒治疗

抗病毒治疗可以选用干扰素、利巴韦林和中药清热解毒等。

（三）维生素 C 治疗

大剂量高浓度维生素 C（10% 浓度，每次 100～200 mg/kg）缓慢静脉注射，每日 1 次，疗程为 1～2 周，以清除氧自由基。心源性休克时，首日可用 3～4 次。

（四）丙种球蛋白

静脉注射丙种球蛋白（IVIG）为重症心肌炎的常规疗法，单次 1～2 g/kg。

（五）心肌代谢酶活性剂

近年来推荐下列药物：①辅酶 Q_{10}：存在于人细胞线粒体内，参与能量转换的多个酶系统，剂量为 1 mg/（kg·d），口服。② 1,6- 二磷酸果糖（FDP）：为心肌代谢酶活性剂，推荐剂量为 0.7～1.6 mL/kg 静脉用，不超过 2.5 mL/kg，每日 1 次 1～2 周为一个疗程。

（六）肾上腺皮质激素

治疗早期（起病 10 天内）一般不主张应用激素。急性期使用激素的指征：

（1）心力衰竭和心源性休克。

（2）严重二度二型或三度房室传导阻滞，如地塞米松每日 0.3～0.6 mg/kg 或氢化可的松每日 15～20 mg/kg，静脉用。

（七）控制心力衰竭

心肌炎患者对洋地黄耐受性差，易出现中毒而发生心律失常，故应选用快速作用的洋地黄制剂。病重者静脉使用毛花苷 C，一般口服地高辛，饱和量用常规的 2/3 量，每日口服维持量。

（八）抢救心源性休克

（1）重在早期镇静，即使患者没有烦躁。

（2）大剂量维生素 C。

（3）扩容：可先选用低分子右旋糖酐 5 mL/kg 扩容，再紧密观察疗效，具体内容详见急救章节。

（九）机械辅助治疗

常规药物治疗仍无法改善低灌注状态时，可选择机械循环辅助装置如体外膜肺氧合（ECMO）、经皮心肺支持系统（PCPS）、主动脉内球囊反搏和人工心室辅助装置（VAD）等。

第二节 病毒性脑炎

病毒性脑炎（viral encephalitis，VE）是由多种病毒引起脑和脑膜病变的总称。若炎症过程主要在脑膜，临床重点表现为病毒性脑膜炎，主要累及大脑实质时则以病毒性脑炎为临床特征。各年龄组均可发病，儿童发病更为常见。由于致病病原体与宿主的免疫反应过程不同，可导致病情轻重不一，临床表现各异；大多数患儿预后良好，但也有少数患儿起病急骤，进展迅速，易造成不同程度的神经系统后遗症甚至短期内死亡。

一、诊断

（一）临床表现

急性或亚急性起病，发病前常有上呼吸道感染症状或胃肠道症状，如发热、恶心、呕吐、腹泻等，婴幼儿常易激惹、烦躁不安，年长儿可诉头痛等，病程为 1～2 周。重症脑炎常出现神经系统症状及体征。典型的临床表现可有意识障碍、抽搐、失语、吞咽困难、饮水呛咳、精神神经障碍及肢体活动障碍等症状，也可有面瘫、偏瘫、共济失调、肌阵挛以及病理征阳性、脑膜刺激征阳性、眼球震颤等神经定位损害的表现。

（二）影像学检查

首选 MRI 检查，其有较高的软组织分辨率，可准确进行空间定位，敏感度较高，对于微小病灶或多发病灶具有较高检出率，有助于早期诊断、病灶定位以及评估预后。

（三）脑脊液检查

典型改变为压力增加、外观清亮。白细胞计数正常或轻度增高，可达（50～100）×10^6/L，以淋巴细胞增多为主，但在发病早期（48 h 以内）可以中性粒细胞为主。蛋白水平一般在正常范围或轻度升高，但一般为 0.5～1.0 g/L，糖和氯化物一般正常，脑脊液培养及涂片无异常。部分患儿脑脊液可正常。

（四）病毒学检查

（1）病毒的分离与培养。

（2）病毒抗原抗体检测，脑脊液中某种病毒的 IgM 抗体阳性或急性期和恢复期（间隔 14 天以上）IgG 抗体滴度有 4 倍或以上升高，一般可以确定诊断（对于单纯疱疹病毒性脑炎，若血清和脑脊液中的抗体比值 ≤ 20：1，一般可以诊断）。

（3）采用 PCR 等检测病毒基因。病毒核酸的 PCR 检测是早期快速诊断方法，敏感性高达 98%，特异性为 94%。

（4）高通量测序技术，基于第二代测序技术平台，可精准检测血清或脑脊液中未知病毒或其他病原体，对于疑难危重病毒性脑炎具有较好的辅助诊断作用。

（五）脑电图检查

急性期脑电图异常率为 80%～90%，脑电波多呈弥漫性慢波背景异常，当炎症加重或伴有颅内压升高、脑实质开始出现炎性水肿时，脑电波产生弥漫性活动，并且伴随弥漫性、广泛性呈局限性或阵发性的高波幅的慢化波，主要在额区、顶区，表现为 θ 波或 δ 波。若病情进一步加重，可出现广泛性平坦或爆发性抑制性脑电波。

二、治疗

（一）对症支持治疗

密切监测生命体征，维持水、电解质平衡和合理的营养供给。对于高热者可采用物理降温及药物降温的方法来维持体温的稳定；发生惊厥者可采用安定、苯巴比妥、咪达唑仑等药物控制惊厥的发作，国内外部分学者将咪达唑仑作为临床上治疗小儿惊厥发作的一线药物；颅内高压时，高渗性脱水药甘露醇是首选药物，一般选用 20% 甘露醇。

（二）抗病毒治疗

阿昔洛韦是治疗疱疹病毒的首选药物，用法为 10 mg/（kg·d），每天 3 次，疗程为 14～21 天。更昔洛韦具有抗 EBV、CMV、HSV、VZV 等活性的作用，其中对 CMV、EBV 的抑制活性是阿昔洛韦的 10～20 倍，与阿昔洛韦相比疗效更显著，用法为 5 mg/（kg·d），间隔 12 h 重复用药 1 次，疗程为 14～21 天。膦甲酸钠主要作用是抗 CMV 和抗 HSV 的活性，也适用于对阿昔洛韦耐药的 HSV 株，用法为 0.18 mg/（kg·d），分 3 次静脉注射，1 个疗程为 14 天。

（三）激素的应用

对于轻中度的病毒性脑炎应慎用糖皮质激素；对于重症或伴有顽固性颅内高压患者早期短疗程应用激素可减少炎症等并发症的发生，临床上地塞米松应用广泛，剂量为每次 0.25～0.50 mg/（kg·d），连用 2～3 天后逐渐减量，一般连用 5 天或甲泼尼龙每次 1～2 mg/kg，间隔 12 小时可重复用药 1 次。对于急性重症脑炎急性期可遵循短期大剂量冲击疗法，可达到保护脑细胞、缩短病程的目的。

（四）丙种球蛋白的应用

一般采用 IVIG 400 mg/（kg·d），连用 5 天或大剂量使用，每日 1～2 g/kg，1～2 次用药即可，应尽量早期、足量、足够疗程使用。

第三节　吉兰－巴雷综合征

吉兰－巴雷综合征（Guillain-Barré syndrome，GBS）是一种常见的急性自身免疫性、多发性周围神经病，表现为急性感染后四肢对称性、进行性、弛缓性瘫痪，感觉轻度减退，腱反射减弱或消失，脑脊液蛋白－细胞分离。GBS 发病无明显季节性，病程具有单向性、自限性，大多在数周内病情恢复，但严重者可死于急性期的呼吸肌麻痹。

一、诊断

（一）临床表现

（1）运动障碍是本病的主要临床表现：四肢尤其两下肢对称性、进行性、弛缓性瘫痪是本病的基本特征。近端或远端可同时或分别受累，绝大多数进行性加重不超过3～4周。进展迅速者也可在起病24小时或稍长时间内出现严重肢体瘫痪和/或呼吸肌麻痹，后者可引起呼吸困难、口周发绀。部分患者伴有对称或不对称脑神经麻痹，以核下性面瘫最常见，其次为展神经。当波及两侧第Ⅸ、Ⅹ、Ⅻ对脑神经时，有延髓麻痹的表现，如饮水呛咳、声音低哑、吞咽困难，窒息后加重呼吸困难，危及生命。

（2）感觉障碍症状相对轻微：一般表现为肢体远端感觉异常，如烧灼、麻木、刺痛和不适感等，可在颈、肩、腰和下肢等部位突然出现剧烈的神经根疼痛，少数患儿因惧怕神经牵涉性疼痛而致颈抵抗，可有颈项强直。神经根痛和感觉过敏大多在数日内消失。

（3）自主神经功能障碍症状较轻微：主要表现为多汗、便秘、不超过12～24小时的一过性尿潴留；可有心律和血压改变失常，如心动过速、心动过缓、心律失常、高血压、低血压、波动性血压。

（二）GBS诊断标准

据中华医学会神经病学分会神经免疫学组2010年8月提出的中国吉兰－巴雷综合征诊治指南，GBS诊断标准：

（1）常有前驱感染史，呈急性或亚急性起病，进行性加重，多在2周左右达高峰。

（2）对称性肢体无力，重症者可有呼吸肌无力、四肢腱反射减低或消失，可伴轻度感觉异常和自主神经功能障碍。

（3）脑脊液出现蛋白－细胞分离现象。

（4）电生理检查：运动神经传导潜伏期延长，运动神经传导速度减慢，F波异常，传导阻滞，异常波形离散等。

（5）病程具有自限性。

（三）实验室检查

脑脊液检查：80%～90%的吉兰－巴雷综合征患者脑脊液中蛋白增高，但白细胞计数和其他均正常，此乃本病特征的蛋白－细胞分离现象。然而，这种蛋白－细胞分离现象一般要到起病后第2周才出现。抗GQ1b的IgG抗体检测有助于诊断GBS，敏感性为85%～90%。

（四）神经传导功能测试

1. 以脱髓鞘为主

运动神经传导速度减慢，复合肌肉动作电位（CMAP）波形离散，远端潜伏期延长，伴或不伴传导阻滞，F波潜伏期延长或引不出；感觉神经传导速度减慢，感觉神经动作电位（SNAP）波幅降低或引不出。

2. 以轴索为主

运动神经传导速度正常或轻度减慢，CMAP波幅降低，远端潜伏期正常或轻度延长，F波潜伏期正常或轻度延长；感觉神经传导速度正常，SNAP波幅轻度降低或正常。

3. 针极肌电图（EMG）

脱髓鞘神经一般无自发电位，募集减少或正常，如果轴索损害可见自发电位、运动单位动作电位（MUP）宽大。

（五）影像学

颅脑、脊髓的磁共振检查有助于对神经电生理检查未发现病变的患者进行诊断，典型患者脊髓 MRI 可显示神经根强化。

二、治疗

（一）对症支持治疗

加强护理，保持呼吸道通畅，勤翻身，拍背，雾化吸入吸痰；吞咽困难者要鼻饲，以防误入气管窒息；维持水、电解质、热量的平衡；补充 B 族维生素、神经生长因子以促进神经修复；早期康复治疗、针灸、按摩、理疗、功能训练，可防止肌肉萎缩，促进恢复。

（二）呼吸肌麻痹的抢救

呼吸肌麻痹是本病死亡的主要原因，如患儿出现呼吸急促，咳嗽无力，血氧饱和度降低。有第Ⅸ、Ⅹ、Ⅻ对颅神经麻痹致延髓麻痹者，应及时进行气管切开或插管，必要时使用机械通气以保证有效的通气和换气。

（三）静脉注射丙种球蛋白（IVIG）和血浆置换（PE）

（1）尽早静脉注射大剂量丙种球蛋白，能明显延缓本病的进展速度，减轻极期症状的严重程度，减少使用呼吸机的概率。IVIG 治疗的总剂量为 2 g/kg，分 2 日 [1 g/（kg·d）] 给予。研究发现，接受 2 日方案的患者早期复发率要高于 5 日方案，建议给予 400 mg/（kg·d），连用 5 日。

（2）血浆置换治疗方案：每次血浆交换量为每千克体重 30～50 mL，在 1～2 周内进行 3～5 次。

（3）目前多数专家认为肾上腺皮质激素对本病治疗无效。

（四）康复治疗

瘫痪期即应予康复介入，应尽可能将肢体摆在功能位或使用辅助器具，避免出现继发性肢体功能障碍，如足下垂、跟腱挛缩等。病情稳定后，应早期进行康复锻炼。

第四节　营养不良

营养不良是人类的主要死亡原因。据 2013 年 WHO 报告，全世界死于营养不良的儿童占全因死亡儿童的 45%。

营养不良包括广义的营养不良和狭义的营养不良。狭义的营养不良是指食物或某种营养素（包括能量、脂肪、糖类、蛋白质、维生素及矿物质）摄入不足或营养素吸收和利用障碍导致的一种疾病。广义的营养不良包括营养不足、微量营养素异常及营养过剩。营养不足是指蛋白质、能量、宏量营养素和微量营养素不足导致的器官功能障碍的一类疾病。联合国儿童基金会在《2019 年世界儿童状况》的报告中强调儿童营养不良的三重负担：一是全球 5 岁以下儿童中约 1/3 无法获得所需要的营养，1.4 亿儿童出现生长迟缓，近 5000 万儿童处于消瘦状态；二是 3.4 亿儿童面临维生素及矿物质缺乏；三是超重问题正在快速发展。营养不良的三重负担都将影响儿童生长发育，导致脏器功能障碍，应引起足够重视。

一、诊断

（一）临床表现

蛋白质－能量营养不良（PEM）的临床分型：消瘦型、水肿型和混合型三型。

消瘦型营养不良以能量供应不足为主，早期表现为活动减少、精神不佳、体重不增、继之体重下降、皮下脂肪消失、肌肉萎缩、皮肤干燥、苍白、失去弹性、毛发稀疏等。皮下脂肪减少顺序：腹部、躯干、臀部、四肢、面颊部。皮下脂肪厚度是判断营养不良程度的重要指标之一。严重时可出现多脏器功能紊乱，如精神萎靡、对周围刺激反应低下、抑郁与烦躁交替、体温降低、心音低钝、节律不齐、血压偏低、呼吸表浅、肌张力低下、便秘或饥饿性腹泻等。

水肿型营养不良又称为恶性营养不良，以蛋白质供应不足为主，常伴有能量供应不足，以低蛋白血症和水肿为特征性表现，水肿出现比较早，水肿出现顺序为内脏、下肢、全身。由于水肿，体重下降常不明显，常伴有冷漠、不思饮食、肝脾肿大、腹胀、肠鸣音减弱、皮肤色素沉着、头发稀疏、发色改变、口角干裂、舌乳头萎缩、鹅口疮等。

（二）诊断依据

（1）根据小儿年龄及喂养史、体重下降、皮肤脂肪减少、全身多脏器功能紊乱及其他营养素缺乏的临床症状和体征及相关实验室检查，中、重度 PEM 诊断并不困难。

（2）体格测量：测量患儿身高（身长）、体重，然后根据参照人群的年龄别体重、年龄别身高和身高别体重，进行营养状况的评估。①体重低下：体重低于同年龄、同性别参照人群值的均值减 2SD 以下。低于均值减 2SD～3SD，为中度；低于均值减 3SD，为重度，反映急性或慢性营养不良。②生长迟缓：身高（长）低于同年龄、同性别参照人群值的均值减 2SD 为生长迟缓。低于均值减 2SD～3SD，为中度；低于均值减 3SD，为重度，反映慢性长期营养不良。③消瘦：体重低于同性别、同身高（长）参照人群值的均值减 2SD 为消瘦；低于均值减 2SD～3SD 为中度；低于均值减 3SD 为重度，反映近期、急性营养不良。

同一儿童上述分型和分度可不一致，可以是其中任一分型和分度的组合。人体测量并不能代表机体功能的测定，应避免仅用个人身体的大小来评价营养状况，应考虑其他因素，如遗传。人体测量方法用于营养评价，结论应谨慎。

（三）实验室检查

营养不良早期缺乏特异、敏感的指标。反映营养不良常见指标如下：

（1）血清蛋白浓度降低：为特征性改变，多在 30 g/L 以下。因其半衰期较长（18～20 天），且营养不良患儿代谢变缓，因此，白蛋白不能及时反映机体的营养状况，不能作为早期识别营养不良的指标。转铁蛋白（半衰期为 8～9 天）、前白蛋白（半衰期为 2～3 天）、维生素结合蛋白（半衰期 12 小时）等血浆蛋白的半衰期相对较短，可及时、灵敏地反映机体营养状况的变化。

（2）胰岛素样生长因子 1（IGF-1）降低：IGF-1 早于身高（身长）、体重改变，不受肝功能的影响，是 PEM 早期诊断灵敏可靠的指标。

（3）血清必需氨基酸及非必需氨基酸的比值下降：血清必需氨基酸、牛磺酸明显下降，而非必需氨基酸下降不明显，两者比值下降，也可作为早期诊断指标。

（4）多种血清酶活性降低：如淀粉酶、脂肪酶、胆碱酯酶、转氨酶、碱性磷酸酶、胰酶和黄嘌呤氧化酶等的活性降低，经治疗后可很快恢复正常。

（5）血糖、微量元素含量、血清胆固醇、总淋巴细胞计数（TLC）降低：呈糖尿病型耐量曲线，血清胆固醇水平降低，铁、锌、硒、铜、镁等均低，尤以血锌在重度营养不良中降低显著。通常 TLC 低于 1500/mm^3 时可能存在营养不良；对于 3 个月以内的婴儿，TLC 低于 2500/mm^3 时为异常。

二、治疗

治疗原则：治疗原发病、营养支持、调节消化道功能、防治并发症等综合治疗。

（一）去除病因、治疗原发病

提倡母乳喂养，及时添加辅食，保证优质蛋白质摄入量。及早纠正先天畸形，控制感染，根治消耗性疾病。

（二）调整饮食、补充营养

强调个体化，勿操之过急。

（1）轻—中度营养不良：一般热量从每日 60～80 kcal/kg（1 kcal≈4.185 kJ）开始，逐渐增至每日 150 kcal/kg；蛋白质从每日 3 g/kg 开始，逐渐增至每日 3.5～4.5 g/kg。体重接近正常后，再恢复至生理需要量。

（2）重度营养不良：一般热量从每日 40～60 kcal/kg、蛋白质从每日 1.5～2.0 g/kg、脂肪从每日 1 g/kg 开始，并根据情况逐渐少量增加，增加能量至满足追赶生长需要，一般热量为 150～170 kcal/kg，蛋白质为 3.0～4.5 g/kg。待体重接近正常后，再恢复至正常生理需要量。

（3）热量、蛋白质、脂肪调整速度按具体情况而定，不宜过快，以免引起消化不良。

（三）药物治疗

（1）各种消化酶（胃蛋白酶、胰酶）：促进消化。

（2）促进蛋白质合成、增进食欲：①蛋白同化类固醇如苯丙酸诺龙，每次肌内注射 0.5～1.0 mg/kg，每周 1～2 次，连续 2～3 周。②胰岛素 2～3 单位肌内注射，每日 1 次，注射前先口服 20～30 g 葡萄糖，每 1～2 周为一个疗程。

（3）补充各种维生素及微量元素。

第十二章　血液透析

第一节　血液透析技术和处方

血液透析的主要目的是清除机体内蓄积的尿毒症毒素和多余的水分，维持机体水、电解质和酸碱平衡。为达此目的，在每次血透前需要对血液透析治疗的时间、治疗模式、透析材料的选择、抗凝剂的应用等进行设定，即需要制订合适的透析处方。

一、干体重

干体重指患者在血液透析结束时既无水钠潴留、也无脱水现象时的最低体重，是水钠负荷达到平衡状态时的理想体重，是评估血液透析患者容量状态的重要参考指标。

正确评估血液透析患者干体重具有重要意义。干体重设置过高、过低均可影响患者预后。干体重设置过高使患者体液负荷过重，增加了高血压、左心室肥厚、心力衰竭、脑出血等心脑血管并发症的发生风险，并严重影响患者长期生存率。干体重设置过低则导致透析中低血压、抽搐等不良反应发生率增高，影响患者透析依从性及充分透析，增加患者死亡风险。

目前，临床上有多种用于评估干体重方法，包括临床评估法、下腔静脉直径测定法、放射性核素测定法、血浆标志物测定法、无创血容量监测及生物电阻抗频谱分析法等。

针对血液透析患者，应尽快评估并达到或调整干体重，使患者得到有效治疗，避免出现严重并发症。患者达到并维持干体重的措施包括：

（1）控制透析间期体重增长：如限水限钠、有尿者可适当利尿等，使透析间期体重增长小于 3%～5%。

（2）强化治疗：如增加透析频次、延长透析时间等。

（3）加强健康宣教。新入血透患者往往存在容量过负荷，需通过一段时间治疗后才能确定并达到干体重。

干体重受患者饮食、排泄、营养状况、情绪、睡眠、疾病、季节等因素影响，随时发生变化，并非固定不变，需定期重新评估及调整。

二、透析方式及治疗处方

（一）血液透析

血液透析是目前最常用的血液净化疗法。其方法是将血液引出体外，经带有透析器的体外循环装置，血液与透析液通过半透膜（透析膜）进行水和溶质的交换，血液中水和尿毒症毒素包括肌酐、尿素、钾和磷等进入透析液而被清除，而透析液中碱基（如 HCO_3^-）和钙等则进入血液，从而达到维持水、电解质和酸碱平衡的目的。血液透析时溶质的清除以扩散作用为主，水的清除主要靠对流作用。

在血液透析前，医师需为患者制订达到设定的溶质和水清除目标的透析方案，包括透析器的选择、血流量、透析液方案（流量、成分等）、超滤量和速度、抗凝剂（类型、剂量等）、透析频率和每次透析时间。终末期肾病维持性血液透析患者原则上每周透析2～3次，每次4～6小时，每周治疗时间不低于9小时，建议治疗时间为12小时（根据残余肾功能状况，有不同的Kt/V靶目标）。血流量200～300 mL/min。目前，普遍使用碳酸氢盐透析液，其经典组成如表12-1所示。透析液流量500 mL/min，透析液温度34.5～36.5 ℃。患者体重大、食欲好、残余肾功能差时，应选用较大透析膜面积的透析器，并提高血流量和透析液流量。超滤量和超滤速度的设定主要根据透析间期患者体重的增长、心功能和血压等决定。一般单次透析超滤量为干体重的3%～5%。但对于顽固性高血压和反复发作心力衰竭的患者，常需控制透析间期体重的增长，理论上应严格控制在干体重的3%以内，并于透析中适当增加超滤量（即适当调低干体重）。

表 12-1　经典碳酸氢盐透析液成分及浓度

成分	浓度 / （mmol/L）
钠	135～145
钾	0～4
钙	1.25～1.75
镁	0.25～0.375
氯	98～124
乙酸盐	2～4
碳酸氢盐	30～40
葡萄糖	0～11
二氧化碳分压（PCO_2）	40～110（mmHg）
酸碱度（pH值）	7.1～7.3

血液透析清除血管内水分速度明显超过细胞间液进入血液的速度时，可引起有效血容量不足和血压下降。心功能不全、低蛋白血症时，透析间期潴留液体在细胞间液的比例较高，故透析脱水速度应更慢。

（二）高通量血液透析

高通量血液透析是指采用高通量透析器 [超滤系数（Kuf）> 20 mL/（h·mmHg）或 β_2- 微球蛋白清除率 > 20 mL/min）] 进行血液透析的技术。通常，血流量需提高至300～450 mL/min，透析液流量为600～800 mL/min。溶质清除尤其是中、大分子溶质的清除明显高于常规透析。每次治疗时间3小时以上，每周治疗至少9小时。高通量透析可能存在反向滤过，应使用无菌透析液（超纯透析液）。

（三）血液滤过

血液滤过（hemofiltration，HF）模仿正常人肾小球滤过和肾小管重吸收原理，以对流方式清除体内过多的水分和尿毒症毒素。血液滤过无需透析液，溶质和水的清除完全依靠对流作用。由于血浆中大量电解质、碱基被清除，故需补充相应量的置换液。

置换液直接进入体内，必须无菌，内毒素和细菌污染须降至最低（内毒素小于0.03 EU/mL，细菌数少于 1×10^{-6} CFU/mL）。置换液成分应与血浆成分相当，并可调整钠、钙等浓度，以适应个体化治疗需求。常用置换液配方见表12-2。置换液可通过透析机在线（on-line）制备，其他方法包括使用市售置换液袋装成品或采用静脉输液制剂配制等。

表 12-2　常用置换液配方

成分	浓度 /（mmol/L）
钠	135～145
钾	2～3
钙	1.25～1.75
镁	0.5～0.75
氯	103～110
碳酸氢钠	30～34

与血液透析相比，血液滤过具有对血流动力学影响小，中、大分子溶质清除率高等优点。

血液滤过根据置换液补充的位置可分为前稀释置换法（置换液在血滤器之前输入）、后稀释置换法（置换液在血滤器之后输入）和混合稀释法（置换液在血滤器前及后输入）。前稀释法具有使用肝素量小、不易凝血、滤器使用时间长、不易在滤膜上形成覆盖层而不至于随时间延长降低超滤速率等优点；不足之处是进入血滤器的血液已被置换液稀释，清除效率降低。后稀释法具有节省置换液用量、清除效率高优点；但容易凝血，易在滤膜上形成覆盖层而降低超滤速率（表 12-3）。

表 12-3　血液滤过前稀释法与后稀释法的比较

	前稀释	后稀释
滤器内血液	稀释	无稀释
滤过效率	低	高
滤器内凝血	不易发生	易发生
滤器使用时间	较长	较短
置换液用量	较多	较少
超滤速率随治疗时间	不降	降低

血液滤过通常每次治疗 4 小时，建议血流量 > 250 mL/min。前稀释法治疗效率低于后稀释法，故前稀释法需要的置换量大于后稀释法。置换量可根据每次治疗的目标 Kt/V 值和患者体内水容积（体重的 55%）粗略估算。后稀释法置换量为目标 Kt/V 值乘以体内水容积，建议 20～30 L；前稀释法置换量为目标 Kt/V 值乘以 2 倍体内水容积，建议不低于 40～50 L。混合稀释法置换量可参考前稀释法。

（四）血液透析滤过

血液透析滤过（hemodiafiltration，HDF）是血液透析和血液滤过的结合，具有两种治疗模式的优点，可通过扩散和对流两种机制清除溶质，在单位时间内比单独的血液透析或血液滤过清除更多的大、中、小分子溶质。

血液透析滤过常规每次治疗 4 小时，建议血流量 > 250 mL/min。通常后稀释法置换量为 15～25 L，前稀释法置换量为 30～50 L。为防止增加滤器凝血风险及降低滤膜通透性，置换液流速需根据血流量调整。粗略估算方法为后稀释置换法时，置换液流速低于血流量的三分之一；前稀释置换法时，置换液流速低于血流量的二分之一。透析液流速可设定为 500～800 mL/min。

（五）单纯超滤

单纯超滤是通过对流机制，采用容量控制或压力控制，经过透析器或血滤器的半透膜等渗地从全血中除去水分的一种血液净化治疗方法。在单纯超滤治疗过程中，不需要使用透析液和置换液。单纯超滤原则上每次超滤量（脱水量）以不超过体重的 4%～5% 为宜。单纯超滤通过对流作用完成，等渗清除水分，故不易引起低血压。

（六）序贯透析

序贯透析是将单纯超滤与血液透析先后单独进行的一种血液净化方法，即将扩散清除溶质与超滤脱水两个过程分开进行，以达到既有效清除尿毒症毒素，又满足稳定清除水分的要求，不易引起低血压。

（七）其他

（1）高效能血液透析：高效能血液透析是指采用高效透析器进行的血液透析技术。对小分子溶质清除效能显著高于常规透析，对中分子溶质的清除效能也有提高，但不如高通量透析。

（2）每天血液透析：每天血液透析（daily hemodialysis，DHD）指每周透析 5～7 天，每次 1.5～3.5 小时，采用较高的血流量和透析液流量。DHD 比每周透析 3 次方案（总透析时间相同）有更好的溶质清除率。

（3）夜间血液透析：夜间血液透析（nocturnal hemodialysis，NHD）指每次透析 5～8 小时、每周 3～7 次的透析方式。患者可以在家透析，也可在透析中心进行。每天夜间血液透析的血流动力学稳定，液体平衡的调节缓慢，故血压控制良好，并可增加中分子物质的清除，是一种比较接近生理性的透析方式。

第二节　血液透析的急慢性并发症

随着血液透析技术的发展，透析治疗的有效性和安全性得到显著提高，血液透析并发症显著减少。然而，血液透析作为一种体外血液净化治疗技术，并发症仍不可避免，严重并发症甚至可危及生命，应引起血液透析医护工作者、透析工程师的高度重视和积极防治。

一、血液透析急性并发症

血液透析过程中血液与体外循环系统（如穿刺针、透析血液管路、透析器、透析液及材料生产过程中使用的填充材料和消毒剂等）接触，可产生不良反应，导致透析过程中或透析结束后早期发生急性并发症，严重时可危及生命。

（一）心血管系统并发症

1. 透析中低血压

透析中低血压指透析中收缩压（systolic blood pressure，SBP）下降 > 20 mmHg 或平均动脉压（mean arterial pressure，MAP）降低 > 10 mmHg，并有低血压症状。其是血液透析最常见的急性并发症之一，发生率可高达血液透析治疗的 10%～30%。

透析中低血压可引起患者脏器血液灌注不足，导致器官功能障碍，是血液透析患者重要的死亡危险因素。对于发生透析中低血压的患者应紧急处理及明确病因，并作相应处理。

（1）紧急处理：对有症状的透析中低血压患者应立即采取措施，包括采取头低位；停止超滤；补充生理盐水或20%甘露醇或白蛋白溶液等。上述处理后，如血压好转，则逐步恢复超滤，密切监测血压变化；如血压无好转，应再次补充生理盐水等扩容治疗，减慢血流速度，并寻找原因，对可纠正诱因进行干预。如上述处理后血压仍快速降低，则需应用升压药物治疗，并停止血透。

（2）积极寻找透析中低血压原因：为紧急处理及以后预防提供依据。低血压常见原因如下：①容量相关因素：容量相关因素包括超滤速度过快 [常超过 12.5 mL/（kg·h），相当于 4 小时超滤量超过 5% 干体重]、设定的干体重过低、透析机超滤故障或透析液钠浓度偏低等。②血管收缩功能障碍：血管收缩功能障碍包括透析液温度较高、透析前应用降压药物、透析中进食、中重度贫血、自主神经功能障碍（如糖尿病神经病变患者）及采用乙酸盐透析液进行透析者等。③心脏因素：如心脏舒张功能障碍、心律失常（如房颤、心动过速等）、心脏缺血、心脏压塞及心肌梗死等。④其他少见原因：如出血、溶血、空气栓塞、透析器反应及脓毒血症等。

（3）预防：①应用带超滤控制系统的血透机。②对于容量相关因素导致的透析低血压患者，应限制透析间期钠盐和水的摄入量，控制透析间期体重增长 < 3%～5%；重新评估干体重；适当延长每次透析时间等。③与血管功能障碍有关者，应调整降压药物的剂量和给药时间，如改为透析后用药；避免透析中进食；采用低温透析或梯度钠浓度透析液进行透析；避免应用乙酸盐透析液，采用碳酸氢盐透析液等。④心脏因素所致者应积极治疗原发病及可能的诱因。⑤有条件时可应用容量监测装置对患者进行透析中血容量变化进行监测，避免超滤速度过快。⑥如透析中低血压反复出现，而上述方法无效，可考虑改变透析模式，如采用单纯超滤、序贯透析和血液滤过，或改为腹膜透析等。

2. 透析中高血压

透析中高血压指透析过程中或透析结束后即刻血压较透析前升高，具体评价指标尚无统一标准。透析中高血压是血液透析常见的急性并发症，发生率达血液透析治疗的 8%～30%，重者可引发心力衰竭和脑出血，与血液透析患者心血管死亡和全因死亡密切相关。

透析中高血压往往提示容量过负荷。但部分患者尤其是年轻患者，在有效清除水分的情况下仍有顽固性高血压，除与容量过多有关外，还可能与体内水分的清除引起肾素 - 血管紧张素系统过度活跃等有关。高钠透析能减轻透析过程中因扩散清除尿素和钠而引起的血浆渗透压下降，故可稳定血压。但高钠透析可引起患者透析后口渴，易导致透析间期体重增长过多。因此可采用钠梯度透析，在透析过程中调节透析液钠浓度，使透析液钠浓度由透析开始较高浓度（150～154 mmol/L）逐渐下降至较低浓度（138～142 mmol/L）。其他可能引起透析中高血压的因素包括促红细胞生成素（erythropoietin，EPO）不合理使用、交感神经系统兴奋、清除体内水分后导致心排血量增加、外周血管阻力增加、降压药被透析清除等。

3. 心律失常

心律失常是血液透析中常见并发症，一般无症状。其处理程序如下：

（1）明确心律失常类型：常见心律失常包括室性期前收缩、非阵发性短阵室性心动过速、室上性心动过速及心房颤动等。

（2）明确诱因并纠正：常见诱因包括血电解质紊乱，尤其是钾和钙代谢紊乱，如高钾血症或低钾血症、低钙血症等；酸碱失衡如酸中毒；冠状动脉疾病和心脏器质性疾病等。推荐使用碳酸氢盐透析液。应特别关注透析液钾和钙浓度，建议透析液钾浓度不低于 2 mmol/L。

（3）合理应用抗心律失常药物及电复律：对于有症状或一些特殊类型心律失常如频发室性心律失常，需应用抗心律失常药物甚至电复律，建议在有经验的心脏科医师指导下应用。

（4）安装起搏器：对于重度心动过缓及潜在致命性心律失常者可安装起搏器。

（二）神经系统并发症

1. 透析失衡综合征

透析失衡综合征（dialysis disequilibrium syndrome，DDS）指透析过程中或结束后不久，出现以全身和神经系统表现为主的临床综合征，表现为烦躁、头痛、恶心、呕吐、视力模糊、肌肉抽搐、定向障碍、震颤和高血压等，严重者出现癫痫、意识障碍甚至昏迷。

（1）病因和发病机制：透析失衡综合征主要发生机制包括脑细胞内外渗透压梯度和脑细胞酸中毒。血液透析时血液中大量溶质快速清除和酸中毒快速纠正引起血浆渗透压显著下降和血 pH 值明显升高，而由于血脑屏障的限制，脑脊液和脑细胞中溶质和氢离子清除量较小、较慢，造成血液和脑脊液间渗透压差和 pH 值差增大，水向脑组织转移，导致脑水肿，引起颅内高压。

失衡综合征可发生在任何一次透析过程中，但多见于首次透析、透析前血肌酐和血尿素水平高、快速及显著清除毒素（如高效透析）、透析间期过长等情况。

（2）治疗：①轻者仅需减慢血流速度，以减少溶质清除，减轻血浆渗透压和 pH 值过度变化。稍重者可输注高渗溶液，予吸氧等对症处理。如无缓解，则应提前终止透析。②重者应立即停止透析，输注甘露醇，及时给予生命支持措施，并作出鉴别诊断，排除脑血管疾病等。应根据治疗反应予其他相应处理，一般 24 小时内好转。

2. 肌肉痉挛

肌肉痉挛多出现在每次透析的中、后期，常发生于小腿、足部。易使患者不能耐受透析而提早停止透析。一旦出现应首先寻找诱因，根据原因作相应处理，并采取措施预防再次发生。

（1）寻找诱因：透析中低血容量、低渗透压、低血压、超滤速度过快及应用低钠透析液等是引起透析中肌肉痉挛的常见原因。肌肉痉挛可能提示患者已达到干体重。其他诱因包括血电解质紊乱（如低镁血症、低钙血症、低钾血症等）、酸碱失衡、肉碱缺乏等。

（2）治疗：根据诱发原因选择治疗措施。主要措施为提高血浆渗透压，如快速输注生理盐水、高渗葡萄糖溶液或甘露醇溶液等。对痉挛肌肉进行外力挤压按摩也有一定疗效。

（3）预防：针对可能的诱发因素，采取措施，包括控制透析间期体重增长量、减慢超滤速度、采用高钠透析或序贯钠浓度透析、纠正低镁血症等电解质紊乱、加强肌肉锻炼、应用维生素 E 和肉碱等。

3. 头痛

（1）积极寻找原因：常见原因有透析失衡综合征、严重高血压和脑血管疾病等。对于长期饮用咖啡者，由于透析中咖啡因被透析清除，血浓度降低，可出现头痛表现。

（2）治疗：①明确病因，针对病因进行干预。②如无脑血管意外等颅内器质性病变，可应用对乙酰氨基酚等止痛药对症治疗。

（3）预防：针对诱因采取适当措施是预防关键。包括应用低钠透析、避免透析中高血压发生、规律透析等。

（三）透析器反应

透析器反应又称透析器首次使用综合征，但也见于透析器复用患者。主要由于患者对与血液接触的体外循环材料如透析膜、透析血液管路、消毒液等过敏所致。分A型透析器反应（过敏反应型）和B型透析器反应（非特异型）两类（表12-4）。

表12-4　透析器首次使用综合征

	A型（超敏反应型）	B型（非特异型）
发生率	＜5次/10000透析例次	3～5次/100透析例次
发生时间	透析开始后5～30分钟	透析开始后20～60分钟
症状	较重，表现为皮肤瘙痒、荨麻疹、咳嗽、喷嚏、流清涕、腹痛、腹泻，甚至呼吸困难、休克、死亡	较轻，多表现为胸痛、背痛
原因	快速变态反应。对透析膜材料、管路和透析器的消毒剂（如环氧乙烷）、透析器复用的消毒液、污染透析液、肝素等过敏 高敏人群及血管紧张素转换酶抑制剂（ACEI）应用者	原因不清，可能与应用新的透析器及生物相容性差的透析器有关
处理	立即停止透析 夹闭血路管，丢弃管路和透析器中血液 严重者抗组胺药、激素或肾上腺素药物治疗 出现呼吸循环障碍，立即予心肺支持治疗	排除其他引起胸背痛的原因 吸氧等对症支持治疗 如好转则继续透析
预防	避免环氧乙烷消毒透析器和管路 透析前充分冲洗透析器和管路 无肝素治疗 高危人群可于透析前应用抗组胺药 停用ACEI药物	选择生物相容性好的透析器 复用透析器可能有一定预防作用

1.A型透析器反应

此反应常于透析开始后5分钟内发生，少数迟至透析开始后30分钟。主要发病机制为快速的变态反应，可表现为灼热、皮肤瘙痒、荨麻疹、咳嗽、喷嚏、流清涕、腹痛、腹泻，甚至呼吸困难、休克、死亡等。一旦考虑A型透析器反应，应立即处理，并寻找原因，采取措施预防再次发生。

（1）紧急处理：①立即停止透析，夹闭血路管，丢弃管路和透析器中血液。②予抗组胺药、激素或肾上腺素药物抗过敏治疗。③如出现呼吸循环障碍，立即予心脏呼吸支持治疗。

（2）明确病因：主要是患者对体外循环管路、透析膜等材料发生变态反应所致，可能的致病因素包括透析膜材料、血液管路和透析器的消毒剂（如环氧乙烷）、透析器复用的消毒液、透析液受污染、肝素过敏等。另外，有过敏病史及高嗜酸性粒细胞血症、血管紧张素转换酶抑制剂（ACEI）应用者，也易出现A型反应。

（3）预防措施：根据可能的诱因，采取相应措施。①透析前充分冲洗透析器和血液管路。不同的透析器有不同的冲洗要求，使用新品种透析器前，应仔细阅读操作说明书。②选用蒸汽或γ射线消毒透析器和血液管路。③进行透析器复用。④对于高危人群可于透析前应用抗组胺药物。如考虑与应用 ACEI 类药物有关，则应停用 ACEI 药物。

2.B 型透析器反应

此反应常于透析开始后 20～60 分钟出现，发作程度常较轻，多表现为胸痛和背痛。

当透析中出现胸痛和背痛，首先应排除心脏等器质性疾病，如心绞痛、心包炎等。如排除后考虑 B 型透析器反应，则应寻找可能的诱因。B 型反应多认为是补体激活所致，与应用新的透析器及生物相容性差的透析器有关。

B 型反应多较轻，予鼻导管吸氧及对症处理即可，加强观察，常无须终止透析。采用透析器复用及选择生物相容性好的透析器可预防部分 B 型反应。

（四）透析技术相关并发症

1. 空气栓塞

空气通过血液透析体外循环进入人体可引起空气栓塞。透析工程技术的发展大大减少了空气栓塞的发生风险，现已非常罕见。少量空气呈微小泡沫状缓慢进入体内常症状较少甚至无症状。若大量空气快速进入体内，患者可因气栓出现明显症状甚至死亡。一旦发现空气栓塞应立即抢救，并寻找原因，同时采取预防措施避免再次发生。

（1）紧急抢救：①立即夹闭静脉血液管路，停止血泵。②采取左侧卧位，并头和胸部低、脚高位，尽量使空气聚集在右心房。③心肺支持，包括吸纯氧，采用面罩或气管插管。④如空气量较多，有条件者可予右心房或右心室穿刺抽气。

（2）明确病因：空气栓塞与任何可能导致空气进入体外循环管腔部位的连接松开、脱落，血液管路或透析器破损开裂等有关。空气进入体外循环的常见部位：①血泵前管路：血泵转动产生负压，是空气进入体外循环的主要部位。②静脉输液管路：尤其是输注瓶装液体。③透析液气泡。④中心静脉导管：尤其是临时中心静脉导管。⑤空气回血。

（3）预防：一旦发生空气栓塞，患者的死亡率极高。严格遵守血透操作规章，避免发生空气栓塞。预防措施主要有：①上机前严格检查血液管路和透析器有无破损。②做好内瘘针或深静脉插管的固定，保证透析血液管路之间、管路与透析器之间的紧密连接。③透析过程中密切观察内瘘针或插管、透析管路连接有无松动或脱落。④透析结束时不采用空气回血。⑤注意透析机空气报警装置的维护。

2. 透析器破膜

透析器破膜是指透析膜的完整性破坏，血液和透析液之间相互交通，造成血液污染和丢失。当出现机器漏血报警（blood leak）或肉眼可见透析膜外/透析液出口颜色变红时应考虑透析器破膜。

（1）紧急处理：①立即夹闭透析血液管路的动脉端和静脉端，丢弃体外循环中血液。②更换新的透析器和透析血液管路进行透析。③严密监测患者生命体征和临床表现，一旦出现发热、溶血等表现，应采取相应处理措施。

（2）寻找原因：①透析器质量问题。②透析器储存不当，如冬天储存在温度过低的环境中。③透析中因凝血或大量超滤等而导致跨膜压过高。④复用透析器如复用处理和储存不当、复用次数过多也易发生破膜。

（3）预防：①透析前应仔细检查透析器。②透析中严密监测跨膜压，避免跨膜压过高。③透析机漏血报警等装置应定期检测，避免发生故障。④透析器复用时应严格进行破膜试验。

3. 体外循环凝血

体外循环凝血是血液透析过程中常见并发症。寻找体外循环发生凝血的原因对凝血处理、调整抗凝剂用量及预防凝血再次发生有重要价值。

（1）原因：凝血发生常与无抗凝剂治疗或抗凝剂用量不足等有关。其他原因还包括技术因素如预冲透析器空气残留、预冲肝素不充分，血管通路相关因素如内瘘狭窄、静脉导管流量不佳、通路再循环过大等。此外，下列情况易发生凝血：①血流速度过慢。②外周血血红蛋白过高。③超滤率过高。④透析中输血、血制品或脂肪乳剂。⑤使用血路管补液壶（引起血液暴露于空气、壶内产生血液泡沫或血液发生湍流）。

（2）处理：①轻度凝血：常可通过追加抗凝剂用量，调高血流速度来解决。在治疗中仍应严密监测患者体外循环凝血变化情况，一旦凝血程度加重，应立即回血，更换透析器和血液管路。②重度凝血：常需立即回血。如凝血重而不能回血，则建议直接丢弃体外循环管路和透析器，不主张强行回血，以免凝血块进入体内发生栓塞事件。

（3）预防：①透析治疗前全面评估患者凝血状态、合理选择和应用抗凝剂是预防关键。②规范血液透析操作，正确预冲血液管路。③监测透析中凝血状况，并早期采取措施进行防治，包括压力参数改变过快（动脉压力和静脉压力快速升高、静脉压力快速降低）、血液管路和透析器血液颜色变暗、透析器见小黑线、管路（动脉壶或静脉壶内）小凝血块出现等。④避免透析中输注血液、血制品和脂肪乳等，特别是输注凝血因子。⑤定期监测血管通路血流量，避免透析中再循环过大。⑥避免透析时血流速度过低。如需调低血流速度，且时间较长，应加大抗凝剂用量。

二、血液透析慢性并发症

血液透析慢性并发症指终末期肾病患者长期接受血液透析治疗过程中出现的并发症，包括心脑血管并发症、贫血、感染、营养不良、矿物质与骨代谢紊乱等。

（一）心脑血管并发症

心脑血管并发症是维持性血透患者主要死亡原因，包括高血压、心力衰竭、左室肥厚、左室功能异常、缺血性心脏病、外周血管病变及脑血管疾病等。其发病与心血管疾病传统危险因素和尿毒症相关危险因素（如贫血、高同型半胱氨酸血症、甲状旁腺功能亢进、氧化应激、慢性炎症及营养不良等）有关。防治关键在于充分透析、控制发病危险因素及定期心血管疾病评估，做到早发现早治疗。

（二）贫血

贫血是维持性血透患者常见并发症，与促红细胞生成素生成不足、红细胞寿命缩短、出血（失血）、慢性炎症、缺铁、继发性甲状旁腺功能亢进等有关。主要治疗方法包括补充促红细胞生成素和铁剂等。一般情况下，血红蛋白低于 100 g/L 时即应治疗，治疗靶目标是使血红蛋白达到 110～120 g/L。

（三）感染

感染是维持性血透患者重要死亡原因。透析患者由于免疫功能低下、营养不良、使用临时血管通路、反复血管通路穿刺、复用透析器、共用透析设备、透析液或供液管路污染等因素，易发生感染。其主要包括普通感染（如细菌感染）和血源性传播的感染（如肝炎病毒、艾滋病病毒感染等）。

普通感染常见为细菌感染，主要表现为发热、寒战及感染部位症状如咳嗽、咳痰等，严重者可出现脓毒症。血管通路为中心静脉导管者可发生导管相关血行感染。应用有效抗生素是治疗关键，同时予营养补充及相关支持治疗。导管相关血行感染者除全身应用抗生素外，尚应予抗生素封管，必要时需拔除中心静脉导管。

血液透析患者血源性传播疾病的感染尤其是肝炎病毒感染的发生率明显高于健康人群和非透析肾脏病患者。肝炎病毒感染与患者的免疫功能低下、透析操作不当、消毒不严格（尤其复用透析器时）、输血等因素有关。感染后多数患者无明显症状，少数可出现食欲不振、恶心、黄疸等。治疗应根据病毒复制程度、肝功能情况等决定，目标是抑制病毒复制，延缓肝病进展，防止肝硬化、肝癌发生，可采用干扰素或抗病毒化学药物治疗。预防是关键，包括严格执行消毒隔离制度、严格透析器复用程序、避免输血、定期检测病毒指标、注射乙肝疫苗等。

（四）营养不良

营养不良是维持性血透患者常见并发症，主要与营养摄入不足、丢失过多、蛋白质分解代谢增加等有关。营养不良增加患者发生感染的风险，是影响患者死亡的重要危险因素。应定期对透析患者的营养状态进行评估，一旦发生或可能发生营养不良，即应进行饮食指导，加强营养支持，严重者可予鼻饲、透析中胃肠外营养甚至全静脉营养。可补充一些营养物质，如左旋肉碱、B族维生素、叶酸、维生素C、活性维生素D、维生素E和微量元素硒及锌等。此外，充分透析，如采用高通量透析有助于改善患者的营养状况。

（五）矿物质与骨代谢异常

矿物质与骨代谢异常是维持性血透患者常见并发症，由慢性肾功能减退导致矿物质与骨代谢异常综合征，可引起全身多系统损害，包括骨病和心血管疾病等。临床上出现以下一项或多项表现：

（1）钙、磷、甲状旁腺激素（parathyroid hormone，PTH）或维生素D代谢异常：如低钙血症、高磷血症、甲状旁腺激素分泌异常（继发性甲状旁腺功能亢进）。

（2）肾性骨营养不良：骨转化、矿化、骨量、骨线性生长或骨强度异常。

（3）血管或其他软组织钙化。患者可出现甲状旁腺增生、骨痛、骨折、心血管事件等，严重影响患者的生活质量，并导致患者全因和心血管死亡率明显增加。

矿物质与骨代谢异常的防治措施包括降低高血磷，维持正常血钙；控制继发性甲状旁腺功能亢进；预防和治疗血管钙化。治疗的关键是控制高磷血症、纠正低钙血症，包括控制饮食中磷的摄入、充分透析、根据血钙水平选用合适的磷结合剂等。对于轻、中度甲状旁腺功能亢进者可应用活性维生素D治疗，但应密切监测血钙、血磷水平，避免发生高钙血症和高磷血症；有条件者也可应用抑制甲状旁腺激素分泌药物如盐酸西那卡塞（cinacalcet hydrochlorid）。重症甲状旁腺功能亢进者，特别是存在甲状旁腺腺瘤者可采取外科手术或局部介入治疗。

第十三章　临床药学

第一节　西药的临床应用

随着分子生物学、网络信息、计算机、循证医学、功能影像学、微量检验技术等在临床中的应用,内科疾病的病因、诊断、治疗随之向纵深方向发展。新的治疗手段不断推出,尤其是介入治疗,但药物仍是内科常见疾病主要治疗手段和基础治疗。本节简要介绍部分常见疾病的药物治疗。

一、心绞痛

心绞痛是冠状动脉供血不足,心肌急剧暂时缺血缺氧而引起的临床综合征。患者主要表现为阵发性心前区疼痛,分为稳定型和非稳定型心绞痛两类。尽管一些非药物的措施在冠心病治疗中起了很大的作用,但药物仍是其基础和重要的治疗方法。常用的药物有硝酸酯类、CCB 和 β 受体拮抗剂等。

1. 硝酸酯类

（1）药理作用和机制:此类药一方面扩张冠状动脉,降低阻力,增加心内膜区的血液供应,开放侧支循环,增加冠脉循环血流量,改善心肌的供血、供氧;另一方面扩张周围血管,减少静脉回流,降低心室容积量、心腔内压、心排出量和血压,减轻心脏的前后负荷,从而降低其耗氧量,继之缓解心绞痛。

（2）常用的硝酸酯类药物:

①硝酸甘油:作为控制心绞痛急性发作的药物,常用 0.3～0.6 mg,舌下含服,1～2 分钟起效,1～2 小时后作用消失;如发作频繁和严重,为较恒定地控制缺血发作和减少发作次数,可从 5～10 μg/min 的剂量开始,持续静滴,每 5～10 分钟增加 10 μg/min,直至达到靶剂量（症状缓解或出现明显的副作用）;长效硝酸甘油制剂其控释片每次 2.5 mg,每 8 小时给药 1 次,预防心绞痛的发作;用 2% 硝酸甘油软膏或贴剂（含 5～10 mg 硝酸甘油）涂或贴于胸前或上臂,可预防心绞痛的夜间发作。

②硝酸异山梨酯:口服 5～20 mg,每日 3 次,半小时后起作用,维持 3～5 小时;其缓释剂 20 mg,每日 2 次,可维持 12 小时;单硝酸异山梨酯多为长效制剂,20～50 mg,每日 1～2 次。本品主要用于预防心肌缺血,如含服 5～10 mg 也可用于心绞痛的急性发作。

（3）不良反应和注意事项:不良反应主要有头痛、头昏、头部跳动感、面红、心悸等,少数有低血压。故第一次用药应平卧片刻,必要时吸氧。此类药物容易产生耐受性,临床常间隔用药。从小剂量开始,以避免和减轻不良反应。长期用药禁止突然停药,以防止诱发心绞痛或心肌梗死。

2.β 受体拮抗剂

（1）药理作用和机制：β 受体拮抗剂可阻断拟交感作用，减慢心率，降低血压和心肌收缩力，从而降低心肌耗氧量，缓解心绞痛的发作；且可降低运动时血流动力学的反应，使同一运动量水平心肌耗氧量减少；使不缺血的心肌区小动脉（阻力血管）缩小，致更多的血液通过扩张的侧支循环（输送血管）流入缺血区，缩小缺血的心肌面积。

（2）常用 β 受体拮抗剂：美托洛尔 12.5 mg，2 次 / 日；普萘洛尔 10 mg，3 次 / 日；氧烯洛尔 20～40 mg，3 次 / 日；阿替洛尔 25～75 mg，2 次 / 日；吲哚洛尔 5 mg，3 次 / 日，逐渐加到 60 mg/d；索他洛尔 20 mg，3 次 / 日；纳多洛尔 40～80 mg，1 次 / 日。

（3）不良反应和注意事项：不良反应和禁忌证同前节所述。在应用 β 受体拮抗剂治疗心绞痛时，伴随心率减慢和射血时间延长而发生舒张末期容积增加、心肌耗氧量增加等部分抵消了它的治疗作用，此种不良反应可因和硝酸酯类合用而被抵消。

3.CCB

（1）药理作用和机制：本类药物抑制钙离子进入细胞内，也抑制心肌细胞兴奋 - 收缩耦联中的钙离子作用。故可抑制心肌收缩，减少心肌耗氧量；扩张冠状动脉，解除冠脉痉挛，改善心内膜下心肌的供血；扩张周围血管，降低血压，减轻心脏负荷；降低血黏度，抗血小板聚集，改善心肌的微循环。

（2）常用 CCB：硝苯地平 10～20 mg，3 次 / 日，亦可舌下含服，缓释剂 30～80 mg，1 次 / 日；维拉帕米 80～120 mg，3 次 / 日，缓释剂 240 mg，1 次 / 日；地尔硫䓬 30～90 mg，3 次 / 日；尼卡地平 10～20 mg，3 次 / 日；氨氯地平 5～10 mg，1 次 / 日；非洛地平 5～20 mg，1 次 / 日；尼群地平 20 mg，1～2 次 / 日。

（3）不良反应和注意事项：因此类药物降压作用比较明显，在用药期间密切观察血压；与 β 受体拮抗剂合用时警惕对心血管的抑制效应。

4. 抗血栓药物

（1）乙酰水杨酸类制剂：可以抑制血小板在动脉粥样硬化斑块上的聚集，防止血栓形成，同时抑制血栓素 A_2（TXA_2）的合成，解除后者对血管的痉挛作用，可降低不稳定型心绞痛的死亡率和心肌梗死的发生率。常用阿司匹林 50～100 mg/d，口服。主要不良反应是对胃肠道和凝血系统的影响，对该药过敏、消化道溃疡活动期、局部出血和出血体质者禁用。

（2）二磷酸腺苷（ADP）受体拮抗剂：能通过 ADP 受体抑制血小板内钙离子的活性，并抑制血小板之间纤维蛋白原桥的形成，被认为是不稳定型心绞痛的标准治疗方案。常用噻氯吡啶 250 mg，1～2 次 / 日，可有胃肠道反应和过敏，也可引起全血细胞减少，应定期检查血象。其新一代药物氯吡格雷副作用小，作用快，不需复查血常规，常用 75 mg/d。

5. 调节血脂代谢的药物

调脂药物在治疗冠脉粥样硬化中起着重要作用，可以改善血管内皮细胞功能，并有临床试验证实可使粥样硬化斑块消退。

（1）3- 羟 -3- 甲戊二酰辅酶 A 还原酶抑制剂（HMG-CoA 还原酶抑制剂，他汀类）：主要降低胆固醇，也降低甘油三酯。HMG-CoA 还原酶是控制胆固醇合成速度的关键的限速酶，他汀类药物部分结构和 HMG–CoA 相似，可特异性地拮抗 HMG–CoA 还原酶而使胆固醇合成减少。现认为他汀类可降低冠心病和心肌梗死的发病率和死亡率。洛伐他汀 20～40 mg，1～2 次 / 日；普伐他汀 10～40 mg，1 次 / 日；辛伐他汀 20～40 mg，1 次 / 日，用量从小剂量开始，常睡前口服。不良反应有胃肠道不适、肌肉酸痛、转氨酶和碱性磷酸酶升高，少数人有轻度肌酸磷酸激酶升高、皮疹等，停药后即可恢复。用药期间注意监测肝功能。胆汁淤积、肝病、肝功能异常者，孕妇及哺乳期妇女禁用。

（2）贝特类及其衍生物：可显著降低增高的甘油三酯和较小程度降低血胆固醇，并使高密度脂蛋白（HDL）轻度升高。降低血纤维蛋白原，增加纤维蛋白溶解酶的活性，减少血小板的聚集性。非诺贝特 100 mg，3 次 / 日，其微粒型制剂（力平脂）200 mg/d；吉非贝齐 600 mg，2 次 / 日，其缓释剂 900 mg/d；苯扎贝特 200 mg，2～3 次 / 日，其缓释剂 400 mg/d；环丙贝特 50～100 mg/d。其主要不良反应有胃肠道功能障碍、皮肤瘙痒、皮疹等，个别发生肌痛、肌痉挛、脱发等。肝、肾功能障碍、胆石症、胆囊疾病患者及妊娠期或哺乳期妇女禁用，用药期间定期检查肝肾功能。

总之，心绞痛的治疗必须积极消除诱发因素，采用综合疗法，必要时介入治疗。治疗的目的是增加心肌供血和减少其耗氧量，以恢复供氧和耗氧的平衡。根据各类药物的适应证和禁忌证，选择合适的药物或联合用药，最大程度改善患者的症状并降低严重心血管事件（如急性心肌梗死）的发生率和病死率。

二、慢性阻塞性肺病

此病是一种以具有不完全可逆性的气流受阻为特征的肺部疾病，呈进行性发展。主要症状有慢性咳嗽、咯痰、气促和喘息等。在急性加重期的药物治疗有祛痰药、抗生素，适当镇咳，并发呼吸衰竭时可考虑应用呼吸兴奋剂。

（一）祛痰药

慢性阻塞性肺病的部分患者痰稠，容易形成痰栓，诱发感染或使炎症迁延不愈，加重病情的进展。祛痰药使痰液变稀、黏度降低，加速呼吸道黏膜纤毛运动，促进黏痰排出，减少对呼吸道黏膜的刺激，间接起到止咳、平喘作用，也有利于防止继发感染。这是此病治疗的主要措施之一。

（1）胰蛋白酶：雾化吸入后可裂解黏蛋白、纤维蛋白和坏死组织，有很好的疗效。常用量 2.5 万～12.5 万单位溶于生理氯化钠溶液 5 mL，雾化吸入。个别患者有荨麻疹、轻度恶心、头晕，偶有过敏反应，雾化吸入可有呼吸道刺激症状。凝血功能异常、肝肾功能不全者和有出血倾向者慎用或禁用。

（2）沙雷肽酶：对纤维蛋白、纤维蛋白原有很强的溶解能力，具有促进痰液、脓液溶解与排泄的作用，还具有抗炎症作用，主要用于痰液不易咳出者。口服：每次 5～10 mg，3 次 / 日。偶见腹泻、食欲不振、胃部不适、恶心、呕吐、鼻出血和血痰等。凝血功能异常、肝肾功能不全者慎用。

（3）乙酰半胱氨酸：系黏痰溶解剂，具有较强的黏痰溶解作用，降低痰的黏滞性，并使之液化，也可使脓性痰中的 DNA 纤维断裂，故不仅能溶解白色黏痰而且也能溶解脓性痰。每次 300 mg，3 次 / 日。由于应用本品呼吸道可产生大量痰液，需用吸痰器吸引排痰。可引起呛咳、支气管痉挛、恶心、呕吐等不良反应。支气管哮喘者禁用。

（4）溴己新及氨溴索：溴己新为半合成的鸭嘴花碱衍生物，溴环己胺醇为前者的有效代谢物。可使痰中的黏多糖纤维素或黏蛋白裂解，降低痰液黏度；还作用于气管、支气管腺体细胞分泌黏滞性较低的小分子黏蛋白，改善分泌的流变学特性和抑制黏多糖合成，使黏痰减少，从而稀释痰液，易于咳出。溴己新口服每次 8～16 mg，3 次 / 日。氨溴索口服 30 mg，3 次 / 日，静滴 10 mg/kg，2 次 / 日。偶有恶心、胃部不适，减量或停药后可消失。胃炎或胃溃疡患者慎用。

（二）镇咳药

当慢性阻塞性肺病患者有严重、剧烈、频繁的咳嗽时，才能应用镇咳药进行对症治疗，且应与祛痰药合用，较少单独应用。同时，应确定引起咳嗽的原因，并积极对因治疗，如控制感染、消除炎症等。其分为中枢性镇咳药和外周性镇咳药两类。

1. 中枢性镇咳药

（1）可待因：能直接抑制延髓的咳嗽中枢，止咳作用迅速而强大，疗效可靠，为临床上最常用的镇咳药之一。口服，每次 15～30 mg，3 次 / 日。本品属麻醉药物，有成瘾性，不能长期应用，亦可产生耐受性。多痰患者禁用，以防因抑制咳嗽反射，使大量痰液阻塞呼吸道，继发感染而加重病情。偶有恶心、呕吐、眩晕、便秘等不良反应。

（2）右美沙芬：镇咳作用和可待因近似或稍强，常口服 10～20 mg，3～4 次 / 日。无成瘾性，治疗量不会引起呼吸抑制，偶有头晕、食欲不振。

（3）喷托维林：对咳嗽中枢有选择性抑制作用，尚有轻度的阿托品样作用和局麻作用，大剂量对支气管平滑肌有解痉作用，本品兼有中枢性和周围性镇咳作用。口服 25 mg，3～4 次 / 日。偶有轻度头晕、口干，恶心、腹胀、便秘等不良反应。青光眼及心功能不全伴有肺瘀血的患者忌用，宜与祛痰药合用。

2. 外周性镇咳药

（1）苯丙哌林：为非麻醉性镇咳药，具有较强镇咳作用，其作用较可待因强 2～4 倍，因阻断肺 - 胸膜的牵张感受器产生的肺 - 迷走神经反射而镇咳。本品不抑制呼吸，无耐受性及成瘾性。口服，每次 20 mg，3 次 / 日。偶有口干、食欲不振、乏力、头晕和药疹等不良反应。

（2）苯佐那酯：镇咳作用强度略低于可待因，但不抑制呼吸。口服 50～100 mg，3 次 / 日。可引起嗜睡、恶心、眩晕、胸部紧迫感和麻木感、皮疹等不良反应。

（3）中药甘草的复方制剂：为具有黏膜保护性的镇咳药，口服后可在发炎的咽黏膜表面形成薄膜，减轻咳嗽对局部感觉神经末梢的刺激，从而发挥镇咳作用。

（三）呼吸兴奋剂

当慢性阻塞性肺病并发呼吸衰竭时，在保持气道通畅和吸氧的基础上，可适当谨慎地应用呼吸兴奋剂。呼吸兴奋剂可用于预防氧气疗法由于解除氧刺激而发生的呼吸抑制和肺泡低通气现象。

（1）尼可刹米（可拉明）：能直接兴奋延髓呼吸中枢和通过刺激颈动脉体化学感受器反射地兴奋呼吸中枢，从而使呼吸加深加快；同时提高对 CO_2 的敏感性。常静脉给药 5～10 mg/kg，稀释后缓慢静注，必要时可重复给药，也可进行肌内注射。治疗量时可有面部刺激征、精神异常、肌肉抽搐、呕吐等反应，剂量大时可有惊厥。

（2）洛贝林（山梗菜碱）：本品可通过刺激颈动脉体和主动脉体的化学感受器来反射性地兴奋呼吸中枢。作用弱、持续时间短暂、安全范围较大。肌内注射，每次 3～10 mg，静脉缓慢注射，每次 3 mg，必要时 30 分钟后可重复给药。大剂量可引起心动过速、传导阻滞、呼吸抑制，甚至惊厥。

总之，慢性阻塞性肺病的治疗必须采取综合措施：积极戒烟，应用平喘药，坚持家庭长期氧疗，合并感染时根据病原菌类型和药敏试验选择合适的抗生素，适当的对症处理等，防止或逆转肺功能的减退，防治其并发症，预防病情的恶化。

三、消化性溃疡

临床上有胃溃疡和十二指肠溃疡，其发病是由于攻击因素和黏膜的保护因素失去平衡所致。药物治疗旨在消除或减弱侵袭因素，恢复或增强防卫因素。

（一）抗酸剂

抗酸剂主要作用是中和胃酸，减弱或解除胃酸对溃疡面的刺激和腐蚀作用。常用的有氢氧化铝、氢氧化镁等，常制成复方制剂，以避免其不良反应，如胃舒平（氢氧化铝、二硅酸镁、颠茄浸膏），2～4 片，3 次／日；胃必治（铝酸铋、甘草浸膏、碳酸镁、碳酸氢钠、弗朗鼠李皮）1～2 片，3 次／日。铝碳酸镁为新一代抗酸药（铝镁复盐），作用迅速、持久，含铝镁化合物，可相互抵消便秘和腹泻的副作用，常用 1～2 片，3～4 次／日，肾功能不全者避免长期服用。

（二）抑制胃酸分泌药

1. 组胺 H_2 受体拮抗剂

外源性或内源性组胺作用于壁细胞膜上的 H_2 受体，促使胃酸分泌增加。H_2 受体拮抗剂选择性阻断此作用，使胃酸分泌减少。西咪替丁（甲氰咪胍）口服 0.4 g，早晚各一次或睡前一次顿服，对十二指肠溃疡的治疗需用 4～8 周，胃溃疡需 8～12 周。不良反应主要有恶心、呕吐、便秘或腹泻、肝肾损害、性功能减退等，偶有对骨髓的抑制作用和肝细胞色素 P450 酶的抑制，用药期间注意检查血常规。雷尼替丁作用比西咪替丁强 5～8 倍，口服 150 mg，每日 2 次或睡前一次顿服。不良反应小而安全，本品对内分泌等激素的影响较少见。法莫替丁作用强度比雷尼替丁大 6～10 倍，作用时间长，对胃酸分泌抑制作用能维持 12 小时以上。口服 20 mg，每日 2 次或睡前一次顿服。偶见皮疹、白细胞下降，有头昏、便秘、腹泻等不良反应。尼扎替丁与法莫替丁同为第三代 H_2 受体拮抗剂，作用近似，每次 150 mg，一日 2 次或睡前顿服；有贫血、荨麻疹、出汗等不良反应。

2. 质子泵抑制剂

（1）奥美拉唑：是第一个用于临床的质子泵抑制剂。由于其为弱碱性，所以很快就被吸收到壁细胞分泌小管的高酸环境中与酸结合，形成有活性的次磺酰胺，与质子泵两个巯基（—SH）发生不可逆的结合，抑制酶的活性，从而导致酸分泌被抑制。抑酸作用强，止痛速度快，效果好。常用量每次 20 mg，1 次／日，4 周溃疡愈合率 81%；静注 40 mg/d，对消化性溃疡出血的治疗有显著疗效。不良反应主要为恶心、胀气、腹泻、便秘、上腹痛等；皮疹和胆红素升高也有发生，一般是短暂轻微的。

（2）兰索拉唑：对乙醇性胃黏膜损伤及以胃酸分泌亢进为主要原因的十二指肠溃疡具有优于法莫替丁或奥美拉唑的作用。口服，每次 30 mg，1 次／日，于清晨口服。十二指肠溃疡疗程 4 周；胃溃疡 4~6 周。不良反应有轻度头痛、头晕、嗜睡、腹泻、皮疹、皮肤瘙痒等。

（3）泮托拉唑：为新型的质子泵抑制剂，具有高选择性、生物利用度高、与其他药物少有相互作用等特点。常用 40 mg/d，1 次/日，治疗胃溃疡 4 周愈合率为 88%。不良反应发生率为 1.1%，偶可引起头痛和腹泻；极少引起恶心、上腹痛、腹胀、皮疹、皮肤瘙痒及头晕。

（4）雷贝拉唑：新一代的质子泵抑制剂，抑酸作用强于奥美拉唑；与其他质子泵抑制剂一样，对幽门螺杆菌具有明显的体外抗菌活性，与抗生素同时配合使用时，可有效消除幽门螺杆菌感染。治疗胃、十二指肠溃疡，每日 20 mg。

（三）黏膜保护药

长期以来，对溃疡病的研究重点为对胃酸的抑制。对溃疡病的机制，目前着重于攻击因素和保护因素两者之间的不平衡，后来开始重视黏膜屏障、细胞保护因子、胃和十二指肠局部血液循环等抗溃疡因素。

（1）硫糖铝：为具有 8 个硫酸根的蔗糖碱性铝盐。在胃的酸性条件下，解离为 $[Al(OH)_5]^+$ 和 [八硫酸蔗糖]⁻。前者能与胃蛋白酶络合，抑制该酶分解蛋白质。后者能聚合成一黏滞糊状物，它能与溃疡面渗出的带正电荷的蛋白质结合，形成保护膜。本品对胃溃疡和十二指肠溃疡的治疗都有效，空腹口服每次 1.0 g，4 次/日。偶有便秘，个别患者可出现口干、恶心、胃痛等，可适当地与抗胆碱药合用。肾功能衰竭者慎用。

（2）米索前列醇（喜克溃）：可以刺激胃黏液分泌，使黏液层增厚；还可增加碳酸氢盐的分泌、增加胃黏膜血流量、加强胃黏膜屏障、防止胃酸侵入。常用剂量为 200 μg，每日 4 次，或 400 μg，每日 2 次，餐前和睡前服。主要有腹泻、消化不良、恶心、呕吐、皮肤瘙痒、眩晕等不良反应。

（3）胶体次枸橼酸铋：在酸性条件下，本品与溃疡面上的蛋白质发生络合作用而凝结成保护性薄膜。从而隔绝胃酸、酶及食物对溃疡黏膜的侵蚀作用，促进溃疡组织的修复和愈合；能与胃蛋白酶发生螯合作用而使其失活；促进黏液及前列腺素的分泌；还有抗幽门螺杆菌的作用，对胃、十二指肠溃疡和胃炎都有效。常用 120 mg，4 次/日，饭前半小时和睡前服用，疗程 2~4 周。服药期间口中可能带有氨味，舌、粪黑染；可出现恶心等消化道症状。严重肾病者禁用，服药期间不得服用其他含铋制剂。

（4）替普瑞酮：本品为一种萜烯类物质，具有组织修复作用，能加速胃黏膜及胃黏液层中主要的黏膜修复因子即高分子糖蛋白的合成，提高黏液中的磷脂质浓度，而提高黏膜的防御功能。同时，能提高胃黏膜中前列腺素的生物合成能力，改善胃黏膜血流。用法为每次 50 mg，3 次/日，饭后口服。偶见便秘、腹痛、腹泻、口干、恶心、皮疹、瘙痒等不良反应，可见转氨酶轻度升高。孕妇慎用。

（四）根除幽门螺杆菌（HP）的治疗

对 HP 感染参与的消化性溃疡，根除 HP 不仅促进溃疡愈合，而且可预防溃疡复发，从而彻底治愈溃疡。因此凡有 HP 感染的消化性溃疡，无论初发或复发、活动或静止、有无并发症，均应给予根除幽门螺杆菌的治疗。目前推荐以胶体铋或质子泵抑制剂为基础加上两种抗生素的三联治疗方案：质子泵抑制剂（常规剂量）或胶体次枸橼酸铋

（480 mg/d）任选一种，克拉霉素（500～1000 mg/d）或阿莫西林（2000 mg/d）或甲硝唑（800 mg/d）任选两种，上述剂量分 2 次口服，疗程 7 天。选药时尽量选择疗效好、副作用轻微、服用方便的药物。

四、肝脏疾病

肝病的治疗包括病因的去除，肝功能和结构的改善或修复，各种病理生理状态的纠正和改善，缓解临床症状。但目前尚无更多特效药物可明显减轻肝脏的损伤、坏死或促进肝细胞的再生，多数药物仅能起到辅助和对症处理的作用。

（一）抗病毒药

（1）干扰素：干扰素实际上是病毒进入机体后诱导宿主细胞产生的反应物质，它从细胞内释放出来后，诱导未受病毒感染的宿主细胞产生 2′，5′- 寡腺苷酸合成酶和蛋白激酶，经一系列生化反应，促使病毒的 mRNA 降解和抑制病毒蛋白的合成，从而起到抑制病毒复制的作用。主要用于有病毒复制客观证据的乙肝患者和丙型肝炎患者。剂量为100 万～300 万 IU，每周 2 次，6 个月为一个疗程。乙肝患者有 40%～60% 血清病毒复制标志消失，丙肝有 30%～50% 的缓解率。常见的不良反应为发热、疲乏、肌痛、头痛、食欲减退等感冒样症状，停药后均能恢复。

（2）拉米夫定：系核苷类抗病毒药，在体内代谢生成其活性产物拉米夫定三磷酸盐，后者掺入到病毒 DNA 链中，阻断病毒 DNA 的合成。主要用于有病毒复制客观证据的乙肝患者。成人每次 0.1 g，1 次 / 日。疗程根据病情恢复情况而定，显效患者，继续用药 3～6个月，经复查仍为显效者，可停药观察。对拉米夫定和本品中其他成分过敏者禁用。治疗期间应对患者的临床情况及病毒学指标进行定期检查。少数患者停止使用本品后，肝炎病情可能加重。妊娠最初三个月的患者不宜使用本品。

（3）阿糖腺苷：系嘧啶同型物，对 DNA 病毒有显著抑制作用，对 RNA 病毒无作用。主要用于有 HBV 复制的慢性乙型肝炎。剂量为 10 mg/（kg·d），共 7 天，继以 7.5 mg/（kg·d），共 14 天。1～2 周后，再用 1 疗程。应用 2 周可明显抑制病毒的复制，但疗效不持久。不良反应较多，有消化道症状及骨髓抑制，大剂量可致免疫抑制和中枢神经系统反应，血转氨酶升高。妊娠初期患者禁用。

（二）辅助用药

（1）益肝灵（水飞蓟宾）：系一种黄酮类化合物，具有保护肝酶系统活力、增强解毒能力、稳定肝细胞膜、促进肝细胞再生的作用，对患者的症状、体征、肝功能均有明显改善。适用于慢性迁延性肝炎、慢性活动性肝炎、早期肝硬化和肝中毒。口服每次 77 mg，3 次 / 日，3 个月为一疗程。偶有头晕和恶心。

（2）联苯双酯：系中药五味子提取物，能维护肝细胞膜完整，减轻毒物对肝细胞的损害，有明显降氨基转移酶作用，并可改善肝炎之肝区痛、乏力、腹胀等主要症状。口服每次 25 mg，3 次 / 日。本品不良反应轻微，可有轻度恶心；亦有报道本品在治疗中出现黄疸及病情恶化，应引起注意。

（3）强力宁：能使血中 γ- 干扰素增加，减轻肝细胞变性坏死、促进肝细胞再生，并有解毒、抗炎等作用。其主要用于慢性迁延性肝炎、慢性活动性肝炎、肝中毒、早期肝硬化等的治疗。静脉滴注：40～80 mL 加入 10% 葡萄糖注射液（250～500 mL）中应用，

1 次 / 日。个别患者偶见胸闷、口渴、低血钾或血压升高，一般停药后即消失。长期应用时，应监测血钾、血压等变化。

（4）其他：葡醛内酯（肝泰乐）能使肝糖原增加，脂肪贮量减少，多用于急慢性肝炎、肝硬化。口服每次 0.1～0.2 g，每日 3 次；肌内注射或静脉注射每次 0.1～0.2 g，每日 1～2 次。辅酶 A 为体内乙酰化反应辅酶，参与糖、脂肪和蛋白的代谢，可作为肝炎的辅助用药。静脉滴注 50～100 单位，疗程 7～14 天。

病毒性肝炎的治疗，如有抗病毒的指征和药物适应证，根据病情和经济情况可考虑抗病毒治疗，适当应用辅助治疗药物，但应杜绝多而乱，以免加重肝脏的负担，导致疾病的进一步恶化。尽管无较多的肝病特效药，但注意合理、规范用药，可以较好地提高肝病患者的生活质量。

第二节　中医解表方剂

一、辛温解表剂

辛温解表剂，适用于风寒表证。

（一）麻黄汤《伤寒论》

【组成】麻黄去节，三钱（9 g）；桂枝去皮，二钱（6 g）；杏仁去皮尖，七十个（9 g）；甘草炙，一钱（3 g）。

【用法】上四味，以水九升，先煮麻黄，减二升，去上沫，内诸药，煮取二升半，去滓，温服八合。覆取微似汗，不须啜粥，余如桂枝法将息（现代用法：水煎服，温覆取微汗）。

【功用】发汗解表，宣肺平喘。

【主治】外感风寒表实证。恶寒发热，头身疼痛，无汗而喘，舌苔薄白，脉浮紧。

【证治机理】本证系由风寒束表，肺气失宣所致。风寒之邪侵袭肌表，营卫首当其冲，寒性收引凝滞，致使卫阳被遏，营阴郁滞，即卫闭营郁。卫气抗邪，正邪相争，则恶寒、发热；营卫不畅，腠理闭塞，经脉不通，则无汗、头痛、身痛、骨节疼痛；皮毛内合于肺，寒邪束表，肺气不宣，则上逆为喘；舌苔薄白，脉浮紧，皆是风寒束表之象。法当发汗解表，宣肺平喘。

【方解】方中麻黄辛温，《本草纲目》谓其"肺经之专药"，为发汗之峻剂，既开腠理、透毛窍，发汗以祛在表之风寒；又开宣肺气，宣散肺经风寒而平喘，为君药。风寒外束，卫闭营郁，仅以麻黄开表散寒，恐难解营郁之滞，遂臣以辛温而甘之桂枝解肌发表，通达营卫，既助麻黄发汗散寒之力，又可温通营卫之郁。麻黄、桂枝相须为用，发汗之力较强，可使风寒去而营卫和。肺主宣降，肺气郁闭，宣降失常，故又佐以杏仁利肺平喘，与麻黄相伍，一宣一降，以复肺气宣降之权而平喘，又使邪气去而肺气和。使以炙甘草，既调和药性，又缓麻、桂峻烈之性，使汗出而不致耗伤正气。四药相伍，麻桂相须，腠开营畅，麻杏相使，宣降得宜，使风寒得散，肺气得宣，诸症可愈。

【运用】本方既为治疗外感风寒表实证之代表方，又为辛温发汗法之基础方。以恶寒发热，无汗而喘，脉浮紧为辨证要点。本方为辛温发汗之峻剂，当中病即止，不可过服。

柯琴指出："此乃纯阳之剂，过于发散，如单刀直入之将，投之恰当，一战成功，不当则不戢而招祸。故用之发表，可一而不可再。"（《伤寒来苏集》）对于"疮家""淋家""衄家""亡血家"，以及外感表虚自汗、血虚而脉兼"尺中迟"或误下而见"身重心悸"等，虽有表寒证，亦皆应禁用。

（二）大青龙汤《伤寒论》

【组成】麻黄去节，四钱（12g）；桂枝二钱（6g）；甘草炙，二钱（6g）；杏仁去皮尖，四十粒（6g）；石膏如鸡子大，碎（18g）；生姜三钱（9g）；大枣十二枚，擘（6g）。

【用法】上七味，以水九升，先煮麻黄，减二升，去上沫，内诸药，煮取三升，去滓，温服一升，取微似汗。汗出多者，温粉扑之。一服汗出者，停后服。若复服，汗多亡阳，遂虚，恶风烦躁，不得眠也（现代用法：水煎温服，取微汗）。

【功用】发汗解表，兼清里热。

【主治】

（1）外感风寒，内有郁热证。恶寒发热，头身疼痛，不汗出而烦躁，脉浮紧。

（2）溢饮。身体疼重，或四肢浮肿，恶寒身热，无汗，烦躁，脉浮紧。

【证治机理】风寒束表，卫阳被遏，营阴郁滞，毛窍闭塞，故见恶寒发热、头身疼痛、无汗、脉浮紧之风寒表实证。表寒证又与烦躁、口渴并见，当系阳盛之体，外受风寒，寒邪较甚，表气闭郁较重，致使阳气内郁而化热，热邪伤津则口渴；热无宣泄之径，扰于胸中则烦，烦甚则躁。正如张秉成所谓："阳盛之人，外为风寒骤加，则阳气内郁而不伸，故见燥烦不宁之象。"（《成方便读》）此证为风寒束表，里有郁热。法当发汗解表为主，兼清郁热。

《金匮要略》又以本方治疗外感风寒，水饮内郁化热之溢饮。溢饮乃"饮水流行，归于四肢，当汗出而不汗出，身体疼重"之病证。风寒外束，水饮溢于四肢，则身体疼痛或浮肿，饮邪郁而化热则烦躁。二者病症虽异，但同属风寒束表、里有郁热之证，故皆用本方以异病同治。

【方解】方中麻黄为君，发汗解表、宣肺平喘、利水消肿，其量为麻黄汤之倍，则开泄腠理，发汗散寒之力尤峻。桂枝辛温，解肌发汗，助麻黄解表而和营卫；石膏辛甘而寒，清里热并透郁热，二者同为臣药。麻黄得石膏，辛温发表而无助热之弊；石膏得麻黄，大寒清热而无凉遏之虞。杏仁降利肺气，与麻黄相合，宣降肺气，以适肺性；生姜、大枣合用则和脾胃、调营卫，兼助解表、益汗源，共为佐药。甘草益气和中，既缓辛温峻散之力，又调和诸药，且防石膏寒凉伤中，为佐使药。诸药相伍，寒温并用，发汗散寒之中又兼清解里热之效。

本方麻黄发汗解表，桂枝温阳化气，生姜温胃散水，皆助麻黄发汗行水。麻黄、杏仁宣降肺气以通调水道；石膏清泄溢饮郁热；姜、枣、草益气和中，调和营卫，运化水湿。全方发汗解表，宣通腠理，开窍门以发越水气；宣降肺气，通调水道以利湿化饮，故亦治溢饮有表证兼里热者。

【运用】本方为治疗外感风寒，里兼郁热证之常用方。以恶寒发热，无汗，烦躁，脉浮紧为辨证要点。表虚者，不可用，故原书强调："若脉微弱，汗出恶风者，不可服。"本方发汗之功居解表诸方之冠，故"一服得汗者，停后服"，以防过剂；原书要求"取微似汗"　"汗出多者，温粉扑之"。

【鉴别】大青龙汤与麻黄汤均可治疗外感风寒表实证，同用麻黄、桂枝辛温解表发汗。然大青龙汤系由麻黄汤倍用麻黄、甘草，减少杏仁用量，再加石膏、生姜、大枣而成。证属风寒重证，兼内有郁热，故方中配以辛甘大寒之石膏以清解内热；且倍用麻黄以确保其发汗之力；减杏仁用量，乃因无喘逆之症。

二、辛凉解表剂

辛凉解表剂，适用于风热表证。

（一）银翘散《温病条辨》

【组成】连翘一两（30 g）；银花一两（30 g）；苦桔梗六钱（18 g）；薄荷六钱（18 g）；竹叶四钱（12 g）；生甘草五钱（15 g）；芥穗四钱（12 g）；淡豆豉五钱（15 g）；牛蒡子六钱（18 g）。

【用法】上为散。每服六钱（18 g），鲜苇根汤煎，香气大出，即取服，勿过煮。肺药取轻清，过煮则味厚入中焦矣。病重者，约二时一服，日三服，夜一服；轻者，三时一服，日二服，夜一服；病不解者，作再服（现代用法：作汤剂，加芦根18 g，水煎服）。

【功用】辛凉透表，清热解毒。

【主治】温病初起。发热，微恶风寒，无汗或有汗不畅，口渴头痛，咽痛咳嗽，舌尖红，苔薄白或薄黄，脉浮数。

【证治机理】温病初起，邪在卫分，卫气被郁，开阖失司，则发热、微恶风寒、无汗或有汗不畅；肺位最高而开窍于鼻，邪自口鼻而入，上犯于肺，肺气失宣，则咳嗽；风热蕴结成毒，侵袭肺系门户，则咽喉红肿疼痛；温邪伤津，则口渴；舌尖红、苔薄白或微黄，脉浮数，均为温病初起之象。法当辛凉透表，清热解毒。

【方解】方中重用银花、连翘为君，银花甘寒，《本草纲目》谓其能"散热解毒"；连翘苦寒，《医学衷中参西录》载其"能透表解肌，清热逐风，又为治风热要药"。二药气味芳香，既能疏散风热、清热解毒，又可辟秽化浊，在透散卫分表邪的同时，兼顾温热病邪易蕴而成毒及多挟秽浊之气的特点。薄荷、牛蒡子味辛而性凉，功善疏散上焦风热，兼可清利头目，解毒利咽；风温之邪居卫，恐惟用辛凉难开其表，遂入辛而微温之荆芥穗、淡豆豉协君药开皮毛以解表散邪，俱为臣药。芦根、竹叶清热生津；桔梗合牛蒡子宣肃肺气而止咳利咽，同为佐药。生甘草合桔梗利咽止痛，兼可调和药性，是为佐使。是方所用药物均系轻清之品，加之用法强调"香气大出，即取服，勿过煮"，体现了吴氏"治上焦如羽，非轻莫举"（《温病条辨》）的用药原则。全方辛凉与辛温配伍，主以辛凉；疏散与清解相配，疏清兼顾。

【运用】《温病条辨》称本方为"辛凉平剂"，是治疗风温初起之常用方。以发热，微恶寒，咽痛，口渴，脉浮数为辨证要点。方中药物多为芳香轻宣之品，不宜久煎，"过煮则味厚而入中焦矣"。原书记载本方加减："胸膈闷者，加藿香三钱，郁金三钱，护膻中；渴甚者，加花粉；项肿咽痛者，加马勃、元参；衄者，去芥穗、豆豉，加白茅根三钱，侧柏炭三钱，栀子炭三钱；咳者，加杏仁利肺气；二三日病犹在肺，热渐入里，加细生地、麦冬保津液；再不解，或小便短者，加知母、黄芩、栀子之苦寒，与麦、地之甘寒，合化阴气，而治热淫所胜。"

（二）桑菊饮《温病条辨》

【组成】桑叶二钱五分（7.5 g）；菊花一钱（3 g）；杏仁二钱（6 g）；连翘一钱五分（5 g）；薄荷八分（2.5 g）；苦桔梗二钱（6 g）；生甘草八分（2.5 g）；苇根二钱（6 g）。

【用法】水二杯，煮取一杯，日二服（现代用法：水煎温服）。

【功用】疏风清热，宣肺止咳。

【主治】风温初起，邪客肺络证。但咳，身热不甚，口微渴，脉浮数。

【证治机理】本证系风温初起之轻证。温热病邪从口鼻而入，邪犯肺络，肺失清肃，故以咳嗽为主症；因邪浅病轻，则身不甚热、口渴亦微。正如吴氏所言："咳，热伤肺络也；身不甚热，病不重也；渴而微，热不甚也。"治当从"辛凉微苦"立法，即疏风清热，宣肺止咳。

【方解】方中桑叶甘苦性凉，善走肺络，疏散风热，又清宣肺热而止咳嗽；菊花辛甘性寒，疏散风热，又清利头目而肃肺。二药相须，直走上焦，协同为用，以疏散肺中风热见长，共为君药。杏仁苦降，肃降肺气；桔梗辛散，开宣肺气，相须为用，一宣一降，以复肺之宣降功能而止咳，共为臣药。薄荷辛凉解表，助君药疏散风热之力；连翘透邪解毒；芦根清热生津，共为佐药。甘草调和诸药为使。诸药相伍，使上焦风热得以疏散，肺气得以宣降，则表证解，咳嗽止。

【运用】本方为治疗风热犯肺咳嗽之常用方。以咳嗽，发热不甚，微渴，脉浮数为辨证要点。因本方为"辛凉轻剂"，故肺热著者，当适当加味，以免病重药轻。原著指出："二三日不解，气粗似喘，燥在气分者，加石膏、知母；舌绛，暮热，甚燥，邪初入营，加元参二钱，犀角一钱；在血分者，去薄荷、芦根，加麦冬、细生地、玉竹、丹皮各二钱；肺热甚，加黄芩；渴者，加花粉。"

（三）麻黄杏仁甘草石膏汤《伤寒论》

【组成】麻黄去节，三钱（9 g）；杏仁去皮尖，五十个（9 g）；甘草炙，二钱（6 g）；石膏碎，绵裹，六钱（18 g）。

【用法】上四味，以水七升，煮麻黄，减二升，去上沫，内诸药，煮取二升，去滓。温服一升（现代用法：水煎服）。

【功用】辛凉疏表，清肺平喘。

【主治】外感风邪，邪热壅肺证。身热不解，有汗或无汗，咳逆气急，甚则鼻扇，口渴，舌苔薄白或黄，脉浮而数。

【证治机理】本证是表邪入里化热，壅遏于肺，肺失宣降所致。风寒之邪郁而化热入肺，或风热袭表，表邪不解而入里，热邪充斥内外，则身热不解、汗出、口渴、苔黄、脉数；热壅于肺，肺失宣降，故咳逆气急，甚则鼻扇；若表邪未尽，或肺气闭郁，则毛窍闭塞而无汗；苔薄白、脉浮亦是表证未尽之征。治当清肺热，止咳喘，兼以疏表透邪。

【方解】方中麻黄辛温，宣肺平喘，解表散邪。《本草正义》曰："麻黄轻清上浮，专疏肺郁，宣泄气机，是为治外感第一要药。虽曰解表，实为开肺；虽曰散寒，实为泄邪。风寒固得之而外散，即温热亦无不赖之以宣通。"石膏辛甘大寒，清泄肺热以生津。二药相伍，一以宣肺为主，一以清肺为主，合而用之，既宣散肺中风热，又清宣肺中郁热，共为君药。石膏倍于麻黄，相制为用。全方主以辛凉，麻黄得石膏，宣肺平喘而不助热；

石膏得麻黄，清解肺热而不凉遏。杏仁苦温，宣利肺气以平喘咳，与麻黄相配则宣降相因，与石膏相伍则清肃协同，是为臣药。炙甘草既能益气和中，又防石膏寒凉伤中，更能调和于寒温宣降之间，为佐使药。四药相伍，辛温与寒凉并用，宣肺而不助热，清肺而不助凉。

【运用】本方为治疗表邪未解，邪热壅肺而致喘咳之基础方。因石膏倍麻黄，其功用重在清宣肺热，不在发汗，所以临床应用以发热、喘咳、苔黄、脉数为辨证要点。

第三节　中医泻下剂

一、寒下剂

寒下剂适用于里热积滞实证。

（一）大承气汤《伤寒论》

【组成】大黄酒洗，四钱（12 g）；厚朴去皮，炙，八钱（24 g）；枳实炙，五枚（12 g）；芒硝三钱（9 g）。

【用法】上四味，以水一斗，先煮二物，取五升，去滓，内大黄，更煮取二升，去滓，内芒硝，更上微火一两沸，分温再服，得下，余勿服（现代用法：水煎服。先煎枳实、厚朴，后下大黄，溶服芒硝）。

【功用】峻下热结。

【主治】

（1）阳明腑实证。大便不通，频转矢气，脘腹痞满，腹痛拒按，按之硬，甚或潮热谵语，手足濈然汗出，舌苔黄燥起刺，或焦黑燥裂，脉沉实。

（2）热结旁流证。下利清水，色纯青，其气臭秽，脐腹疼痛，按之坚硬有块，口舌干燥，脉滑实。

（3）里实热证。而见热厥、痉病、发狂者。

【证治机理】本证为伤寒邪传阳明之腑，入里化热，并与肠中燥屎结滞，腑气不通所致。里热结实，腑气不通，故大便不通，频转矢气，脘腹痞满，腹痛拒按、按之硬，舌苔黄燥起刺或焦黑燥裂，脉实。前人将其归纳为"痞、满、燥、实"四字。"痞"，即自觉胸脘有闷塞压重感；"满"，是指脘腹胀满，按之有抵抗；"燥"，是指肠中燥屎，干结不下；"实"，是指腹痛拒按，大便不通或下利清水而腹痛不减，以及谵语、潮热、脉实有力等。实热燥屎结于肠胃，热盛而津液耗伤。治当峻下热结，以救阴液，亦即"釜底抽薪""急下存阴"之法。

"热结旁流"之证，乃腑热炽盛，燥屎内结不出，迫肠中之津从旁而下所致。故"旁流"是现象，"热结"是本质。治以寒下通之，即所谓"通因通用"之法。

邪热积滞，闭阻于内，阳盛格阴于外，而成厥逆；或伤津劫液，筋脉失养则痉；或热扰神明，心神浮越则狂。其中厥只是表象，里实热是其本质。故其厥逆的同时，必有里热实证，故当治以寒下，即所谓"寒因寒用"之法。痉病、发狂亦病同此因，机同此理，俱当以寒下之法治之。

上述诸证虽异，然病机相同，皆因邪热积滞，阻于肠腑，故均用峻下热结之法。

【方解】方中大黄苦寒泻热，攻积通便，荡涤肠胃邪热积滞，用为君药。芒硝咸苦而寒，泻热通便，润燥软坚，协大黄则峻下热结之力尤增，以为臣药。芒硝、大黄配伍，相须为用，"芒硝先化燥屎，大黄继通地道"（《古今名医方论》），既可苦寒泻下，又能软坚润燥，泻热推荡之力颇峻。积滞内阻，致使腑气不通，则内结之实热积滞，恐难速下，故本方重用厚朴亦为君药，行气消胀除满，即柯琴《伤寒来苏集》所谓："由于气之不顺，故攻积之剂必用行气之药以主之……厚朴倍大黄，是气药为君，名大承气。"臣以枳实下气开痞散结，助厚朴行气而除痞满。二者与大黄、芒硝相伍，泻热破气，推荡积滞，以成速泻热结之功。诚如方有执《伤寒论条辨》所云："枳实，泄满也；厚朴，导滞也；芒硝，软坚也；大黄，荡热也。"四药合用，辛苦通降与咸寒合法，泻下与行气并重，相辅相成，使塞者通，闭者畅，热得泄，阴得存，阳明腑实之证可愈。全方峻下行气，通导大便，以承顺胃气下行之特点而名曰"承气"。

【运用】本方既为治疗阳明腑实证之代表方，亦为寒下法之基础方，后世众多泻下类方剂均由此方化裁而成。以数日不大便，脘腹痞满胀痛，苔黄厚而干，脉沉数有力为辨证要点。原方煎药时，先煮枳实、厚朴，后下大黄，汤成去滓后溶入芒硝，是因大黄煎煮过久，减缓泻下之力。《伤寒来苏集》云："生者气锐而先行，熟者气钝而和缓。"本方药力峻猛，应中病即止，慎勿过剂。

（二）大陷胸汤《伤寒论》

【组成】大黄去皮，10 g；芒硝10 g；甘遂1 g。

【用法】上三味，以水六升，先煮大黄，取二升，去滓，内芒硝，煮一两沸，内甘遂末，温服一升。得快利止后服（现代用法：水煎，溶芒硝，冲服甘遂末）。

【功用】泻热逐水。

【主治】大结胸证。心下疼痛，拒按，按之硬，或心下至少腹硬满疼痛而不可近，大便秘结，日晡潮热，或短气烦躁，舌上燥而渴，脉沉紧，按之有力。

【证治机理】本方主治之大结胸证由太阳病误治，邪热内陷，水热互结所致。水热互结，则气机不通，轻者心下疼痛拒按，甚者心下至少腹硬满疼痛而不可近；里热成实，腑气不通，故见大便秘结；膈为邪踞，升降被阻，故见短气烦躁；水热互结，津液不能上承，故舌燥而口渴；由于邪热内陷，燥热累及阳明，故日晡潮热；脉沉紧，按之有力，为邪气盛而正气未虚。治宜泻热逐水。

【方解】方中甘遂苦寒，泻热散结，尤善峻下泻水逐饮，《珍珠囊》言其"水结胸中，非此不能除"。苦寒之大黄，荡涤胸腹之邪热；芒硝咸寒，泻热通滞，润燥软坚。二药相须为用，以泻热破积、软坚通滞。三药相伍，寒下峻逐并用，前后分消，药简效宏，共奏峻下逐水泻热之功。

【运用】本方为治疗水热互结之大结胸证的常用方。以心下硬满而痛不可近，苔黄舌燥，脉沉为辨证要点。煎药时，应先煎大黄。本方药力峻猛，中病即止，以防过剂伤正；素体虚弱者慎用。

二、温下剂

温下剂，适用于里寒积滞实证。

（一）大黄附子汤《金匮要略》

【组成】大黄三钱（9 g）；附子炮，三枚（12 g）；细辛一钱（3 g）。

【用法】上三味，以水五升，煮取二升，分温三服；若强人煮二升半，分温三服。服后如人行四五里，进一服（现代用法：水煎服）。

【功用】温里散寒，通便止痛。

【主治】寒积里实证。腹痛便秘，胁下偏痛，发热，畏寒肢冷，舌苔白腻，脉弦紧。

【证治机理】本方所治之寒积里实证为里寒积滞内结，阳气不运所致。阴寒凝滞，冷积内结，腑气不通，故腹痛便秘、胁下偏痛；积滞阻结，气机被郁，故见发热；阳气不运，则畏寒肢冷；舌苔白腻、脉弦紧，是寒实内结之象。治宜温里散寒，通便止痛。

【方解】方中重用附子温里助阳，散寒止痛，为君药。里已成实，虽用温药以祛其寒，同时 亦需配伍泻下之品以通其结，故以大黄通导大便，荡涤肠道积滞，为臣药。大黄性虽寒凉，与大辛大热之附子相伍，其寒性去而走泄之性存，为"去性存用"之制。附子、大黄并用，前者散寒助阳，后者通积导滞，是温下法的常用配伍。佐以细辛，辛温宣通，既散寒结以止痛，又助附子温里祛寒。三药并用，苦寒辛热合法，相反相成，共奏温里散寒、攻下寒积之效。

【运用】本方为温下法之基础方，乃治疗寒积里实证之代表方。以腹痛便秘，手足不温，苔白腻，脉弦紧为辨证要点。方中附子用量应大于大黄，以达温里散寒、泻结行滞之目的。

（二）温脾汤《备急千金要方》卷十三

【组成】当归、干姜各三钱（9 g）；附子、人参、芒硝各二钱（6 g）；大黄五钱（15 g）；甘草二钱（6 g）。

【用法】上七味，哎咀，以水七升，煮取三升，分服，日三（现代用法：水煎服，后下大黄）。

【功用】攻下冷积，温补脾阳。

【主治】阳虚冷积证。便秘腹痛，脐周绞痛，手足不温，苔白不渴，脉沉弦而迟。

【证治机理】本方所治之阳虚冷结证为脾阳不足，寒积中阻所致。脾阳不足，运化失常，冷积中阻，腑气不通，故便秘腹痛、脐周绞痛；阳气不足，四肢失于温煦，故手足不温；苔白不渴，脉沉弦而迟，是阴寒里实之象。治宜攻下寒积，温补脾阳。

【方解】方中附子大辛大热，温脾阳以散寒凝；干姜温中助阳，增附子温阳祛寒之力；大黄 苦寒沉降，荡涤泻下而除积滞；芒硝软坚，助大黄泻下攻积，四药相配，温下以攻逐寒积。脾阳 虚弱，脾气亦惫，运化无力，故入人参、甘草补益脾气，且二者与附子、干姜相伍，有阳虚先益 气之意。甘草尚能调药和中。当归养血润燥，既润肠以资泻下，又使泻下而不伤正。诸药合用，辛热甘温咸寒合法，寓补于攻，温下相成，共成泻下冷积，温补脾阳之剂。

【运用】 本方为治疗脾阳不足、冷积内停证之常用方。以便秘腹痛，得温则缓，倦怠少气，手足欠温，苔白，脉沉弦为辨证要点。

三、润下剂
润下剂，适用于津枯肠燥所致大便秘结证。

（一）麻子仁丸（又名脾约丸）《伤寒论》

【组成】麻子仁 20 g；芍药 9 g；枳实炙 9 g；大黄去皮，12 g；厚朴炙去皮，9 g；杏仁去皮尖，熬，别作脂 10 g。

【用法】上六味，蜜和丸，如梧桐子大，饮服十丸，日三服，渐加，以知为度（现代用法：药研为末，炼蜜为丸，每次 9 g，每日 1～2 次，温开水送服；亦可作汤剂，水煎服）。

【功用】润肠泄热，行气通便。

【主治】脾约证。大便干结，小便频数，脘腹胀痛，舌红苔黄，脉数。

【证治机理】本方所治乃《伤寒论》之脾约证，由肠胃燥热，脾津不足，肠道失于濡润所致。《伤寒明理论》云："脾主为胃行其津液者也。今胃强脾弱，约束津液，不得四布，但输膀胱，致小便数而大便硬，故曰其脾为约。"即由于胃肠燥热，使脾受约束而失其布津之职，津液但输膀胱则致肠失濡润，故大便干结、小便频数、脘腹胀痛、舌红苔黄、脉数。治宜润肠通便，泄热行气。

【方解】方中麻子仁性味甘平，质润多脂，润肠通便。肺与大肠相表里，宣降肺气有助于通 降肠腑，故配杏仁肃降肺气而润肠；白芍养阴和里以缓急；大黄苦寒沉降，泻热通便以通腑；枳实、厚朴行气破结消滞，以助腑气下行而通便；蜂蜜润燥滑肠，调和诸药。诸药合用，泻下与润下相伍，泻而不峻，下不伤正，使燥热去，腑气通，阴液复，脾津布，而大便自调。

【运用】本方为治疗胃热肠燥便秘之常用方。以大便秘结，小便频数，或脘腹胀痛，舌质红，苔薄黄，脉数为辨证要点。用法中要求"饮服十丸"，强调"渐加，以知为度"，即应从小剂量逐渐加量，以取效为度。

【鉴别】麻子仁丸即小承气汤加麻子仁、杏仁、白芍、蜂蜜组成。方中虽法取小承气汤之轻下热结，但服用量较小，更用质润多脂的果仁类药物麻子仁、杏仁配伍白芍、蜂蜜，既益阴润肠以通便，又减缓小承气汤之攻伐，使全方下不伤正。本方意在润肠通便，属缓下之剂。

（二）五仁丸《世医得效方》

【组成】桃仁、杏仁麸炒，去皮尖，各 15 g；松子仁 9 g；柏子仁 5 g；郁李仁炒，5 g；陈皮另研末，15 g。

【用法】将五仁别研为膏，再入陈皮末研匀，炼蜜为丸，如梧桐子大，每服五十丸，空心米饮送下（现代用法：五仁研为膏，陈皮为末，炼蜜为丸，每服 9 g，每日 1～2 次，温开水送服；亦可作汤剂，水煎服）。

【功用】润肠通便。

【主治】津枯便秘。大便干燥，艰涩难出，以及年老或产后血虚便秘。

【证治机理】素体阴虚，或年老阴气自半，津液日亏，或产后失血，血虚津少，均可导致津枯肠燥，大肠传导失司，大便艰难，发为津枯便秘。治宜润肠通便。

【方解】本方以质润多脂之杏仁滋肠燥，降肺气，利大肠传导之职，"通大肠气秘"（《本草从新》）；桃仁润燥滑肠，"通大肠血秘"（《本草从新》）；柏子仁性多润滑，"润肺治燥……治虚秘"（《本草纲目》）；郁李仁质润性降，润滑肠道，专治肠胃燥热、大便秘结；松子仁润五脏，"治大肠虚秘"（《本草从新》）；复以陈皮理气行滞，使气行则大肠得以运化。炼蜜为丸，更能助其润下之功。五仁合用，主以质润，润中寓行，肠肺同调，润肠通便不伤津液，用治津枯肠燥之便秘。

【运用】本方为润肠通便之常用方。以大便秘结，口干渴饮，舌燥少津，脉细涩为辨证要点。方中桃仁、郁李仁均能活血，故孕妇慎用。

第四节　中医补益剂

一、补气剂

补气剂，适用于肺脾气虚之证。

（一）四君子汤《太平惠民和剂局方》

【组成】人参去芦、白术、茯苓去皮（各9 g）；甘草炙（6 g），各等分。

【用法】上为细末，每服二钱，水一盏，煎至七分，通口服，不拘时候；入盐少许，白汤点亦得（现代用法：水煎服）。

【功用】益气健脾。

【主治】脾胃气虚证。面色萎白，语声低微，气短乏力，食少便溏，舌淡苔白，脉虚缓。

【证治机理】本证乃由禀赋不足，或由饮食劳倦，损伤脾胃之气，使其受纳与运化无力所致。《灵枢·营卫生会篇》谓"人受气于谷，谷入于胃，以传与肺，五脏六腑皆以受气"，故云脾胃为后天之本，气血生化之源。脾胃气虚，气血生化不足，气血不能上荣于面，故面色萎白；脾为肺之母，脾气虚则肺气亦虚，故语声低微、气短；脾主肌肉，脾胃气虚，四肢肌肉失养，故乏力；脾主运化，胃主受纳，胃气虚弱，则纳差食少；脾运不健，湿浊内生，则大便溏薄；舌淡苔白，脉虚缓，均为脾胃气虚之象。正如《医方考》所说："夫面色萎白，则望之而知其气虚矣；言语轻微，则闻之而知其气虚矣；四肢无力，则问之而知其气虚矣；脉来虚弱，则切之而知其气虚矣。"其治当补益脾胃之气，脾胃健旺，则诸症除矣。

【方解】方中人参甘温，能大补脾胃之气，故为君药。臣以白术健脾燥湿，与人参相须，益气补脾之力更强。脾喜燥恶湿，喜运恶滞，故又以茯苓健脾渗湿，合白术互增健脾祛湿之功，为佐助。炙甘草益气和中，既可加强人参、白术益气补中之功，又能调和诸药，故为佐使。四药相伍，重在健补脾胃之气，兼司运化之职，温而不燥，补中兼渗，为平补脾胃之良方。

【运用】本方为补气之基础方。以气短乏力，面色萎白，食少便溏，舌淡苔白，脉虚缓为辨证要点。据脾为后天之本，气血生化之源，大凡肺脾气虚证，以及气血不足之证，均可以此方随症加减。原方在运用时有汤、散两种剂型，原书所载本方的用法"入盐少许，白汤点亦得"是指散剂的服法。

《圣济总录》载本方四药，茯苓为赤茯苓，无用量，名为"白术汤"，主治"水气渴，腹胁胀满"。《太平惠民和剂局方》收录本方，名为"四君子汤"，主治"荣卫气虚，脏腑怯弱，心腹胀满，全不思食，肠鸣泄泻，呕哕吐逆"，始明确本方治疗脾胃虚弱之证，云其有"温和脾胃，进益饮食，辟寒邪瘴气"之功，犹如宽厚平和之君子，故有"四君子汤"

之名。

（二）参苓白术散《太平惠民和剂局方》

【组成】莲子肉去皮，9 g；薏苡仁 9 g；缩砂仁 6 g；桔梗炒令深黄色，6 g；白扁豆姜汁浸，去皮，微炒，12 g；白茯苓 15 g；人参去芦，15 g；甘草炒，10 g；白术 15 g；山药 15 g。

【用法】上为细末。每服二钱（6 g），枣汤调下。小儿量岁数加减（现代用法：散剂，每服 6～10 g，大枣煎汤送服；亦可作汤剂，加大枣 3 枚，水煎服）。

【功用】益气健脾，渗湿止泻。

【主治】脾虚湿盛证。饮食不化，胸脘痞闷，肠鸣泄泻，四肢乏力，形体消瘦，面色萎黄，舌淡苔白腻，脉虚缓。亦可用治肺脾气虚，痰湿咳嗽。

【证治机理】本证乃由脾胃虚弱，运化失司，湿浊内停所致。脾主运化，胃主受纳，脾胃虚弱，纳运乏力，故饮食不化；脾主运化水湿，脾虚水湿不运，阻滞中焦，气机不畅，则胸脘痞闷，下迫大肠，则肠鸣泄泻；脾主肌肉，脾虚肌肉乏养，故四肢无力，形体消瘦，面色萎黄；舌淡，苔白腻，脉虚缓，为脾虚湿盛之征。治当益气健脾，渗湿止泻。另本方亦可用于肺脾气虚之湿痰咳嗽，乃取培土生金之法。

【方解】全方以益气健脾的四君子汤为基础，人参、白术、茯苓、炒甘草既补益脾胃之气，又祛湿助运。配山药、莲子肉既助健脾益气，又涩肠止泻。伍白扁豆、薏苡仁化湿、渗湿以助健脾运湿。加砂仁芳香醒脾，行气和胃，既助除湿之力，又畅达气机；桔梗宣开肺气，通利水道以利止泻，并能载药上行，以益肺气而成"培土生金"之功。炒甘草健脾和中，调和药性。诸药相合，主以甘温补脾，纳芳化渗湿以助运止泻，引药入肺以培土生金，补中兼行，补而不滞。

《古今医鉴》所载参苓白术散，较本方多陈皮一味，适用于脾胃气虚兼有湿阻气滞者。

【运用】本方为健脾渗湿止泻之常用方。以气短乏力，肠鸣泄泻，舌淡苔腻，脉虚缓为辨证要点。原方制为散剂，以增渗湿、涩肠之功。枣汤调下，以增补脾和胃之效。用治肺脾气虚，痰湿咳嗽，则以咳嗽痰多色白，神疲乏力，纳差便溏，舌淡苔腻，脉细弱为辨证要点。

（三）补中益气汤《内外伤辨惑论》

【组成】黄芪 9 g，病甚、劳役、热甚者，18 g；甘草炙 9 g；人参去芦，6 g；当归酒焙干或晒干，3 g；橘皮不去白，6 g；升麻 6 g；柴胡 6 g；白术 9 g。

【用法】上咬咀，都作一服，水二盏，煎至一盏，去滓，食远稍热服（现代用法：水煎服）。

【功用】补中益气，升阳举陷。

【主治】

1.脾胃气虚证

（1）饮食减少，体倦肢软，少气懒言，面色萎黄，大便稀薄，脉虚软。

2.气虚下陷证

（1）脱肛、子宫脱垂、久泻、久痢、崩漏等，伴气短乏力，舌淡，脉虚。

3.气虚发热证

（1）身热自汗，渴喜热饮，气短乏力，舌淡，脉虚大无力。

【证治机理】本方是李杲为治气虚发热而立，谓其证乃由"脾胃气虚，则下流于肾肝，阴火得以乘其土位。故脾胃之证，始得之则气高而喘，身热而烦，其脉洪大而头痛，或渴不止，其皮肤不任风寒，而生寒热。盖阴火上冲，则气高而喘，身烦热，为头痛，为渴，而脉洪大……皆脾胃之气不足所致也"（《内外伤辨惑论》卷中），即病由饥饱劳役，损伤脾胃，中气虚馁，升降失常，清阳下陷，阴火则上乘土位，泛溢肌腠，故而发热。其热为劳役内伤所致，故李氏明确指出："惟当以辛甘温之剂，补其中而升其阳，甘寒以泻其火则愈。"至于脾胃气虚证、气虚下陷证，亦皆由饮食劳倦、损伤脾胃所致。所治之脾胃气虚证，当与四君子汤证同类，惟其虚之更甚。脾胃气虚，中气下陷，升举无力，则可见脱肛、子宫下垂及久泄、久痢等症。是方治证虽分三端，然脾气大虚之机属异中之同，故补中益气汤补益中气，乃取法之本，所谓"虚则补之"之法。中气下陷者，理当升阳举陷，所谓"陷者升之"之法；气虚发热者，当尊东垣独创"甘温除热"之法。

【方解】本方重用黄芪为君，其性甘温，入脾、肺经，而补中气，固表气，且升阳举陷。臣以人参，大补元气；炙甘草补脾和中。君臣相伍，如《医宗金鉴》谓"黄芪补表气，人参补里气，炙草补中气"，可大补一身之气。李杲称此三味为"除湿热、烦热之圣药也"。佐以白术补气健脾，助脾运化，以资气血生化之源。其气既虚，营血易亏，故佐用当归以补养营血，且"血为气之宅"，可使所补之气有所依附；陈皮理气和胃，使诸药补而不滞。更加少量升麻、柴胡，升阳举陷，助益气之品升提下陷之中气。正如李杲所说"胃中清气在下，必加升麻、柴胡以引之引黄芪、人参、甘草甘温之气味上升"（《内外伤辨惑论》卷中），且二药又为"脾胃引经最要药也"（《本草纲目》），故为佐使。炙甘草调和诸药，亦为使药。诸药合用，既补益中焦脾胃之气，又升提下陷之中气，补中有升，以补为主。且全方多为甘温之品而用治气虚发热证，即所谓"甘温除大热"之法。

【运用】本方体现"甘温除热"法，为治疗气虚发热证及气虚下陷证之代表方，也是治疗脾胃气虚证的常用方。以长期发热或中气下陷为辨证要点，并伴少气乏力、面色㿠白、舌淡、脉虚软无力。本方所治之气虚发热，乃由中气既虚，清阳下陷，郁遏不运，阴火上乘所为。故其热有病程较长、或发有休时、手心热甚于手背、劳则加重等特点，且必兼见中气不足之症。此证应与外感及实火发热者详加辨析。

二、补阴剂

补阴剂，适用于阴精不足证。

（一）六味地黄丸（原名地黄丸）《小儿药证直诀》

【组成】熟地黄炒，八钱（24 g）；山萸肉、干山药各四钱（12 g）；泽泻、牡丹皮、茯苓去皮，各三钱（9 g）。

【用法】上为末，炼蜜为丸，如梧子大，空心温水化下三丸（现代用法：蜜丸，每服9 g，日2～3次；亦可作汤剂，水煎服）。

【功用】填精滋阴补肾。

【主治】肾阴精不足证。腰膝酸软，头晕目眩，视物昏花，耳鸣耳聋，盗汗，遗精，消渴，骨蒸潮热，手足心热，舌燥咽痛，牙齿动摇，足跟作痛，以及小儿囟门不合，舌红少苔，脉沉细数。

【证治机理】本方原为小儿禀赋不足之"肾怯失音，囟门不合，神不足"而设，后世用于肾阴精不足之证。肾为先天之本，主骨生髓，肾阴精不足，骨髓不充，故腰膝酸软无力，牙齿动摇，足跟作痛，小儿囟门不合；脑为髓之海，肾精不足则髓海空虚，而病头晕目眩，视物昏花耳鸣耳聋；肾藏精，为封藏之本，阴精亏虚，封藏不固，加之阴不制阳，相火妄动而病遗精盗汗、潮热消渴、手足心热、口燥咽干等；舌红少苔，脉沉细数皆为阴虚之征。治宜滋补肾之阴精为主，兼以清降虚火，即王冰所谓"壮水之主，以制阳光"。

【方解】方中重用熟地黄为君药，填精益髓，滋补阴精。臣以山萸肉补养肝肾，并能涩精；山药双补脾肾，既补肾固精，又补脾以助后天生化之源。君臣相伍，补肾为主，兼顾肝脾，即所谓"三阴并补"。凡补肾精之法，必当泻其"浊"，方可存其"清"，而使阴精得补。且肾为水火之宅，阴虚则火动水泛，肾浊不行，故佐以泽泻泄浊，并防熟地黄之滋腻；牡丹皮清泄相火，并制山萸肉之温涩；茯苓健脾渗湿，配山药补脾而助健运。此三药合用，即所谓"三泻"，泻湿浊而降相火。全方六药合用，补泻兼施，以补为主，三阴并补，以肾为要，泻浊有利于生精，降火有利于养阴，诸药滋补肾之阴精而降相火。本方为宋代钱乙据《金匮要略》所载崔氏八味丸（肾气丸）减去桂枝、附子而成。《小儿药证直诀笺正》释云："仲阳意中谓小儿阳气甚盛，因去桂、附而创立此方，以为幼科补肾专药。"后世尊此为滋补肾精之圣剂。

【运用】本方为补肾填精之基础方，亦为"三补""三泻"法之代表方。以腰膝酸软，头晕目眩，口燥咽干，舌红少苔，脉沉细为辨证要点。

【鉴别】知柏地黄丸、杞菊地黄丸、都气丸、麦味地黄丸均由六味地黄丸加味而成，皆有滋阴补肾之功。知柏地黄丸偏于滋阴降火，适用于阴虚火旺、骨蒸潮热、遗精盗汗之证；杞菊地黄丸偏于养肝明目，适用于肝肾阴虚、两目昏花、视物模糊之证；都气丸于补肾阴中兼有纳气敛肺之功，适用于肾不纳气之虚喘证；麦味地黄丸偏于滋肾敛肺，适用于肺肾阴虚之咳嗽。

（二）左归丸《景岳全书》

【组成】大怀熟地八钱（24 g）；山药炒，四钱（12 g）；枸杞四钱（12 g）；山茱萸肉四钱（12 g）；川牛膝酒洗，蒸熟，三钱（9 g）；滑精者不用，菟丝子制，四钱（12 g）；鹿胶敲碎，炒珠，四钱（12 g）；龟胶切碎，炒珠，四钱（12 g），无火者不必用。

【用法】上先将熟地蒸烂，杵膏，加炼蜜丸桐子大。每食前用滚汤或淡盐汤送下百余丸（现代用法：蜜丸，每服9 g，日2～3次；亦可作汤剂，水煎服）。

【功用】滋阴补肾，填精益髓。

【主治】真阴不足证。头晕目眩，腰酸腿软，遗精滑泄，自汗盗汗，口燥舌干，舌红少苔，脉细。

【证治机理】真阴不足，肾精亏虚，不能主骨而腰酸腿软；不能生髓，则髓海空虚而头目眩晕；肾精亏虚，且失于封藏，故遗精滑泄，自汗盗汗。口燥舌干、舌光少苔、脉细等，皆为阴精不足之象。治宜补肾滋阴，填精益髓。

【方解】方中重用大熟地滋肾阴，益精髓，以补真阴之不足，为君药。用山茱萸补养肝肾，固秘精气；山药补脾益阴，滋肾固精；龟甲胶滋阴补髓；鹿角胶补益精血，温壮肾阳，配入补阴方中，而有"阳中求阴"之意，皆为臣药。枸杞子补肝肾，益精血；菟丝子补肝肾，助精髓；川牛膝益肝肾，强筋骨，俱为佐药。诸药配伍，纯甘补阴，纯补无泻，阳中求阴，真阴得充。

左归丸是张介宾由六味地黄丸化裁而成。张氏认为："补阴不利水，利水不补阴，而补阴之法不宜渗。"遂去泽泻、茯苓、丹皮，加入枸杞子、龟甲胶、牛膝以增滋补肝肾之力。更加入鹿角胶、菟丝子等温润之品补阳益阴，阳中求阴，即张介宾所谓"善补阴者，必阳中求阴，则阴得阳升而泉源不竭"。本方虽用"三补"，但去"三泻"而为纯补真阴不足之剂。六味地黄丸为幼儿所设，幼儿易虚易实，虚实夹杂，故宜补泻同施；本方为老年所设，老年多真阴不足，纯虚无实，故宜纯补真阴。

【运用】本方为治疗真阴不足证之常用方。以头晕目眩，腰酸腿软，舌光少苔，脉细为辨证要点。

（三）炙甘草汤（又名复脉汤）《伤寒论》

【组成】甘草炙，四钱（12 g）；生姜切，三钱（9 g）；人参二钱（6 g）；生地黄一两（50 g）；桂枝去皮，三钱（9 g）；阿胶二钱（6 g）；麦门冬去心，半升（10 g）；麻仁半升（10 g）；大枣擘，三十枚（10 g）。

【用法】以清酒七升，水八升，先煮八味，取三升，去滓，内胶烊消尽，温服一升，日三服（现代用法：水酒各半煎服，阿胶烊化）。

【功用】滋阴养血，益气温阳，复脉定悸。

【主治】

（1）阴血不足，阳气虚弱证。脉结代，心动悸，虚羸少气，舌光少苔，或质干而瘦小者。

（2）虚劳肺痿。咳嗽，涎唾多，形瘦短气，虚烦不眠，自汗盗汗，咽干舌燥，大便干结，脉虚数。

【证治机理】本证是阴血不足，阳气虚弱所致。阴血不足，脉道无以充盈，阳气虚弱，血脉无以鼓动，故脉气不相续接，而见结代；气血俱虚，心失所养，故心动悸、虚羸少气、舌光少苔、质干瘦小。虚劳肺痿亦属阴血阳气俱虚所致。治宜补养气血阴阳之法。

【方解】方中重用生地黄滋阴养血，多用炙甘草益气养心，二者相合，气血并补。以麦门冬滋养心阴，阿胶滋阴养血，麻仁滋阴润燥，共助地黄滋补阴血之力；以人参补中益气，合炙甘草温养阳气。桂枝温通心阳，大枣益气养血；生姜辛温，具宣通之性，合桂枝以温通阳气，配大枣以益脾胃、滋化源、调阴阳、和气血。用法中加酒煎服，清酒辛热，可温通血脉，以行药势。诸药配伍，补中寓通，滋而不腻，温而不燥，阴血足而血脉充，阳气旺而心脉通，气血充足，阴阳调和，则悸定脉复，故本方又名"复脉汤"。

虚劳肺痿属阴阳气血诸不足者，可用本方滋阴养血，益气温阳。

【运用】本方为治气血虚损证之常用方。以虚羸少气，心动悸，脉结代为辨证要点。

第十四章 临床常见疾病的护理

第一节 冠状动脉粥样硬化性心脏病

冠状动脉粥样硬化性心脏病指冠状动脉粥样硬化使血管狭窄、阻塞和 / 或因冠状动脉功能性改变（痉挛）导致心肌缺血、缺氧或坏死而引起的心脏病，统称冠状动脉粥样硬化性心脏病，简称冠心病，亦称缺血性心脏病。

一、疾病特点及处理原则

（一）疾病特点

根据病理解剖和病理生理结果，1979 年，WHO 将冠状动脉粥样硬化性心脏病分为无症状性心肌缺血、心绞痛、心肌梗死、缺血性心肌病、猝死共五个不同的临床分型。

典型胸痛为突然发作的心前区疼痛，常常由体力活动和情绪激动等诱发，表现为发作性的绞痛、压榨痛。患者可有憋闷感。

患者疼痛部位开始于胸骨后或心前区，并由左肩和手臂向上放射，甚至累及小指和无名指。休息或者含服硝酸甘油可缓解。胸痛也能在颈部、下颌、牙齿、腹部等部位发散。当疼痛程度逐渐加剧，发作频率变得频繁，持续时间较之前延长，去除诱因或含服硝酸甘油仍不能缓解，往往考虑为不稳定型心绞痛。

发生心肌梗死时胸痛剧烈且持续时间长（常常超过半小时），合服硝酸甘油不能缓解，患者可有恶心、呕吐、出汗、发热，甚至发绀、血压下降、休克、心力衰竭。

需要注意的是，一部分症状并不典型的患者仅表现为心前区的不适伴心悸或乏力，或以胃肠道症状为主。有些患者甚至无胸痛，如老年人和糖尿病患者。

（二）处理原则

1. 改变生活习惯

戒烟限酒，低脂、低盐饮食，适当运动，控制体重。

2. 药物治疗

药物治疗是所有治疗的基础。药物治疗的作用有抗血栓形成（抗血小板药、抗凝药）、降低心肌耗氧量（β受体阻滞剂）、缓解心绞痛（硝酸盐）、稳定脂质斑块（他汀类药物）等。药物治疗的目的是缓解症状，减少心绞痛和心肌梗死的发作；延缓冠状动脉粥样硬化病变的发展，并降低冠心病的死亡率。规范化的药物治疗还可有效地降低死亡率和复发性缺血事件的发生率，改善临床症状。

3. 血管再生术

血管再生术主要分为介入治疗和外科冠状动脉旁路移植术。

二、护理措施

（一）疾病知识指导

改变不良的生活方式是治疗冠心病的基础。

（1）食物多样和能量平衡：日常饮食应包括谷薯类食物、蔬菜、水果、家禽、鱼、蛋、奶、坚果等。控制总能量摄入量，做到能量平衡，通过饮食和锻炼来防治冠心病。膳食营养建议如下：

①谷类：对于 BMI 大于 25 kg/m² 的患者，应限制主食的摄入量，控制进食的总热量，推荐多吃玉米、小米等粗粮，每周至少吃 1~2 次。

②新鲜蔬菜和水果：保证每天 300~500 g 蔬菜的摄入，多食用深色蔬菜（如深绿色、橘红色、紫红色蔬菜）。每天摄入 200~350 g 新鲜水果，不能用果汁代替。

③肉类：红肉（如猪肉、牛肉、羊肉类）的摄入量，每天应小于 75 g。

④奶类：牛奶每天的摄入量为 150~300 g，推荐食用低糖、脱脂奶制品。

⑤大豆及坚果类：每天摄入大豆或者豆制品 25 g 左右。坚果类适量摄入，每周摄入 50~70 g。

⑥鱼类：每周鱼类摄入量不少于 200 g，推荐食用深海鱼类。

⑦盐：在烹饪过程中注意少放盐（每天不高于 6 g）。建议少食用腌制食品、黄豆酱、腐乳等。

⑧食用油：每天摄入量不高于 20 g。多使用茶籽油、橄榄油、菜籽油、葵花籽油、玉米油和豆油、亚麻籽油等作为烹饪用油。

⑨茶：每个月喝茶 50 g 以上，绿茶最佳。

（2）戒烟限酒：

①戒烟：戒烟能降低冠心病和卒中的风险，以及男性全因死亡的风险。禁烟或戒烟可使成人心血管疾病的发病率降低 3.6%。时间越长，好处就越多。即使在 50 岁以后戒烟，也能使吸烟者死于烟草相关疾病的风险降低 38%。控烟是防治慢性病的有效措施之一。

②限制饮酒：每天男性摄入的酒精不超过 40 g，女性不超过 20 g，这是 WHO 公布的安全极限量。中国营养学会根据中国人的饮酒习惯和每天饮酒量的物理特性，提出成年男性每天摄入的酒精不超过 25 g，成年女性不超过 15 g。

（3）适量运动：主要采取有氧运动。注意运动强度与个体的差异。必要时在监测下进行运动。

（4）心理调节：注意调整不平衡的心态，减轻精神压力和心理负担，逐渐改变急躁易怒的性格，保持心理平衡和心态的平和。培养良好的业余爱好，可以促进身心健康。

（5）诱发因素：避免过度劳累、情绪激动、进食过量、用力大便、寒冷刺激等诱发心绞痛发作的因素。

（二）病情监测指导

医生应指导患者及其家属当患者发生心绞痛时，立即停止活动并舌下含服硝酸甘油。若服用硝酸甘油不能缓解，或心绞痛发作较之前频繁和加重，疼痛时限延长，须立刻到医院治疗，警惕心肌梗死的发生。

（三）用药指导

患者外出时应随身携带硝酸甘油。硝酸甘油见光易分解，应将其放置于棕色瓶中并储存于干燥的地方，以避免潮解后失效。开封后，此药物每6个月更换1次，以确保疗效。急性心肌梗死的患者因用药多、用药久、药品贵等，往往用药依从性低。应开展形式多样的健康宣教，健康宣教时须强调药物治疗的必要性，有效指导患者遵医嘱用药。讲述一些不遵医嘱服药后导致严重后果的病例，让患者意识到遵医嘱服药的重要性。详细说明药物的用法、作用及不良反应，并指导患者定时监测脉搏、血压。发放护嘱卡或个人服药卡。定期电话随访，使患者"知、信、行"统一，做到不断自我校正，提高用药依从性。

（四）康复运动指导

康复运动前应进行医学评估与运动评估，确定康复运动的指征。心肺运动试验是用于测量运动耐量与患者出院后指导运动康复个性化运动处方的一个重要标准。该标准建议患者进行日常个人卫生活动和休闲活动，这些有助于疾病的康复。

（1）运动原则：运动应有序、有度、持之以恒。

（2）运动形式：以慢走散步、慢跑、简易太极拳、游泳等有氧运动为主，也可联合诸如靠墙半蹲、鹤立、平板支撑等长时间训练和负重等抗阻运动。

（3）运动强度：个体化地制订运动计划，并循序渐进地开展。一般情况下选择最大心率的70%～85%范围，控制自身的运动强度。

（4）持续时间：每次6～10分钟，包括约1分钟的热身活动和组织活动；根据患者的心功能和自身情况，每次锻炼的持续时间逐渐扩展到30～60分钟。

（5）运动频率：每周进行有氧运动3～5天，宜每天运动；每周进行抗阻运动和柔韧性运动2～3天，至少间隔1天。经24个月的体力活动锻炼后，酌情恢复部分或轻体力劳动。部分患者可恢复全天工作，但要避免从事重体力劳动、司机、高空作业等精神紧张或超负荷的工作。

（五）照顾者指导

急性心肌梗死是心源性猝死的高危因素，应指导家属若遇到患者在家中发生心搏骤停，能够使用心肺复苏技术进行抢救。

第二节　慢性心力衰竭

近年来，中国心力衰竭注册登记研究对中国132家医院13687例心力衰竭患者的数据进行分析，结果显示：心力衰竭患者需要反复住院，住院患者的死亡率为4.1%。由于我国人口老龄化加剧、生活水平提高、饮食结构欠合理等，预计在未来20年内，心力衰竭的患病率将会增加25%。

一、疾病特点及治疗原则

（一）慢性心力衰竭的疾病特点

慢性心力衰竭的疾病特点主要有危险因素、临床症状、临床体征三个方面：

1.危险因素

病史中是否存在冠心病、心肌梗死、瓣膜性心脏病、高血压、心肌病、心脏毒性药物、2 型糖尿病、放射线暴露史等。

2.临床症状

劳力性呼吸困难、夜间阵发性呼吸困难、端坐呼吸、运动耐量降低、感觉疲劳、夜间不能平卧伴咳嗽、腹胀、食欲缺乏等。

3.临床体征

颈静脉怒张、肺部啰音、第三心音（奔马律）、肝颈静脉回流征阳性、下肢水肿，严重时有腹水、胸腔积液等。

病史评估时应注意患者原发病的一些相关症状、体征，如高血压患者的血压情况，有无伴随头晕；冠心病患者近期是否有心绞痛发作等。

（二）慢性心力衰竭的治疗原则

1.慢性心力衰竭的治疗

治疗主要是针对心力衰竭的症状、心血管的基础疾病及并发症、心血管疾病的危险因素等方面而采取有效的综合性医治手段。

（1）一般性治疗。一般性治疗包括改善生活方式，去除加重心力衰竭的诱因等。因此，患者的健康教育是社区医护人员的重点工作内容，应积极帮助患者建立良好的生活方式，学习、掌握去除疾病诱因及自我管理的方法。

（2）药物治疗、心脏植入型电子器械治疗或其他治疗。

2.慢性心力衰竭的慢性病管理

慢性心力衰竭的慢性病管理需要医护人员、患者、家属、社区等共同参与，并通过各种有效途径进行综合性管理。

二、护理措施

（一）健康教育

建立良好的生活方式是控制和预防心力衰竭发生、发展的基本措施。

1.疾病知识介绍

向患者及其家属介绍心力衰竭的病因、症状、体征、诱因、心功能的分级等；强调治疗及控制原发病为预防心力衰竭的发生和发展的根本措施。

2.营养与饮食

（1）限钠：心力衰竭急性发作伴容量负荷过重的，明确血清钠、血清氯不低的情况下，应指导限制钠盐的摄入小于 2 g/d；但轻度或稳定期患者不建议严格限制。

（2）限水：研究显示，轻、中度心力衰竭的患者常规限制液体并无获益，无心力衰竭症状、体征，保持出入量平衡即可；重度心力衰竭的患者可将液体的入量控制在 1.5～2.0 L/d，并注意出量的情况。

（3）低脂优质蛋白饮食：肥胖者应减肥，对营养不良者给予营养支持。蛋白质每天摄入量为 1 g/kg，优质蛋白建议占摄入蛋白的 50%。

（4）食物选择多样性和能量平衡：增加富含纤维素的食物的摄入，避免饱餐。

（5）戒烟：吸烟产生大量的有害物质，将随着血液运行至全身。这些有害化学物质可诱发和加重心血管疾病，甚至使心脏结构改变，加重心力衰竭。因此，戒烟，包括远离"二手烟"尤为重要。医生必要时应提供戒烟方面的帮助，介绍患者到有戒烟门诊的医院就诊等。

（6）限酒：应根据心力衰竭病因，因人而异地给出饮酒建议，如酒精性心肌病患者应禁酒。限制饮酒量：男性饮酒量控制在每天 2 单位以内，女性饮酒量控制在每天 1 单位以内（1 单位的酒精为纯酒精 10 mL）。

3. 活动指导

根据心功能情况进行不同强度的活动推荐：减少久坐的行为；增加中等强度的活动，每天约进行 30 分钟的有氧运动；活动过程注意循序渐进；鼓励积极参与日常自理活动及各种推荐的活动形式，如散步、打太极拳；应注意避免或减少在活动中受伤。

4. 二便管理

患者应定时排便，排便时勿用力，必要时可使用润滑剂如开塞露，帮助顺利排便；减少憋尿的行为。

5. 安全管理

（1）防跌倒：慢性心力衰竭患者因年龄、用药及一些症状等，多数为跌倒高危者。给予防跌倒措施宣教，增强患者防跌倒意识。患者的日常活动"以慢为主"："3 个 30 秒"活动指导，即醒来后床上平躺 30 秒，起来后床上坐 30 秒，下地后靠床边站立 30 秒后无头晕、心悸等不适才进一步活动；穿合适衣物、防滑鞋，尤其裤脚不要过长，必要时穿九分裤；合理用药，如服用安眠药，应排空尿液、准备好就寝时才服用；洗澡、如厕等避免锁门；必要时使用拐杖、关节保护器等帮助活动。

（2）防受伤指导：剪指甲、理发等注意防受伤；若患者使用抗凝、抗血小板等药物，告知患者若受伤应延长按压时间；日常观察有无出血倾向。

（3）预防压力性损伤：指导卧床患者家属或陪人定时检查、清理患者皮肤，保持皮肤清洁状态；尤其注意及时清理大小便，避免大小便刺激肛周及会阴部皮肤；每 2 小时更换体位 1 次；衣服、床单应整洁；使用皮肤保护用物，如润肤油、润肤露等；若发现受压皮肤异常情况，应及时送患者到社区或专科护理门诊就诊；建议穿吸汗良好的棉质衣物；必要时建议家庭购买使用气垫床；对水肿处皮肤进行护理指导，如避免抓挠，避免穿着过紧衣裤、袜子，抬高水肿肢体 30° 等。

（4）预防深静脉血栓形成：指导卧床患者下肢主动或者被动运动。指导患者进行踝泵运动：足部背伸，保持最大程度 5 秒；足部跖屈（勾脚），保持最大程度 5 秒；足部由内向外转 1 圈为 1 组动作，每小时做 5 分钟，每天做 10 次能有效预防下肢深静脉血栓的形成。

（5）预防坠积性肺炎：指导卧床患者有效咳嗽；每天垫高背部，或协助坐位，每天 2～3 次，每次 30 分钟；每天拍背 2～3 次。

6. 预防感染

（1）房间定时通风：建议选择通风良好的房间居住，每天开窗通风 2 次，每次 30 分钟。

（2）季节更换、气温变化时，应留意及时增减衣物，防止受凉、感冒。

（3）流行性感冒时节，少到人多的地方；远离感冒、感染的人群。

7. 心理和精神指导

抑郁、焦虑和孤独都可能诱发心力衰竭恶化，医生应指导和帮助患者保持积极乐观的心态。

（二）用药指导及宣教

1. 利尿剂

（1）传统的利尿剂（呋塞米）的副作用为电解质丢失、低血压、高尿酸血症（痛风）等。新型利尿剂（托伐普坦）副作用为使用者感觉口渴、口干，检验结果提示高钠血症等。应定时复查电解质及肾脏功能情况，尤其是在利尿剂的应用之初或者增加剂量 1～2 周后应加以监测。

（2）为预防低钾、低镁血症，应适量补充微量元素。含钾丰富的常见食物有：豆类及豆制品、菌类、干果、海产品、蔬菜、水果或果汁。必要时给予补钾治疗，血清钾目标范围为 4.3～5.0 mmol/L。

（3）有高尿酸血症或痛风、容量负荷又过重的患者，应在心力衰竭专科就诊后确定是否继续用药。

2. 肾素－血管紧张素系统抑制剂

（1）血管紧张素转化酶抑制剂（ACEI）、血管紧张素 II 受体阻滞剂（ARB）：告知患者治疗效果可能要在数周或者数月后才出现，但即使症状未见到好转，该药物仍可以使疾病进展的危险性下降，患者应坚持服用。其不良反应可能有肾脏功能恶化、高钾血症、血管神经性水肿，因此，使用过程中应监测血压、肾功能和血清钾，如果出现肌酐水平升高超过 30%，应咨询心血管病专科是否调整用药。不良反应可能在早期出现，但程度轻时不妨碍长期使用 ACEI。一般该药物与利尿剂一起应用时不需要补钾。

（2）血管紧张素受体脑啡肽酶抑制剂（ARNI）：不良反应主要有低血压、肾脏功能恶化、高钾血症及血管神经性水肿等。因此，开始治疗时和剂量调整后应监测血压、肾脏功能和血清钾。

3. β 受体阻滞剂

（1）主要不良反应为会使血压、心率下降，诱发和加重支气管哮喘。应指导患者学会自我监测血压、脉搏。若出现血压偏低（收缩压 85～90 mmHg）和脉搏或心率变慢（50～60 次 / 分），患者可减少使用剂量；支气管哮喘急性发作期禁止使用。

（2）严重脉搏或心率变慢（小于 50 次 / 分）、严重低血压（收缩压＜ 85 mmHg）及休克患者应停止使用 β 受体阻滞剂，并尽快就诊。

（3）长期使用者不能突然中止用药，以免出现严重的"反跳"现象。

4. 醛固酮受体拮抗剂（螺内酯）

（1）醛固酮受体拮抗剂为保钾利尿药，使用后应定期监测血清钾和肾脏功能。监测频率为使用后 3 天和使用后 1 周时分别监测 1 次，前 3 个月每月 1 次，之后每 3 个月 1 次或出现不适时监测。

（2）告知患者长时间应用螺内酯可出现男性乳房增生，女性内分泌紊乱、月经不调等，此为可逆性改变，停药后可消失。

5. 伊伐布雷定

（1）服药前静息脉搏或心率＜ 60 次 / 分、血压＜ 90/50 mmHg 的患者应暂缓服用伊伐布雷定，后续处理和使用方案应咨询心血管病专科。

（2）合并使用地高辛、胺碘酮、β 受体阻滞剂等药物的患者应常规监测心电图的 QT 间期。

（3）应监测血清钾，避免低钾血症时使用伊伐布雷定。

6. 洋地黄类药物

（1）脉搏＜ 60 次 / 分时，暂缓服用洋地黄类药物，必要时后续处理和使用方案应咨询心血管病专科。

（2）出现以下情况应注意有无洋地黄类药物中毒：心律失常，如室性期前收缩，缓慢性心律失常，快速性房性心律失常伴有传导阻滞；胃肠道症状，如恶心、呕吐、食欲缺乏等；神经、精神症状，如出现定向力障碍、黄绿视等。

（3）因治疗量与中毒量较为接近，治疗效果也易受多种因素影响，应定期监测血药浓度。

（三）控制危险因素

控制危险因素有助于预防左心室功能障碍或新发心力衰竭。

（1）控制高血压。有心血管疾病、靶器官损伤或存在多种心血管疾病的危险因素的高血压患者，血压应控制在 130/80 mmHg 以下。

（2）治疗血脂异常。定期检测血脂。对于冠心病患者或者高脂血症伴有大血管斑块形成的高危人群，可建议其使用他汀类药物调脂预防心力衰竭。

（3）控制糖尿病。多项研究结果显示，糖尿病为促使心力衰竭发生的独立危险因素，因此，控制血糖能有效控制心力衰竭的发生、发展。

（4）其他危险因素：①避免肥胖。据统计数据显示，肥胖是发生心力衰竭的独立危险因素之一。②糖耐量异常的控制；焦虑、抑郁、失眠等的干预也有助于预防或者延缓心力衰竭的发生。③避免使用可能引起或加重心力衰竭的药物。建议谨慎使用止痛药物，尽可能避免使用作用于血液系统的西洛他唑、作用于精神系统的氯氮平、抗癌药物蒽环类等药物。④有条件的建议检测 B 型钠尿肽 [又称脑利尿钠肽（BNP）] 水平以筛查心力衰竭高危人群，告知患者怎样早期鉴别心力衰竭；出现咳嗽、咳痰、发热等应及时治疗。

（四）指导患者自我管理及家属配合

（1）指导患者配合医护人员加强血压、血脂、血糖的管理。告知患者血压、脉搏 / 心率的测量方法，指导其正确进行自我监测，将血压、脉搏 / 心率控制在合适范围。

（2）监测干体重。每天起床后排空大小便，未进食进水前，穿着相同重量的衣物监测出的体重为干体重。每天与前一天、前一周的体重情况进行比较。如果 3 天内干体重突然增长 2 kg 以上，应考虑存在液体潴留。患者应及时咨询心血管病专科医护人员或到门诊就诊。建议建立体重登记小册子，以方便查阅、对比。

（3）关注出入量情况。指导记录、判断出入量情况。在心力衰竭稳定期，维持出入量平衡；伴有水肿，或其他心力衰竭的症状、体征者保持负平衡，即出量大于入量，并定时与心血管病专科医护人员、社区医护人员沟通。

（4）每日自我检查、监测的内容：①检查有无下垂部位水肿。每天查看下肢是否有膨胀或身体其他部位是否存在水肿，有无尿量减少的情况。②监测活动耐量。活动耐量包括有无气短，气短是发生在静息时，还是发生在稍用力后或在剧烈用力后。③监测睡眠时的呼吸情况。患者夜间是否不能平卧，还是需要半坐位，甚至端坐呼吸，有无尿液憋醒的情况等。④记录是否有头晕及头晕的程度。

（5）运动训练。坚持运动训练，原则是在感觉良好时才进行运动；要循序渐进地进行，从小运动量开始、逐渐增加运动量，根据自身的情况及当时的状态及时调整运动时间和方式；避免竞争性运动。建议与心血管病专科医护人员共同制订具体运动训练计划。

（6）树立正确的疾病治疗、护理观念。勿盲目听从电视广告、一些多媒体不正确的宣传；提高正确的就医依从性，尤其是服药的依从性，不擅自停药、减量。

（7）鼓励倡导家庭成员从心理、行为、经济等方面支持患者。家人的关心、参与与监督，对疾病预后起积极的作用。

第三节　脑卒中的护理

脑卒中也称脑血管意外，俗称"中风"，是多种原因导致脑血管受损，局灶性（或整体）脑组织损害，引起局部脑功能障碍的一组器质性脑血管疾病。

一、疾病特点及处理原则

（一）疾病特点

脑梗死的临床特点包括急性起病，出现偏瘫、偏身感觉障碍、偏盲、构音不清、复视、吞咽障碍、共济失调等。其临床表现与脑出血相似，临床上可通过头颅 CT 检查进行鉴别。脑出血常见于 50 岁以上患者，其通常在情绪激动或活动中突然发病，病情常在数分钟至数小时内达到高峰，少数病例也可在安静状态下发病。蛛网膜下腔出血的临床表现差异较大，病情较轻者临床上可无明显症状或体征，重者则可突然昏迷或者死亡。本病多见于中青年，起病突然，一般在数秒或数分钟内发生，常于剧烈运动、过度疲劳、用力排便或情绪激动后出现。

（二）处理原则

患者突然出现以下症状时，要考虑卒中的可能：①一侧肢体（伴或不伴面部）麻木或无力；②一侧面部麻木或口角歪斜；③讲话不清楚或理解语言困难；④双眼向一侧凝视；⑤一侧或双眼视力模糊或丧失；⑥眩晕伴呕吐；⑦出现以往少见的严重头痛、呕吐；⑧意识障碍或抽搐。临床上单纯依靠症状或体征不能完全鉴别缺血性卒中和出血性卒中，需要做头颅 CT 等神经影像学检查才能鉴别。需要注意的是，对于发病 24 小时以内的脑梗死，头颅 CT 检查可为阴性。脑梗死的治疗原则以挽救缺血半暗带，避免或减轻原发性脑损伤为主；脑出血的治疗原则是安静卧床休息、脱水降低颅内压、调整血压、防止继续出血及加强护理防治并发症；蛛网膜下腔出血的治疗原则是防止再出血、降低颅内压、减少并发症、治疗原发病及预防复发。

二、护理措施

（一）一般护理

（1）规律作息：患者应注意休息，避免劳累。卧床的卒中患者易出现睡眠倒错导致血压控制不良和诱发卒中。照护者白天时段要多与患者聊天，帮助其进行肢体被动运动或鼓励患者进行主动运动等。病情稳定时患者可以使用轮椅外出活动，以减少睡眠时间。晚间必要时给予患者安眠药以辅助睡眠。大多数患者可恢复正常的昼夜节律。

（2）多饮水：病情允许的情况下，患者多饮水。

（3）合理饮食：选择各种不同的食物，达到均衡的饮食，以确保足够的营养和适当的体重（$18.5 \text{ kg/m}^2 \leqslant \text{BMI} < 24.0 \text{ kg/m}^2$）。

（4）适量运动：适量运动可保护和增强心肺功能、减少卒中复发。对于卒中患者，适量运动的合适心率下限为晨起时心率 ×1.4，上限为晨起时心率 ×1.8，每天运动 30 分钟。

（5）控制情绪：情绪的变化是卒中发生和复发的重要因素。容易激动生气的患者尽量避开刺激源。

（6）用药护理：做好用药宣教及指导，强调患者不能自行停药或减量。

（7）心理护理：与患者家属沟通，取得患者家属配合。家属多关心患者，给予其生活上的照护，同时做好患者心理疏导，帮助患者树立战胜疾病的信心。

（二）症状管理

1. 吞咽障碍

吞咽障碍是指吞咽过程的异常。卒中患者的吞咽障碍是指不能将食物或液体安全有效地由口腔送至胃内而不发生误吸。急性卒中后高达 37%～78% 的患者出现吞咽障碍。虽然卒中患者的吞咽障碍中，有 86% 的吞咽障碍是可逆的，但是卒中早期的吞咽障碍会使误吸及肺炎的风险显著增加。

早期吞咽障碍筛查可降低卒中患者患肺炎及致死性并发症的风险。吞咽障碍筛查要在入院后 24 小时内进食或饮水前进行。筛查的常用工具包括进食评估问卷、反复唾液吞咽试验及改良洼田饮水试验。对于筛查结果异常的患者，要在 24 小时内进一步完成吞咽功能评估。吞咽功能评估包括床旁评估与仪器评估两种。床旁评估包括评估患者吞咽障碍的相关主诉、对患者进行全面口面检查及进行容积－黏度吞咽功能测试。仪器评估包括电视透视吞咽功能检查及纤维内镜吞咽功能检查。

临床上吞咽障碍的管理需要多个学科共同合作。目前，有利于吞咽功能恢复的方法有食物改进和代偿性方法。食物改进是指通过改变食物的结构或黏度从而达到安全吞咽的一种方法。将固体食物使用机械处理的方法改成泥状或糊状，令其质地趋于一致，从而有利于吞咽。最容易发生误吸的食物为黏稠度低的稀液体。在稀液体内加入增稠剂可以增加黏稠度，从而减少误吸。代偿性方法是指通过调整头或身体姿势而达到安全吞咽的方法，包括转头、低头、交互吞咽等方法，以提高患者的安全吞咽概率。进食过程中需要做好安全管理，选择坐位或半卧位（床头抬高 30°～45°），将患者的头部前屈；把软枕放在偏瘫者患侧肩部，照顾者站于患者健侧，进食后让患者保持该体位 40 分钟。通过采用以上两种措施患者仍然不能安全进食的话，则予留置胃管进行肠内营养支持。

2. 言语障碍

当左侧大脑半球受损时，因语言中枢的受损部位不同，患者会出现不同类型的失语，可以是感觉性失语、运动性失语或混合性失语。

（1）评估。评估患者失语的性质，并且记录患者能表达的基本语言。

（2）沟通。

①与理解能力有缺陷（感觉性失语）的患者沟通：为了提高沟通的效果，宜注意减少外界环境的影响。当患者精神不集中时，可以通过重复呼唤患者的名字，或者轻拍其肩膀来提高患者的注意力。

②与表达能力有缺陷（运动性失语）的患者的沟通：日常查房过程中鼓励患者多说话，从单音字开始说起，适时地给予患者表扬，帮助患者树立信心；可以用简短的回答"是"或"不是"的问题让患者回答；说话的时候语速不要太快，并给予患者充分的时间来回答问题；同时，还可以通过白板让患者用文字表达出不适，以及时帮助患者解决问题。

3. 运动障碍

卒中患者中，约有70%患者存在运动功能损害，并且常常伴发感觉障碍。因此，卒中后病情稳定不再进展时即开始进行早期康复非常重要。该措施能够加速患者肢体功能的康复，减轻功能上的残疾，从而节约社会资源。

4. 感觉障碍

患者外出活动时要有专人看护，保证其活动区域平整、安全，避免患者接触利器。饮食温度要适宜，防止患者受伤。有感觉障碍的肢体应注意保暖，但最好不用热水袋，防止患者烫伤。若必须用热水袋，水温应控制在50 ℃以内。还应避免患者受到过冷的刺激，使用冰袋物理降温时应避免接触有感觉障碍的肢体。

5. 排泄障碍

各种卒中相关性损害可引起卒中后膀胱和／或直肠功能障碍。患者的排泄障碍不仅会导致感染，增加患者的住院时间、住院费用，还会影响患者的转归。因此，对卒中患者需要给予早期的锻炼与护理干预。

（1）排尿障碍。排尿障碍包括尿失禁、尿潴留或两者同时并存。

①尿失禁。对尿失禁患者原则上不予留置尿管，但是部分尿失禁患者可能存在排尿不完全的可能，为了避免患者排尿不完全导致膀胱内压过高而引起逆行性感染，患者排尿后要先监测膀胱残余尿量，以评估患者排尿是否完全，明确是否需要做进一步的处理。尿失禁患者可定时使用便盆或尿壶，养成按时排尿的习惯，白天时段可每2小时使用1次，晚上时段适当延长，可每4小时使用1次，并做好排尿记录。对于尿失禁患者，尿液的有效收集很重要。男性患者可使用尿套或保鲜袋等来收集尿液，女性患者可根据失禁的量来选用护垫或穿纸尿裤。应注意做好会阴部皮肤的护理，根据情况及时更换尿垫、尿裤、集尿器，用温水清洗会阴并擦干，保持皮肤的干燥、清洁，预防失禁性皮炎。

②尿潴留。卒中患者在急性期可能会出现尿潴留，要对患者进行充分的评估，包括病史采集、完善相关体格检查及辅助检查等。病情重、需要严格记录尿量时可给予留置导尿，但时间不宜超过2周，以免增加泌尿系统感染的风险。每天评估留置导尿的必要性，当病情稳定时尽早拔除导尿管，测量膀胱残余尿量以明确是否需要采取进一步的措

施。当膀胱残余尿量超过 100 mL 时，可以采取间歇性导尿和膀胱训练。留置导尿指南推荐使用有抗菌作用的导尿管，如银合金涂层导尿管，也应尽早拔除。拔除留置导尿管前，无须夹闭导尿管。留置导尿管期间，每天抹洗会阴 2 次，同时根据尿管的材质来决定更换尿管的时机。

（2）排便障碍。排便障碍指卒中后排便障碍，即指卒中后发生的便秘或便失禁。

①便秘。卒中患者由于存在肢体瘫痪、卧床或神经源性肠道，可能出现便秘和肠梗阻。要采取积极的措施来预防便秘的发生。增加水和膳食纤维的摄入，加快胃肠通过时间可改善便秘。病情允许的情况下，患者的每天饮水量可维持在 2000～3000 mL；对吞咽困难者尽早给予管饲喂养；为患者制订和执行膀胱、肠道训练计划，即按时排便、提供充足的排便时间、为患者创建舒适的排便体位、改善排便环境等。如果患者连续 3 天不排便，可使用大便软化剂或缓泻剂。同时，运动训练、腹部按摩、足内踝按摩等方法也有利于缓解症状。

②便失禁。大部分卒中患者还会发生便失禁，可通过增加从结肠吸收水分的饮食，如谷类食物、苹果、香蕉等高纤维素食物，减少大便次数。同时，根据患者大便的性状选择合适的护理用具。例如，使用肛袋来收集大便可有效减少大便对肛周皮肤的刺激。

（三）健康教育

（1）了解卒中的危险因素。

①不可改变的危险因素，如年龄、性别、遗传因素及种族。

②明确且可以改变的危险因素。高血压。高血压是卒中的首要危险因素，大量研究资料表明，70%～80% 的卒中患者都患有高血压，无论是缺血性卒中还是出血性卒中都与高血压密切相关。吸烟。吸烟是缺血性卒中独立的危险因素，吸烟会促进狭窄动脉的血栓形成，加重动脉粥样硬化，可使不明原因卒中的发生风险提高将近 3 倍。心房颤动。无论是阵发性心房颤动，还是永久性心房颤动，都是缺血性卒中重要的危险因素。而且随着年龄的增长，心房颤动患者发生脑栓塞的概率会迅速增加。心房颤动可使缺血性卒中的年发病率增加 0.5%～12.0%。冠心病。心肌梗死后 1 个月内卒中危险性最高可达31%。有冠心病病史的患者的卒中危险性增加 2.0～2.2 倍。高脂血症。总胆固醇每升高1 mmol/L，卒中发生率就会增加 25%。无症状性颈动脉狭窄。50%～99% 的无症状性颈动脉狭窄者的卒中年发病率在 1.0%～3.4%。短暂性脑缺血发作（transientischemicattack，TIA）或卒中史。TIA 是早期卒中的危险因素，高达 10% 的未经治疗的缺血性卒中患者将在 1 个月内再次发生卒中。

③明确且潜在可改变的危险因素：糖尿病。2 型糖尿病患者的卒中风险比正常人群高 2 倍。高同型半胱氨酸血症。血浆同型半胱氨酸水平高于 10 μmol/L 即可诊断。同型半胱氨酸水平每升高 5 μmol/L，卒中风险增高 1.5 倍。

④较少证据的危险因素：肥胖、过度饮酒、凝血异常、缺乏体育锻炼、口服避孕药、激素替代治疗、呼吸暂停综合征等，均为较少证据的危险因素。

（2）卒中危险因素干预建议：

①控制高血压：对卒中患者，要长期控制血压以降低卒中复发风险。大多数指南均推荐血压的目标值为不高于 140/90 mmHg，若患者能耐受，可进一步降低到 130/80 mmHg

及以下的理想血压水平。降压应当缓慢和平稳，避免降压过快导致脑部低灌注，还要注意减少血压变异性。

②治疗各种心脏疾病。

③严格戒烟：吸烟者可以采取咨询专家、烟碱替代治疗的方式及正规的戒烟计划等措施戒烟。不吸烟者也应避免吸"二手烟"。

④限酒：大量饮酒者应减少饮酒或戒酒，避免酗酒。对酒精依赖者应警惕戒断症状。少量饮酒者暂无须强制戒酒。每天酒精的摄入量：男性不应超过 24 g，女性不应超过 12 g。

⑤治疗高脂血症：目前，对卒中患者血脂管理的相关指南均集中于缺血性卒中，提出应适当增加食物中的混合碳水化合物，降低总热量，长期使用降脂药物使 LDL 水平低于 1.8 mmol/L；对于出血性卒中患者血脂的管理参照一般人群的血脂管理原则。

⑥控制糖尿病：饮食控制和运动是糖尿病患者基本的生活干预方式。通过饮食控制和运动血糖仍不能达标者，则需要口服降糖药物或使用胰岛素控制高血糖。

⑦控制体重：要维持理想体重（$18.5 \text{ kg/m}^2 \leq \text{BMI} < 24.0 \text{ kg/m}^2$），除了控制饮食，还要进行适度的锻炼。锻炼频率：每周应至少 3 次。时间：每次至少持续 40 分钟。强度：中等或以上。

⑧平衡膳食：食物要多样化，营养均衡，以保证充足的营养及控制适宜的体重。

（3）注意卒中先兆，及时就诊。若发现一侧肢体麻木、无力，全身疲倦，头痛、头昏，颈部不适，恶心、剧烈呕吐，视力模糊，口眼歪斜，要立即到医院就诊。

第四节 慢性阻塞性肺疾病

慢性阻塞性肺疾病（COPD）是一种可以预防和治疗的以持续呼吸道症状及不完全可逆的进行性气流受限为特征的常见疾病。呼吸道症状和气流受限与有毒颗粒或有害气体引起的气道和 / 或肺泡异常相关。

一、疾病特点及治疗原则

（一）疾病特点

1. 症状

COPD 发病缓慢且迁延不愈，主要症状有慢性咳嗽、咳痰、胸闷、喘息或气促等。在 COPD 病情严重时患者出现疲乏、消瘦等不典型症状，长久的治疗容易使患者产生焦虑，严重影响生活质量。

2. 体征

初期无明显异常，但随着病程进展，体格检查可见：视诊为桶状胸；肺部触诊为双侧语音震颤减弱；叩诊为过清音；听诊为两肺呼吸音减弱，呼气期延长，部分患者可闻及湿啰音和 / 或干啰音。

（二）治疗原则

患者教育是社区医护人员的重点工作内容。积极协助患者学习和掌握基本的自我监测与自我管理的方法。

1. 生活方式

指导、劝诫患者戒烟限酒，在可耐受情况下适当进行运动，提高免疫力。

2. 药物治疗

指导患者使用吸入剂、祛痰剂、支气管舒张剂等。

3. 氧疗

氧疗是治疗 COPD 急性加重期的一个重要措施。患者出现气体交换障碍，或病情加重时，应给予家庭无创呼吸机辅助呼吸，必要时将其转上级医院予有创呼吸机治疗。

二、护理措施

（一）一般护理

1. 识别与控制危险因素

（1）帮助 COPD 患者戒烟是早期干预中最重要的措施。医护人员与患者一同制订戒烟计划，定期进行随访并评价记录。

（2）环境因素方面：保持家居的整洁干净；温度适宜，最好保持在 18～22 ℃，湿度保持在 50%～60%。根据天气变化适当增减衣物。

（3）疾病认识及依从性：指导患者识别病情急性加重时出现并发症的表现。患者若出现发热、痰液增多、脓痰、呼吸困难加重、胸闷、胸痛、下肢水肿等，应及时就医。

2. 饮食宣教

慢性疾病消耗的蛋白质和热量增多。根据患者的营养状况及体重，予高热量、富含维生素 D 和其他矿物质饮食，这有助于增加体重、改善呼吸功能。饮水量应保持在每天 1500 mL 以上，充足的水分有利于稀释痰液、排痰。

3. 心理护理

通过心理自评量表，如焦虑自评量表（SAS）和抑郁自评量表（SDS）对患者的心理状态进行评估。

（二）有效清除气道分泌物

1. 采用有效咳嗽、咳痰的方法

咳嗽时患者取坐位或半坐卧位，双腿下垂，屈膝，双手交叉置于腹部的脐周，先深吸一口气，再屏气 3 秒，然后张口连咳 3 声。咳嗽时腹肌用力，腹壁内缩，上身稍向前倾，把痰液咳出。反复几次后可把痰液咳出，排痰后恢复坐位进行放松性深呼吸。

2. 叩击震颤排痰

评估患者的病情、耐受能力、湿啰音集中部位，以确定肺部叩击震颤的位置。在饭后 2 小时至餐前 30 分钟进行叩击。患者取侧卧或坐卧位，实施者五指并拢呈空杯状，以手腕的力量，有节奏地迅速叩击患者背部（胸部），震动气道。应避开乳房和心脏，勿在脊柱、骨突等部位进行；应由下至上、由外至内进行。每个部位 1～3 分钟，叩击加震颤时间以 10～15 分钟为宜。

（三）肺康复护理

1. 室内活动

病情稳定时，在患者可耐受情况下允许其在室内进行活动，指导患者深呼吸、腹式呼吸和缩唇呼吸，熟练后加以联合运用，可提高肺活量，改善呼吸功能。

（1）缩唇呼吸：患者用鼻腔深吸气2～3秒，呼气时将口唇缩成吹口哨状缓慢呼气4～6秒，腹部此时回缩，轻轻地吹动放在面前 30 cm 左右的白纸，吸气与呼气时间比为 1∶2 或 1∶3。

（2）腹式呼吸：鼻腔深吸气，腹部像吹气球一样鼓起，屏气 1～2 秒，缩唇像吹口哨样呼气，此时腹部尽量回收，缓缓吹气4～6秒，吸气与呼气时间比为 1∶2 或 1∶3，呼吸要深而缓。

（3）卧床患者：根据肌力的分级进行不同的床上运动。肌力 0 级者，指导患者用意念活动下肢拇指；肌力 1 级者，指导患者用脚底踩踏软垫；肌力 2 级者，指导患者做下肢伸缩移动；肌力 3～4 级者，指导患者做下肢伸直抬高运动；肌力 5 级者，指导患者做卧位空中踩车运动。

2. 室外运动

若患者可进行自主运动，鼓励其进行力所能及的锻炼，一定的运动有助于呼吸功能的稳定。在天气适宜时，早上和傍晚患者可到公园适当活动，如散步、打太极拳等；运动量以不出现严重气促、太过疲劳为宜，运动之余应注意休息。运动周期、频率、时间决定运动训练的效果，活动强度以不引起呼吸困难加重为宜。指导患者记录活动时的心率和呼吸等情况。

（四）无创通气的护理

指导患者及其家属做好无创通气管理，相关的注意事项如下。

（1）无创呼吸机使用时间以饭后 0.5～1.0 小时为宜。上机前与患者做好解释，告知配合要点，协助患者取半卧位或坐位，做好皮肤的保护，在受压部位如鼻梁或面部放置保护性衬垫（如水胶体敷料）进行保护。

（2）选择鼻/面罩时要根据患者的病情而定。鼻罩适用于配合度高、痰液较多且能自主咳出的患者；面罩适用于易张口呼吸的患者。在吸氧的状态下先戴好面罩并连接呼吸机管路，再启动呼吸机。上机过程中耐心指导患者正确进行呼吸运动，告知患者需要一定的适应期。

（3）视患者病情及耐受性，按循序渐进的原则调整无创正压呼吸机的吸气相压力（IPAP）及呼气相压力（EPAP）。初次调节 IPAP 在 8～10 cmH$_2$O，EPAP 在 0～4 cmH$_2$O，吸呼比为 1∶2，氧浓度为 35%，使用过程中根据患者病情变化调节压力参数；注意观察患者漏气量及潮气量，必要时还可增加单独漏气阀，以利于 CO$_2$ 有效排出。

（4）使用过程中的护理：指导患者进行有效呼吸，做到经鼻呼吸，保持口腔闭合，减少说话、张口及吞咽动作，否则气体会进入消化道，引起胃肠胀气，影响治疗效果。注意湿化，分次少量协助患者饮水。指导患者掌握正确、有效的咳嗽、咳痰方法。让患者了解在紧急情况下如何简便、快速地摘除面罩，保持呼吸道通畅。

（5）病情的观察：监测患者气促程度、血氧饱和度、呼吸频率、呼吸音、生命体征等，注意观察人机协调性。患者与无创呼吸机送气不同步时，寻找原因，如观察患者是否精神紧张，观察漏气量，根据情况及时调整头带的松紧度，漏气量保持在 30 L/min 比较适合，并及时清除呼吸道积水。

（6）使用后的消毒与维护：若管道为一次性的，一用一丢弃，专人专用。机器自带管道可重复使用，须用含氯消毒液 500 mg/L 浸泡消毒后予清水冲洗、晾干待用。面罩用 75% 酒精擦拭待干。过滤网取出清洗、晾干，机身用清水擦拭。

（五）居家护理

（1）家庭氧疗护理：家庭氧疗时，给予鼻导管，让患者低流量、低浓度地持续吸氧。建议家庭氧疗每天时长至少为 15 小时。长期家庭氧疗存在无效吸氧、气道黏膜干燥出血、CO_2 麻醉、氧中毒及感染等风险。应每天更换湿化液，保证供氧装置的清洁，管道应定期更换或消毒，专人专用。

（2）注重环境卫生：经常开窗通风；居室装修避免使用油漆和其他易引起过敏反应的装饰材料；避免在居室内饲养猫、狗等宠物，勿种植开花植物及铺设地毯；同时应注意避免油烟或尘埃等刺激引起的喘息发作。

（3）增强免疫力：秋冬季节是流感的高发季节，患者通过接种流感疫苗可获得主动免疫；在 COPD 缓解期加强锻炼，指导患者坚持呼吸操锻炼，以改善患者的肺功能及生活质量。

第十五章　胃肠镜检查的护理

第一节　普通胃镜检查的护理配合

普通胃镜检查是上消化道内镜检查的一种，通过此检查可直接观察食管、胃、十二指肠炎症、溃疡或肿瘤等的性质、大小、部位及范围并可行组织学或细胞学的病理检查。

一、适应证

（1）有明显消化道症状，但不明原因者。

（2）上消化道出血需查明原因者。

（3）疑有上消化道肿瘤，但 X 线钡餐检查不能确诊者。

（4）需要随访观察的病变，如溃疡病、萎缩性胃炎、胃手术后及药物治疗前后对比观察等。

（5）需做内镜治疗者，如摘取异物、急性上消化道出血的止血、食管静脉曲张的硬化剂注射与结扎、食管狭窄的扩张治疗等。

二、护理配合内容及要点

（一）护理配合要求

1. 术前准备

术前评估充分，排除禁忌证；各项须知告知详细并签署知情同意书；用物准备齐全。

2. 术中配合

密切观察患者的反应，与医生配合娴熟，全过程器械无污染，患者隐私得到保护。

3. 术后指导

注意事项交代详细，密切观察有无并发症。

（二）护理配合内容

1. 术前准备

（1）用物准备：①常规用物：牙垫、弯盘（治疗巾）、面巾纸、灭菌注射用水、酒精纱布、注射器（20 mL 或 50 mL）、专用注水瓶、止血钳（夹取有滤纸片）、病理标本瓶、样本固定液、祛泡剂、幽门螺杆菌试剂、医用检查手套、床侧预处理用物。②附件：活检钳。

（2）仪器准备：①内镜准备及测试：将内镜连接光源和主机，做好白平衡，检查内镜图像，注水和注气，吸引功能正常。②内镜工作站测试：确保内镜工作站、计算机图像储存系统、打印机、病理条码打印机功能正常。③检查负压吸引装置，调节压力，保证有效持续吸引，确认抢救药物及抢救设备在功能状态。

（3）患者准备：①操作前首先要了解病史、检查目的、其他检查情况，有无内镜禁忌证，有无药物过敏史及急慢性传染病。②向患者讲其检查目的、必要性及配合检查须注意的事项，签写《内镜检查知情同意书》。③嘱患者术前禁食、禁水 6～8 小时，疑有幽门梗阻者需遵医嘱适当延长禁食时间或胃肠减压。④检查前半小时口服局麻药，检查前 5～10 分钟用 2% 利多卡因咽部喷雾 2～3 次或予麻醉霜一勺，5～10 mL，嘱患者自己多次少量吞服。

2. 术中配合

（1）协助患者取左侧卧位，双腿屈曲，松开领口及腰带，头部略向后仰，使咽喉部与食管成一直线。

（2）佩戴义齿及眼镜的患者应将其取下，患者口边置弯盘（治疗巾），嘱患者咬紧牙垫。

（3）胃镜检查过程中安抚患者，嘱调整呼吸，口水自然流出，积极配合胃镜检查。

（4）配合活检：检查活检钳的开闭情况，以抛物线式递给医师插入钳子管道，在内镜直视下打开钳瓣，紧贴组织后即关闭，用纱布包裹同时避免纱布触碰钳瓣头端组织，防止黏液及血液飞溅。

（5）取出的活检组织黏附于滤纸上，不同部位的活检分瓶放置，检查结束后与医生核对无误后放置在标本瓶（4% 甲醛溶液）内，标贴标本条码，填写病理申请单。

3. 术后处理

（1）内镜床侧预处理、复用附件清洗消毒、一次性附件不重复使用，避免交叉感染。

（2）帮患者取下牙垫，用面巾纸将口腔周围黏液擦拭干净。

（3）指导患者 2 小时后进食进水，可进温凉流质或半流质饮食。

（4）告知患者检查的相关注意事项，及出现严重不适，立即来院就诊。

（5）按内镜病理标本处理流程送检病理标本。

（6）整理床单位，地面有污物及时处理，保持检查室内清洁。

（三）护理配合要点

（1）严格掌握适应证，根据检查的目的选择适合的内镜，做好检查前评估。

（2）备齐用物，确保内镜功能完好，内镜工作站正常运行。

（3）检查中动作轻柔，密切观察患者生命体征及患者反应，防止患者咬伤内镜。

（4）检查完毕按内镜清洗消毒规范做好床旁预处理，并给患者交代注意事项。

（5）检查前做好患者的心理护理，告知其配合技巧，提升患者在检查过程中的配合程度。

四、人文护理

胃镜检查是一项侵入性操作，患者会产生恐惧、焦虑及紧张心理，要求护理人员具有良好的护患沟通技巧，具备崇高的职业素养和慎独精神，扎实的理论基础，善于保护患者隐私，极强的爱伤观念。必须在熟练掌握内镜下各类手术配合后方可进行操作。

第二节　普通肠镜检查的护理配合

肠镜检查是经肛门将肠镜循腔插入至回盲部，从黏膜侧观察结肠病变的检查方法，不但可以清楚地发现肠道病变，还可对部分肠道病变进行治疗，是诊断和治疗大肠疾病安全有效的方法。

一、适应证

（1）原因不明的慢性腹泻、便血及下腹疼痛，疑有结肠、直肠、末端回肠病变者。

（2）钡剂灌肠有可疑病变需进一步明确诊断者。

（3）炎症性肠病的诊断与随访。

（4）需做止血及结肠息肉摘除等治疗者。

（5）结肠癌术前诊断、术后随访，息肉摘除术后随访。

（6）大肠肿瘤的普查。

二、护理配合内容及要点

（一）护理配合要求

1. 术前准备

护理工作应该做到术前评估充分、各项须知告知详细并签署知情同意书，患者肠道是否准备充分，用物准备是否齐全。

2. 术中配合

密切观察患者反应，操作过程做到手法熟练，无多余动作，全过程器械无污染，患者隐私得到保护。

3. 术后指导

护理人员术后在遵医嘱进行护理的同时，应该告知患者及家属检查后注意事项，密切观察有无并发症。

（二）护理配合内容

1. 术前准备

（1）用物准备：①常规用物：灭菌水、酒精纱布、润滑油、注射器（20 mL 或 50 mL）、床侧预处理用物、隔离巾、面巾纸、专用注水瓶、止血钳（夹取有滤纸片）、病理标本瓶、样本固定液、祛泡剂、医用检查手套。②附件：肠镜活检钳。③结肠镜检查专用裤。

（2）仪器准备：①内镜准备及测试：将内镜连接光源和主机，做好白平衡，检查内镜图像，注水和注气，吸引功能正常。②内镜工作站测试：确保内镜工作站、计算机图像储存系统、打印机、病理条码打印机功能正常。③检查负压吸引装置，调节压力，保证有效持续吸引，确认抢救药物及抢救设备在功能状态。

（3）患者准备：①收集病史，介绍患者须知，争取患者配合。操作前首先要了解病史、检查目的、其他检查情况，有无内镜禁忌证，有无药物过敏史及急慢性传染病。向患者说明检查目的、必要性、配合检查须注意的事项，签署《内镜检查知情同意书》。②嘱患者检查前3天进食无渣或少渣半流质饮食，检查前一天进流质饮食，若疑为肠息肉，准备做电切术者禁食牛奶及乳制品。禁服影响凝血功能的药物。③肠道准备：将聚乙二醇（PEG）20～30 g 溶于 2000～3000 mL 水中，于术前4小时口服，直至排出液清亮为止。④遵医嘱给予患者肌内注射地西泮。⑤术前半小时用阿托品 0.5 mg 肌内注射或山莨菪碱 10 mg 肌内注射。⑥更换肠镜专用裤。⑦肥胖患者或腹部较大患者可使用腹带固定。

2. 术中配合

（1）协助患者取左侧卧位，双腿微曲，腹部放松，嘱患者尽量在检查中保持身体不要摆动。

（2）术者先做直肠指检，了解有无肿瘤、狭窄、痔疮、肛裂等。

（3）肠镜检查过程中医生要向肠腔注入少量的空气，扩张或者暴露肠腔，此时患者会感腹胀及排便感，此时应安抚患者，嘱调整呼吸，积极配合肠镜检查。肠镜检查过程中，注意观察患者面色，安抚患者，必要时根据医嘱协助患者改变体位或进行腹部按压使肠镜顺利插入。

（4）检查活检钳的开闭情况，以抛物线式递给医师插入钳子管道，在内镜直视下打开钳瓣，紧贴组织后即关闭，用纱布包裹活检钳后抽出，同时避免纱布触碰钳瓣头端组织。

（5）取出的活检组织黏附于滤纸上，不同部位的活检分瓶放置，检查结束后与医生核对无误后放置在标本瓶（4%甲醛溶液）内，标贴标本条码，填写病理申请单。

3.术后处理

（1）内镜床侧预处理，复用附件清洗消毒，一次性附件不重复使用，避免交叉感染。

（2）指导患者稍事休息，观察15～30分钟再离去，术后3天内进少渣饮食。

（3）告知患者结肠镜检查后腹痛，与操作过程中注气有关，应适当走动，肛门排气后可缓解，若出现持续腹痛加重不缓解，面色苍白，心率增快，血压下降，提示并发肠出血，肠穿孔，应及时报告医生，协助处理。

（4）如结肠镜检查过程中取病理活检，告知及时取病理报告的相关注意事项。

（5）告知患者出现严重不适，立即来院就诊。

（6）整理床单位，地面有污物及时处理，保持检查室内清洁。

（三）护理配合要点

（1）严格掌握适应证，根据检查的目的选择适合的内镜，做好检查前评估。

（2）备齐用物，确保内镜功能完好，内镜工作站正常运行。

（3）检查中动作轻柔，密切观察患者生命体征及患者反应，及时发现有无肠穿孔、肠出血等并发症。做好患者心理护理，告知其配合技巧，提升患者检查过程中的配合程度。

（4）检查完毕按内镜清洗消毒规范做好床旁预处理，并向患者交代注意事项。

四、人文护理

肠镜检查是一种侵入性操作，患者会产生恐惧、害怕、焦虑及紧张心理，对护理人员而言，必须在熟练掌握内镜下各类检查操作后方可进行配合，要求护理人员具备崇高的职业素养和慎独精神，善于保护患者隐私，注意保暖，防止受凉；在进行操作过程中要向患者说明检查目的及大致检查过程，并交代术后注意事项，解除患者焦虑及恐惧心理；具有良好的护患沟通技巧、扎实的理论基础、极强的爱伤观念。

第三节　超声胃镜检查的护理配合

超声胃镜（EUS）是一种先进的集超声波与内镜检查为一体的医疗设备，它将微型高频超声探头安置在内镜前端，在内镜进入胃腔后，能直接观察腔内形态，又可进行实时超声扫描，以获得管道壁各层次的组织学特征及周围邻近脏器的超声图像。

　　EUS 的主要优势在于确定胃肠黏膜下病变的性质，判断消化道恶性肿瘤的侵袭深度和范围，诊断胰腺系统疾病等。超声内镜不同于普通胃镜，超声内镜的前端多了一个超声探头，这种小的探头随着胃镜被送入胃腔内进行超声检测，可以看到食管和胃深层的病变。因此，超声内镜对食管、胃的隆起性病变有很好的诊断和治疗价值。此外，超声内镜还有其他的用途，如超声内镜可以帮助医生判断胃癌侵犯深度和周围淋巴结转移情况，可以鉴别胃溃疡是良性的还是恶性的。

一、适应证

（1）确定消化道黏膜下肿瘤的起源与性质。

（2）对溃疡性病变的鉴别诊断。

（3）贲门失弛缓症的鉴别诊断。

（4）巨大胃黏膜皱襞的鉴别。

（5）判断消化系统肿瘤的侵犯深度及外科手术切除的可能性。

（6）胰胆系统疾病的诊断。

（7）十二指肠壶腹部肿瘤的鉴别诊断。

（8）纵隔病变的诊断。

（9）判断食管静脉曲张程度与栓塞治疗的效果。

（10）超声内镜引导下细针穿刺细胞学检查及介入治疗。

二、护理配合内容及要点

（一）超声探头的安装

　　使用前注意观察探头的外观有无损伤，观察先端部是否有气泡，连接器是否受潮；安装时动作轻柔，避免超声探头发生碰撞、折损，减少探头损伤；探头进入胃镜钳道时，镜身尽量拉直，无阻力进出探头。

（二）超声探头的插入

　　插入前确保探头正常工作，探头外径小于钳道直径。用灭菌水擦拭探头外表，减少插入时的阻力。切记不可用油性润滑剂。缓慢插入钳道，每次插入时手持部距离活检钳道距离不宜太远，一般 5 cm 为宜，避免探头折损。探头从钳道漏出 4 cm 即可停止插入，在插入探头的整个过程，超声主机必须处于冻结状态。

（三）超声探头的拔出

　　抽出探头时超声主机也务必处于冻结状态，内镜尽可能取直，将超声探头缓缓抽出并插入探头架上。

（四）超声探头的洗消

　　超声探头一用一消毒，从患者体内取出，立即用内镜擦拭湿纸巾或含酶湿纱布擦拭探头表面，盖上防水盖转送至清洗间清洗消毒，浸泡前务必盖好防水盖，勿过度弯曲，弯曲直径小于 20 cm。消毒后待探头充分干燥后存放于内镜存储房间或内镜专用柜中。探头易采取悬挂式保存，悬挂时动作应轻柔，避免探头过度摇晃或受压导致损坏。

三、人文护理

（1）开始前主动向患者及家属讲解超声胃镜检查方法及配合事项等，耐心向患者讲解检查的安全性、有效性，使患者保持平和的心态。耐心倾听患者倾诉，以拉近护患距离。

（2）为患者建立舒适温馨的检查环境，保证室内温度湿度适宜，空气清新，适当摆放绿色植物，播放舒缓的音乐以缓解患者的紧张。

（3）检查中引导患者取得舒适的检查体位，耐心向其讲解配合方法及注意事项，检查过程中密切观察患者生命体征。如有患者出现恶心、呕吐，耐心告知其调整方法，叮嘱患者不可用舌头挤压，以防引发咽部不适、出血等；并叮嘱患者不可扭动头部或手拉内镜，以防内镜受损或损伤患者。

（4）检查完后协助患者取出口垫，并以面巾纸擦拭口角，询问患者有无不适，待患者无不适感，挽扶患者至观察区休息15～30分钟，待患者未有异常后再离开。

第四节　超声肠镜检查的护理配合

超声肠镜检查是经肠镜导入超声探头，具有普通肠镜和超声功能，仪器尖端有转换装置，能旋转360°，不仅可以观察结肠肿瘤侵犯的层次，同时还可判断有无淋巴结转移，对术前诊断、制订方案、预后均有重大意义。目前，超声内镜检查术已成为消化内镜中心的常规诊疗方法。

一、适应证

（1）结直肠肿瘤的诊断、术前分期和随访。

（2）黏膜下肿瘤的诊断及与外压性病变的鉴别。

（3）炎症性肠病的诊断和鉴别诊断。

（4）可疑肠外病变（如腹腔、盆腔包块）的诊断。

（5）怀疑肛管直肠或盆腔病变者。

（6）盆底占位性病变需明确其与肠壁及其周围括约肌的关系，并可于直肠腔内超声引导下行盆底病变组织的定位活检。

（7）脓肿者，需明确有无瘘道形成，并确定是否存在内口及其位置；肛瘘者明确肛瘘类型（瘘管走行、继发瘘管情况、瘘管与括约肌关系及内口位置等）。

（8）外伤、产伤等导致的括约肌撕裂，可明确撕裂括约肌的深度和宽度；外伤所致肛周异物残留可明确异物类型及部位。

（9）可评估直肠功能性病变，如肛管直肠前突、直肠脱垂、直肠套叠等。

（10）直肠肛管疾病术后的随访观察，评价疗效。

二、护理配合内容及要点

（一）超声探头的安装

使用前注意观察探头的外观有无破损，观察先端部是否有气泡，连接器是否受潮；安装时动作轻柔，避免超声探头发生碰撞、折损；探头进入肠镜钳道时，镜身尽量拉直，无阻力进出探头。

（二）超声探头的插入

插入前肛检，左手拇指、示指分开肛周皮肤，暴露肛门，右手持镜将镜头侧放在肛门口，用示指将镜头轻轻压入肛门内，观察视野进镜。单人插镜法只需操作者一人操作即可，助手负责内镜上涂润滑油，协助患者变换体位。当内镜通过乙状结肠、脾曲、肝曲困难时，护士协助按压患者腹部，顶住镜身使其不结襻，同时观察患者反应。双人插镜法，根据操作者指令进镜或退镜。当发现病变行超声探查时，一名助手负责固定内镜、变换体位，观察患者有无腹痛、腹胀；另一名助手负责注水、递给操作者微型超声探头及超声操作面板，确保探头正常工作。探头外径小于钳道直径，插入过程中超声主机必须处于冻结状态。

（三）超声探头的拔出

抽出探头时超声主机也务必处于冻结状态，内镜尽可能取直，将超声探头缓缓抽出并插入探头架上。

（四）超声探头的洗消

超声探头一用一消毒，从患者体内取出，立即用内镜擦拭湿纸巾或含酶湿纱布擦拭探头表面，盖上防水盖转送至清洗间清洗消毒，浸泡前务必盖好防水盖，勿过度弯曲，弯曲直径小于 20 cm。消毒后待探头充分干燥后存放于内镜存储房间或内镜专用柜中。探头宜采取悬挂式保存，悬挂时动作应轻柔，避免探头过度摇晃或受压导致损坏。

三、注意事项

超声内镜检查术，术前准备的关键是做好肠道准备。肠道清洁干净与否，可直接影响检查结果。如果受检部位位于直肠，一般行灌肠术即可，如果受检部位位于直肠以上者，则需要服用泻剂进行肠道准备。患者检查前两日开始进少渣半流，前一日进流质。检查前口服泻剂清洁肠道，目前，临床上常用的肠道准备的泻剂有硫酸镁、复方聚乙二醇电解质类、磷酸盐类等。协助患者更换肠镜裤，采取左侧卧位，双腿屈曲并拢，大腿与小腿呈直角，松开裤带。检查过程中应密切观察患者的生命体征、面色、腹胀、腹痛等情况。年龄大和病情较重者给予氧气吸入并行心电监护。

四、应急处理

（一）患者应急情况处理

检查过程中如有出血的，少量出血一般不需要特殊处理或局部喷注凝血酶盐水就行。若还出血不止，可选用内镜下电凝、激光、钛夹夹闭等方法止血。出血量较大的患者同时应该卧床休息，补液，应用止血药物。必要时可以输血，对血压、心率以及血红蛋白等密切观察。出血量较大且出现休克情况，内科保守治疗无效时则需急诊手术处理。

检查过程中出现剧烈的腹痛和腹部膨隆，都考虑穿孔可能，要尽快终止检查。退镜时不要忘记吸干净肠管内的空气和粪汁，之后进行腹部平片或 CT 检查，确认有无穿孔。对于服镇静剂患者，操作者需要特别注意观察患者情况。可用钛夹封闭穿孔部位，术后常规给予输液、胃肠减压、应用抗生素及纠正电解质等治疗并密切观察病情，若钛夹封闭穿孔部位无效时则需急诊手术处理。

（二）内镜室设备应急处理

（1）不管何时发现内镜工作异常，都应立即停止使用，并慢慢地将其取出，启用备用内镜。

（2）如果在检查过程中内镜图像消失或冻结，将电子内镜中心的电源开关关闭后，再重新打开；如果图像仍然不可见，立即停止检查，缓慢地从患者体内抽出内镜。

（3）如果角度旋钮之类的部件出现异常，立即停止检查；松开角度卡锁，不要操作角度旋钮，然后一边观察内镜图像一边小心地抽出内镜。如果难以拔出，不能用力将其抽出，应先让其暂留在患者体内并立即与厂家联系，用力抽出会导致患者受伤。

（4）当操作人员下压送气、送水按钮却无法从内镜图像里观察到水流时，需立即停止送水并检查水瓶里的剩水量。

（5）如果吸引按钮被卡住，会导致无法复原而不能停止吸引。应把吸引软管从内镜接头的吸引接口上拆除，停止吸引并取出内镜。

（6）如果活检钳先端处于打开状态或从鞘管内伸出，切勿拔出附件，以免造成患者受伤、仪器损坏。如果不能拔出附件，需一边仔细观察内镜画面，一边小心地将内镜与活检钳同时拔出。

（7）如果怀疑内镜有故障，请勿使用，及时与厂家联系检查维修。

五、人文护理

（1）内镜中心要为患者建立舒适温馨的检查环境，保证室内温度湿度适宜，空气清新，适当摆放绿色植物，播放舒缓的音乐以缓解患者的紧张。

（2）检查前应与患者及其家属进行交流，讲解此项检查的目的、方法、成功率、重要性，介绍其操作过程、配合要点，告知检查后的注意事项，消除患者与家属的紧张情绪和顾虑，使患者积极配合检查。

（3）检查中协助患者取左侧卧位，下肢半屈，腹部放松，根据检查需要，协助患者变换体位，向患者说明检查过程中可能出现的不适，指导患者放松、深呼吸，以减少腹肌紧张和疼痛，注意观察患者脉搏、呼吸、血氧饱和度以及有无出血，对于年老、心脏疾病等患者应给予吸氧。

（4）检查结束后，用柔软的纸巾帮助患者清洁肛门及肛周皮肤。协助患者取舒适卧位，监测患者血压、脉搏、呼吸、体温等体征，观察患者有无腹胀、腹痛、便血等并发症，若出现异常情况，应及时通知医生。嘱患者无腹胀、腹痛后可进食无刺激易消化的食物。

第十六章　放射影像诊断

第一节　影像检查的临床应用

一、X线检查的临床应用

X线诊断是目前使用最多和最基本的影像学检查方法之一。胸部、骨肌系统及消化道仍主要或首选X线检查。阅片时，熟悉各种组织结构影像的正常及其变异以及基本病变的X线表现十分重要。只有认识正常及其变异X线表现，才能发现异常；只有认识基本病变的X线表现特征，才能合理解释影像表现的病理基础。

（一）呼吸系统

由于肺与纵隔及周围结构具有良好的自然对比，X线检查仍为肺部疾病诊断的主要方法。X线检查主要应用于健康普查、胸部疾病诊断及随访。通过胸部健康普查，可早期发现症状不明显的疾病，如肺癌、肺结核等。呼吸系统疾病种类很多，X线检查多能发现病变，指明病变的部位、分布、数目、形态、大小、边缘和邻近器官关系，对多数胸部疾病可作出初步诊断或较明确诊断，对气胸及肋骨骨折等可作出明确诊断。随访复查可动态观察病变，判断其疗效，并可了解术后改变及术后复发情况。

X线检查应用限度：由于X线检查是互相重叠的综合影像及其密度分辨力的限度，一些部位如心影后或后肋膈角的小病灶有可能漏诊。一些病变的细节不如CT显示优越。多难以显示纵隔内的病变及其结构。

（二）循环系统

1.胸片

常规摄站立后前位X线片，由于心脏的四个心腔和大血管投影后前位片彼此重叠，常需加摄右前斜位（吞钡）、左前斜位或左侧位（吞钡）片观察。可初步观察心脏形态，估计各房室大小，观察评价肺血改变，并间接反映心功能情况，简单先天性心脏病如房间隔缺损等结合超声可作出诊断，可观察后天心脏病异常改变。但X线检查对各房室大小准确判定及复杂心血管畸形诊断有一定限度。

2.DSA

DSA适用于心脏大血管的检查。对心内解剖异常、主动脉夹层、主动脉瘤、主动脉缩窄或主动脉发育异常等显示清楚。对冠状动脉显示最佳，可显示冠状动脉狭窄或闭塞等异常改变。

（三）乳腺

乳腺的各种影像学检查方法中，以钼靶X线摄影及超声检查为主，X线摄影为首选方法，两者结合检查最佳。X线摄影主要用于乳腺疾病普查、诊断，可早期发现、早期诊断乳腺癌。X线摄影对乳腺内微小钙化检出率很高，明显优于其他影像学检查方法。

乳头溢液者可做乳腺导管造影检查。

X线摄影的局限性：对致密性乳腺，乳腺术后或成形术后发生的乳腺癌一般有5%～15%的假阴性，良性肿瘤或小癌灶可被遮盖而漏诊或误诊。对良恶性病变鉴别有困难。

（四）消化系统

X线检查主要用于胃肠道病变及急腹症。食管与胃肠道疾病首选气钡双重对比造影检查。气钡双重对比造影可显示食管与胃肠道位置、轮廓、腔道大小、内腔及黏膜病变情况，对器质性病变可显示病变部位、分布、数目、形态、大小、边缘、病变与正常区的分界、病变与邻近器官关系。因此，对起源于黏膜的病变，如溃疡、炎症、良恶性肿瘤；起源于黏膜下的病变，如食管胃底静脉曲张、间质性良恶性肿瘤；以器官形态结构改变为主的病变，如疝、套叠、慢性不全性扭转、憩室等；受腔外病变影响发生的改变；以功能改变为主的病变，如吞咽困难、失弛缓、反流及反流性损害等食管与胃肠道疾病，双重对比造影均可作出明确诊断及鉴别。急腹症如肠梗阻、胃肠穿孔等适用于腹部X线平片检查。血管造影用于胃肠道出血的检查和介入治疗。

X线检查限度：对一些早期或很小的病变可漏诊。对食管与胃肠道肿瘤的腔壁受浸润程度、病变与邻近器官组织关系和远隔脏器的转移情况价值不大。

（五）泌尿与生殖系统

泌尿与生殖系统的X线检查包括腹部平片、静脉尿路造影、逆行尿路造影。腹部平片仅用于显示泌尿系阳性结石。静脉尿路造影为泌尿系病变常用检查方法，主要用于观察泌尿系先天发育异常，肾盂、肾盏及输尿管解剖形态改变，明确先天发育异常所致肾、输尿管数目、位置、形态和大小异常等；可显示泌尿系梗阻所致肾盂积水、输尿管扩张性改变，证实尿路结石部位，了解有无阴性结石；可显示泌尿系结核所致肾盂、肾盏破坏及输尿管、膀胱异常改变；可显示尿路上皮及肾实质肿瘤产生的充盈缺损及肾盂、肾盏变形、破坏等。逆行尿路造影为静脉尿路造影的补充。

X线检查限度：局限于肾实质内病变的发现及定性困难。

（六）骨骼与软组织

骨与周围软组织之间，骨皮质与骨松质之间对比鲜明，骨关节大多数疾病X线平片是首选、基本的检查方法。X线片尤其数字X线摄影（DR）片对比度、清晰度及空间分辨力较高，能清楚显示骨、关节结构。

（1）先天性骨关节发育畸形及变异、骨关节发育障碍多可作出诊断。

（2）骨、关节外伤时可清晰显示骨折线、骨折片、骨折愈合时骨痂形成情况。

（3）骨关节感染，包括结核、化脓性骨髓炎可清楚显示病理变化过程。

（4）良性骨肿瘤和肿瘤样病变可显示骨肿瘤的骨破坏、先期钙化带改变，显示肿瘤骨的分化程度和肿瘤软骨钙化的良恶性征象。

（5）对全身性骨疾病，如对遗传、营养、代谢、内分泌骨病的细微骨质改变有一定价值。

X线平片限度：软组织对比差，难以区别肌肉、软骨、韧带、肌腱及液体等组织结构。头面骨、脊柱及骨盆等解剖结构复杂部位难以观察。不易发现一些骨关节疾病的早期改变。不能显示骨髓及软组织某些病变及其范围。

（七）中枢神经系统及头颈部

由于 CT 及 MRI 的普遍应用，普通 X 线应用越来越少。

（1）平片可显示颅骨破坏、颅骨骨折、颅内钙化、副鼻窦、咽后壁软组织、电子耳蜗术后、眼眶异物定位、甲状腺肿块有无钙化及引起气管改变等。

（2）口腔全景摄片是用于显示牙齿及颌骨病变的首选检查方法，能一次完整显示全口牙及上下颌骨结构。

（3）IADSA 对颈段和颅内动脉的显示均清楚，可用于诊断动脉狭窄或闭塞、动脉瘤、血管发育异常。

二、CT 检查的临床应用

CT 检查由于其突出的优点即具有很高的密度分辨力，而易于检出病灶，特别是能够很早发现小病灶，因而广泛用于临床。尤其近年来，螺旋 CT 的应用以及多种后处理软件的开发，使得 CT 的应用领域在不断地扩大，其应用范围几乎涵盖了全身各个系统。

（一）呼吸系统

1. 肺部

CT 是肺部病变诊断的主要技术，结合高分辨率 CT（HRCT）和 CT 增强扫描可以对大部分病变进行定性诊断。肺炎、肺结核、外伤、支气管扩张、转移瘤以及肺尘埃沉着病等在胸片上不能肯定时，CT 常可以确定诊断；CT 血管造影是肺栓塞最佳确诊手段，尤其是 16 层及以上的多层螺旋 CT；肺癌的诊断也主要依据 CT 检查，并可以进行术前较为准确的分期。

2. 胸膜

CT 因其密度分辨力高，显示胸膜病变有独特优势，是目前胸膜病变最好的检查方法，平扫为主，尤其薄层扫描。多平面三维重建（MPR）后处理重建对显示胸膜病灶有独特优势，对胸膜病变和其周围脏器病变的定位鉴别也有良好作用，增强 CT 对胸膜病变定性诊断有重要帮助。

3. 纵隔

CT 对脂肪、钙化和水样密度敏感，有助于囊性和实性、良性和恶性肿瘤及肿瘤钙化的显示；有助于淋巴结的定位和分组。但 CT 空间分辨力较低，纵隔内血管和肿瘤、淋巴结的进一步区分需要注射碘对比剂方可显示。

螺旋 CT 扫描比普通 CT 扫描具有更为显著的优点。螺旋 CT 具有后处理成像的功能，可在任一位置进行回顾性重建，因此，可选择病变中心成像，达到精确描绘病变形态、准确测量密度、免受容积效应影响的优点。对肺底横膈及附近病变，利用 MPR 可确定病变的部位及与胸膜的关系。应用表面阴影显示（SSD）、最小密度投影和 MPR 可进行气道成像。对肺内孤立结节的诊断，通过螺旋 CT 快速扫描，避免了呼吸伪影，故对瘤肺界面的观察更清晰。MPR 对肿块分叶、毛刺、胸膜凹陷等征象显示得更精确，对肿块或空洞内结构显示得更细致，故对肺内的良恶性结节的鉴别诊断优于常规 CT。

（二）循环系统

常规 CT 对显示心包积液、增厚、钙化有一定帮助。日渐发展成熟的多层螺旋 CT（MSCT）血管造影在主动脉和肺动脉等疾患中的应用基本可取代 DSA，并初步满足冠心病的筛查。心脏冠状动脉成像及心脏功能评价：由于 5 s 就能完成心脏扫描，使得冠状动脉检查成功率接近 100%，在冠状动脉血管病变的筛查、冠状动脉支架和搭桥血管评价等方面极具优势。MSCT 可直接反映心内畸形、瓣膜病变及出血改变，适用于复杂的心血管畸形、一些后天性心脏病、大血管和周围血管病变、心包和心脏肿瘤等。

（三）乳腺

CT 密度分辨力高，可清晰显示乳腺内的解剖结构，对观察致密型乳腺内的病灶、发现胸壁异常改变以及腋窝和内乳淋巴结肿大等要优于 X 线片。

限度：CT 平扫对鉴别囊性、实性病变的准确性不及超声；CT 对微小针尖状钙化，特别是当钙化数目较少时，显示不及 X 线片；对良恶性病变的鉴别诊断也无特殊价值。此外，CT 检查的射线剂量比普通 X 线摄影大，检查费用高。因此，仅作为乳腺疾病的补充检查手段。

（四）胃肠道

目前对胃肠道疾病的诊断，X 线检查仍是首选的影像检查技术，特别是腔内生长的病变。对于胃肠道壁及壁外生长的病变 X 线钡餐造影诊断价值有限。对于胃肠道的恶性肿瘤，在 X 线诊断基础上，CT 对于恶性肿瘤的临床分期、治疗方案和预后的估计，具有一定的临床价值。

CT 仿真结肠镜是近年来迅速发展的一门新的医学影像技术，是一种无创、快速、有效的结直肠病变的检查方法，能立即提供肠腔内变异、肠周围的情况以及整个腹部的状况；CT 扫描完毕后在工作站进行薄层重建，采用多种后处理方式获得各种二维和三维的图像，多方位、多角度观察肠壁、肠腔或肠外病变，形成全面的结肠影像，但不作为常规应用。

（五）肝脏、胆系、胰腺和脾

（1）CT 是肝脏疾病最主要的影像学检查方法。通过观察肝的大小、形态、边缘、密度的改变可作出病变的评价。CT 对占位性病变的定位诊断比较明确，结合对比增强多期扫描为占位性病变的诊断和鉴别诊断提供重要的依据。

（2）CT 不是胆结石的诊断首选方法，但对肝外胆管结石的定位诊断与鉴别诊断具有重要价值。对于先天性胆管囊肿、胆管梗阻、胆管肿瘤，CT 检查也是一种非常有效的手段。

（3）CT 的图像分辨力高、清晰度好，是腹部实质性脏器病变最重要、可靠的检查方法。对胰腺、脾脏占位性病变的定位诊断比较明确，结合对比增强多期扫描常可作出定性诊断。

（六）泌尿系统

CT 检查是泌尿系统影像学检查最主要的方法，也是最常应用的方法之一，广泛用于泌尿系统疾病诊断。对于多数泌尿系统病变，包括肿瘤、结石、炎症、外伤和先天性畸形，CT 检查有很高的价值，不但能作出准确诊断，且能显示病变范围，因而有助于临床治疗。

近年来，随着螺旋 CT 技术的快速发展，CT 尿路造影作为一种新的检查方法在泌尿系统疾病的应用价值上已得到认可。一次检查所获得的信息量大，整体解剖显示好，适应范围广，有助于整个泌尿系统疾病的诊断和鉴别诊断。CT 尿路造影多期动态轴位像结合多平面重建、曲面重建和容积显示等多种后处理直接显示泌尿系统病变的部位、范围、周围组织侵犯及与邻近组织关系。它同时克服了静脉肾盂造影、逆行造影、普通 CT 和

MRI 等的缺点，为临床明确病因提供了重要的参考价值，对临床治疗方案的选择具有积极的指导作用。

（七）生殖系统

（1）在男性生殖系统中，CT 主要用于检查前列腺病变，此外还可用于评估睾丸恶性肿瘤的腹膜后淋巴结转移。在前列腺检查中，能明确显示前列腺增大，但对良性前列腺增生和早期前列腺癌的鉴别有一定限度。对于晚期前列腺癌，CT 能作出诊断并能较准确地显示肿瘤侵犯范围及是否有骨骼、淋巴结等部位转移。

（2）在女性生殖系统中，CT 检查具有较高的诊断价值，主要用于检查盆腔肿块，了解肿块与周围结构的关系，判断肿块的起源和性质；对于已确诊的恶性肿瘤，CT 检查还可进一步显示病变范围以及有否转移，以利于肿瘤分期和治疗方案的选择；用于恶性肿瘤治疗后随诊，以观察判断病变疗效及有无复发等。

（3）不足之处：CT 检查有辐射性损伤，在产科领域中属禁用，对于育龄期女性患者要慎用；对某些小病灶的显示还不够满意，例如不能清楚显示子宫内较小的肌瘤；定性诊断也有限度，甚至难以与盆腔其他肿瘤或非肿瘤性病变鉴别。

（八）肾上腺

目前，CT 是肾上腺病变公认的最佳影像检查方法。

1. 优点

（1）易于发现肾上腺肿块、肾上腺增生和肾上腺萎缩。

（2）能显示肾上腺病变的一些组织特征，如脂肪组织、液体、钙化等成分。有助于病变的定性诊断。

（3）依据病变对肾上腺功能的影响与否进行分类，根据不同类型病变的 CT 表现，多数肾上腺病变经 CT 检查能够作出准确诊断。

2. 不足之处

（1）对于肾上腺区较大肿块，特别是右肾上腺区，CT 检查有时难以判断肿块的起源。

（2）对于某些非功能性肾上腺肿瘤，CT 定性诊断有困难。

（九）腹膜后间隙

CT 检查时，窗技术使用合适时，可以清楚地显示腹膜后间隙及其筋膜，是腹膜后间隙病变检查的最佳成像技术。多层螺旋 CT 及重建技术可以三维立体地显示病变的空间位置和与邻近脏器的解剖关系。

（十）骨骼肌肉系统

螺旋 CT 对于骨骼肌肉的检查也有明显的优越性。螺旋 CT 扫描速度快，检查时间短，特别适用于创伤和危重症患者及难在较长时间内保持固定姿势的患者。MPR 和三维显示在骨骼肌肉系统有独特的应用价值，对解剖结构较复杂的部位，如肩关节、脊柱、骨盆、腕关节和踝关节等，易于显示粉碎性骨折骨碎片及其移位情况，有利于手术治疗方案的制订；易于显示细微的骨破坏；对病变内部的结构显示优于 X 线平片。

CT 在多数情况下能较好地显示软组织解剖结构，鉴别软组织感染及肿瘤，能分辨病变范围，通过测量 CT 值对脂肪、出血和钙化等定性，增强扫描了解肿块的强化程度和血供情况，有利于肿块定性诊断。

（十一）中枢神经系统

CT 检查对中枢神经系统疾病的诊断具有较高的价值，应用相当普遍。

（1）颅脑：CT 对于骨及钙化显示效果好，用来显示外伤后的骨折，各种病变所致骨结构改变以及钙化最适用。另外，CT 显示颅内出血、梗死、肿瘤、炎症、脱髓鞘等疾病效果也很好。但由于后颅凹骨质伪影的干扰，在显示幕下病变、轻微炎症及脱髓鞘病变方面，CT 价值有限。

（2）脊柱：CT 对骨改变分辨力高于 X 线平片，但显示整体结构不如平片，对椎间盘显示准确，对椎管内肿瘤和脊髓损伤显示不如 MRI。

（十二）五官及头颈部

（1）颅底：CT 检查时，高分辨技术应为常规检查方法，观察颅底骨质及孔道改变检查效果佳，发现软组织病变后行软组织算法重建，增强检查要选用常规 CT 技术。对于颅底病变的全面诊断，常有赖于 CT 和 MRI 检查的综合应用。

（2）眼及眼眶：CT 的应用拓宽了眼部病变的诊断范围，广泛用于眼眶外伤及异物定位、骨质改变、钙化及其他病变。能显示眼球和眼眶病变的大小、位置和结构，尤其骨质的细微变化。

（3）鼻部：CT 主要作用是显示病变范围和累及的结构、骨折。

（4）咽喉：CT 能清楚地显示咽喉部，病变的部位、范围和对病变定位以及病灶和邻近结构如血管、颅底骨、神经和淋巴结的关系，弥补了平片和造影对病变深部无法显示的缺陷。MSCT 三维重建显示解剖结构更加清楚。

（5）耳部：耳部结构细小复杂，而且大部分是骨结构或骨气混合结构，因此 HRCT 是耳部首选检查方法。

（6）口腔颌面部：CT 对牙齿及颌骨病变显示较为清楚，特别是专门的曲面体层摄影能一次完整显示全口牙及上下颌骨。对于软组织病变，CT 能提供较多的诊断信息。

（7）颈部：CT 对确定颈部肿块部位、形态、大小和显示肿块侵犯范围及对肿块定性方面比较有优势。

三、MRI 检查的临床应用

（一）呼吸系统

MRI 可多方位成像，对于鉴别肺内外病变、纵隔内外病变、膈上下病变，了解病变起源有很大帮助。由于纵隔内的脂肪组织、血管及气管具有良好的对比性，MRI 易于观察纵隔、肺门的肿块与邻近血管、气管的解剖关系，显示纵隔肿瘤的部位和侵犯范围。MRI 对鉴别纵隔肿块为血管性或非血管性、实性或囊性、侵袭性或非侵袭性很有价值。

（二）循环系统

MRI 具有多方位多序列成像方法，对于心脏和大血管疾病的检查具有较高的诊断价值。可发现心肌梗死的瘢痕、室壁瘤和心腔内血栓；对于肥厚性心肌病及扩张性心肌病的诊断和鉴别诊断具有较大优势；不用对比剂即可显示真腔、假腔及病变范围和内膜破口；能较好地显示一些复杂的先天性心脏病；对心内及心旁肿块显示优于 CT；还可作心脏功能的评价和定量分析。

（三）乳腺

MRI 对软组织分辨力较高，对发现乳腺病变较敏感。多方位成像对病变定位更准确，对乳腺高位、深位病灶显示较好，对多中心、多灶性病变的检出以及对胸壁侵犯的观察和腋窝淋巴结的显示较敏感。可观察乳腺假体位置及其并发症。能鉴别乳腺囊、实性病变，对乳腺癌的诊断有重要价值，对病灶大小、形态、数目和位置的显示明显优于其他检查技术。但由于对钙化不敏感，诊断常需结合 X 线检查。

（四）消化系统

MRI 对肝、胆、胰、脾、肾以及肾上腺病变的诊断价值较高。在恶性肿瘤的早期阶段，肿瘤对血管的侵犯以及肿瘤的分期方面具有明显优势。在胆道系统方面，磁共振胰胆管成像（MRCP）显示较清晰。

（五）泌尿生殖系统

由于 MRI 具有较高的软组织分辨力和三维成像，能直观地显示卵巢、子宫、前列腺、精囊腺、膀胱等组织结构。畸胎瘤、子宫肌瘤、子宫内膜异位症、卵巢囊肿等病变在 MRI 上的信号较具特征性，定性及定位诊断准确率较高。在泌尿系统方面，磁共振尿路成像（MRU）技术更易于对病变的显示和作出诊断。

（六）骨骼与肌肉系统

MRI 已成为关节、骨髓、肌肉、肌腱、韧带等病变的影像学检查主要手段之一。对于骨髓内病变，半月板损伤，关节软骨病变，滑膜病变，骨小梁骨折，肌腱、韧带断裂以及骨关节周围软组织病变具有重要的诊断价值。

（七）中枢神经系统

MRI 是目前中枢神经系统方面最佳检查手段之一，包括脑和脊髓，是 MRI 应用最早也是最为成熟的部位。主要体现在以下几方面：

（1）由于没有颅底骨骼伪影，MRI 对于脑干、幕下区、颅颈交界区、脑膜等病变的显示明显优于 CT。

（2）对于微小肿瘤，MRI 能多参数、多方位成像，对微小病变的显示更为敏感，如垂体微腺瘤、小听神经瘤、小脑膜瘤等。

（3）MRI 对急性脑梗死、亚急性、慢性血肿诊断价值较高。尤其是超急性脑梗死在弥散加权成像（DWI）上呈高信号。出血血肿在不同时期信号改变亦不相同。

（4）在脊髓外伤、脊髓炎、脊髓先天性异常、脊髓空洞症以及脊髓肿瘤等的诊断上优于其他检查，是脊髓病变首选或主要影像检查技术。

（5）MRI 平扫＋增强以及 MRA、磁共振静脉成像（MRV）对脑血管病变，如动脉瘤、动静脉畸形、海绵状血管瘤等的诊断具有较高的价值。

（八）头颈部

MRI 的应用大大提高了眼、鼻窦、鼻咽腔、喉、耳以及颈部软组织病变的检出、定位、定量与定性能力，能很好地显示病变内部以及病变与周围组织结构的关系。如对鼻咽癌放疗后评价有较高的价值：在放疗早期（3 个月内）黏膜肿胀、鼻窦炎等。后期（半年后）出现纤维化、瘢痕等萎缩征象。如果是纤维化，T_2WI 应为低信号；如果是肿瘤复发，T_2WI 应是高信号。增强扫描：纤维化无强化，肿瘤则为轻度、中度强化。

总之，由于MRI以射频脉冲作为成像的能量源，无电离辐射，因而对人体安全、无创。另外，MRI对脑、脊髓和软组织分辨力极佳，无骨骼伪影的干扰，能很好地显示其他检查不易发现和观察的微小病变，但对钙化、急性出血、肺组织和皮质骨等显示没有CT敏感。

第二节　影像诊断步骤及原则

一、影像诊断步骤

（一）了解影像学检查的目的

诊断医师在认真阅读申请单简要病史的基础上，了解患者做影像检查的目的。不同患者的检查目的各不相同，有的为初诊检查，目的是进行疾病的诊断或排除某些疾病；有的是临床诊断较为明确，再做影像学检查目的是进一步证实，并确定病变的数目和范围，以利于治疗方案的选择；有的是治疗后复查，以观察治疗效果；有的是临床诊断不清，需要影像学检查提供帮助；还有的是为了进行健康体检。

（二）明确图像的成像技术和检查方法

由于检查的目的不同，选择的成像技术和检查方法、图像观察的重点内容以及诊断的要点也就有所不同。应该明确所分析的图像为哪一种成像技术和检查方法，确定图像的质量是否合乎要求，分析图像是否能够满足检查目的的需要，只有符合这些条件，才能够进一步观察分析，作出的诊断才具有较高的临床价值。

（三）全面观察和细致分析

通过上述全面观察，辨认出异常表现，并确定病灶的部位、大小、形态和数目，根据病理变化进一步分析，分析这些异常表现反映的是不同疾病的病理及病理生理改变还是同一种疾病的变化过程，是原发还是继发的关系，找出主要的一面，有利于病变的定性诊断。还可以根据多种检查结合在一起，相辅相成，互相印证，以使诊断更为准确。

二、影像诊断原则

（一）掌握正常影像表现

虽然解剖与正常影像表现是两个概念，但正常影像表现是直接建立在解剖基础之上的，如不了解解剖，就无从谈起掌握正常影像表现。当然，还要考虑年龄、性别和个体差异，结合成像原理和图像特点。另外，对解剖变异也是必须掌握的内容，否则就可能当成异常影像表现。

（二）认识异常影像表现

异常影像表现是建立在病理解剖和病理生理基础之上的，只有把它们结合在一起，才能做到透过现象看本质，不要把重叠解剖结构误认为异常，如胸片上乳头阴影等。只有正确认识异常表现才能得出正确的影像诊断结果。另外，有一种异常影像，既不具备解剖基础，也不具备病理基础，而是一种伪影，如检查部位体表重叠物或设备原因造成的阴影，只有认识它才能避免一些误诊现象。

（三）异常表现的分析归纳

在图像上，确定为异常表现后，要进行分析、归纳，明确它们所反映的病理变化和意义。

患者进行影像检查时，可能仅应用一种成像技术中的某一种检查方法，也可能应用一种成像技术中的多种检查方法，还有可能应用多种成像技术中的不同检查方法，归纳就是将这些检查图像上所观察到的异常影像表现结合在一起，进一步对照和分析，评估它们所反映的病理变化及意义，以利于最后的诊断。

（四）结合临床资料进行诊断

任何疾病的影像表现都建立在病理解剖或病理生理基础之上，并能产生相应的临床表现。所以，影像诊断必须与临床表现及病理结果相一致，无论是临床医生还是影像科医生，都要不断强化影像诊断必须结合临床的意识。

（1）一部分疾病具有特征性影像表现，诊断比较明确。

（2）大部分疾病缺乏典型影像表现，即存在"同病异影""异病同影"。所谓"同病异影""异病同影"，就是说同一疾病在不同时期影像表现不一样，不同疾病具有相同的表现。例如，大叶性肺炎早期胸片无特殊表现，实变期可出现典型表现，应与肺不张鉴别，消散期应与浸润性肺结核鉴别。

（3）临床资料包括患者的年龄和性别、职业史和接触史、生长和生活居住地、家族史以及患者的症状、体征和主要相关实验室检查结果，所有这些对作出正确影像诊断至关重要。这是因为：①对于不同年龄和性别，疾病发生的类型有所不同，例如发现肺门区肿块，儿童常考虑为淋巴结结核，而在老年人中央型肺癌的可能性大。②职业史和接触史，是诊断职业病和某些疾病的主要依据，如诊断硅肺应具备粉尘接触史，诊断腐蚀性食管炎应有服用或误服强酸、强碱史。③生长和生活居住地，对地方病的诊断有重要价值，如包虫病多发生在西北牧区，而血吸虫病以沿长江一带多见。④家族史，对一些遗传性疾病的诊断尤为重要。⑤临床症状、体征和主要相关实验室检查结果，常常是进行影像诊断的主要参考依据，如在胸部平片上发现纵隔增宽，临床上有重症肌无力表现，胸腺瘤的诊断则可确立；如发现颅骨多发性破坏，结合尿液检查本周蛋白阳性，则可诊断多发性骨髓瘤。结合临床要做到既不要牵强附会，也不要武断，通常以病理诊断为标准，但在某些骨肿瘤的诊断中，强调临床、影像和病理诊断相结合，单靠哪一种诊断都是不准确的。

基于以上原因，强调影像诊断必须结合临床。

三、影像诊断结果

影像诊断结果是根据异常表现归纳、分析，结合临床病史资料综合的结果，通常有以下四种结果。

（一）确定性诊断

一些疾病具有特异性影像表现，经过检查不但能发现病变，并且能作出准确的定位、定量和定性诊断，能提供对制订治疗计划与估计预后有意义的资料。

（二）否定性诊断

即经过检查，排除了临床所怀疑的病变，如临床怀疑胃溃疡，胃肠钡餐检查未见龛影。但有一些疾病可能影像学检查难以发现异常，如急性化脓性骨髓炎早期X线平片无异常发现，却不能否定疾病存在的可能性；某些疾病自发生至出现影像学异常表现需要一定的时间，如肠梗阻的影像学表现比临床症状晚3~6小时。因此，对于否定性诊断，要正确理解它的含义。

（三）符合性诊断

由于疾病存在着"异病同影"或影像表现不具有特征性，但所见异常影像表现符合临床诊断。如右上肺野出现片状、条状不均匀阴影，临床提供大叶性肺炎病史，所以影像诊断的意见是符合大叶性肺炎（消散期）改变。

（四）可能性诊断

可能性诊断，即经过影像检查，发现了一些异常表现，甚至能够确切显示病变的位置、范围和数目，但难以明确病变的性质，此时可提出几种诊断的可能性。在这种情况下，可以根据需要，建议其他影像检查、相关的临床或实验室检查，甚至影像学随诊、复查等。

第十七章　心脏的超声

心脏超声检查又称为超声心动图，于20世纪50年代问世，后经过不断改进，从M型超声逐渐发展到二维和多普勒超声，在20世纪七八十年代逐步应用于临床，90年代后，由于其成像技术可对心血管解剖形态结构、运动功能及血流动力学等方面进行详尽精准的检测，使其成为心血管临床工作中不可或缺的诊断工具。特别是近年来，随着多普勒组织成像、心肌超声造影、血管内超声、心腔内超声、实时三维超声及速度向量成像等新技术的研发和应用，超声心动图诊断心血管疾病的有效性与准确性进一步提高，临床应用范围更加广阔，在心血管疾病的诊断和治疗中发挥着越来越重要的作用。

超声心动图是运用超声波的物理方法，显示心脏、大血管的断面形态、解剖结构、活动规律及心血管血流动力学情况，是一种生物物理性质的、动态的图像。

第一节　二维超声心动图

二维超声心动图的原理是利用超声波从不同的角度进行"切割"，使声束穿过心脏不同的层次结构，从而实时、直观、动态地显示所扫描平面上的心脏和大血管切面的解剖轮廓、结构形态、空间方位、房室大小及各种解剖结构之间的连续关系，同时可显示其活动规律和功能形态。

二维超声心动图常用探查部位与切面如下：胸骨旁区域探头置于胸骨左缘第3~5肋间；心尖区域探头置于心尖冲动最强处；剑突下区域探头置于剑突下正中线；胸骨上窝区域探头置于胸骨上窝切迹处。

切面图用长轴切面、短轴切面与四腔心切面命名。长轴切面指二维超声平面与心脏长轴平行；短轴切面指超声平面与心脏长轴垂直；四腔心切面指超声平面与心脏长轴和短轴基本上垂直的水平长轴切面，接近人体的冠状切面，超声图像的尖端为心尖，远侧为心底。

一、胸骨左缘左心室长轴切面

探头置于胸骨左缘第3、4肋间，探查平面大致平行于右胸骨关节与左乳头之连线，与左心室长轴平行。可显示右心室前壁、右心室腔、室间隔、左心室腔、主动脉根部及主动脉瓣、左心房、二尖瓣、左心室后壁、冠状静脉窦和心包膜等结构，是显示以上各解剖结构最常用、最重要的标准切面之一。

二、胸骨左缘大动脉短轴切面

探头置于胸骨左缘第2、3肋间，通常在上述左心长轴切面的基础上顺时针旋转90°，超声扫查平面穿过主动脉瓣，与左心长轴垂直。图像中央为主动脉根部的横切面。可显示右心室前壁、右心室流出道、主肺动脉、主动脉根部及主动脉瓣、左心房、房间隔、右心房、三尖瓣、左冠状动脉主干和心包膜等心血管结构。本切面最适合于观察主动脉根部的位置、形态、前后径和腔内结构，以及主动脉瓣的数量、位置、结构、活动状况和瓣口大小等，是分析主动脉根部的最佳切面之一。

三、胸骨左缘二尖瓣水平左心室短轴切面

探头置于胸骨左缘第3、4肋间，探查方向与上述相似，在显示大动脉短轴切面后将超声探头向左下倾斜即可。超声扫查平面向心尖方向稍偏斜，横切二尖瓣口，主要显示左心室壁和室间隔构成的圆形声环，中央有随心动周期活动的鱼口状二尖瓣口。可显示右心室前壁、右心室腔、室间隔、左心室腔、二尖瓣、左心室前侧壁和后壁、心包膜等心血管结构。该切面是显示以上各解剖结构最常用的标准切面。

四、胸骨左缘乳头肌水平左心室短轴切面

探头置于胸骨左缘第3、4肋间，探查平面亦与上述切面相似，但探测平面更向心尖偏斜，达乳头肌水平，与左心室长轴垂直。可显示右心室前壁、右心室腔、室间隔、左心室腔、乳头肌、左心室前壁、侧壁和后壁及心包膜等心血管结构。

五、胸骨左缘心尖水平左心室短轴切面

探头置于胸骨左缘第5肋间，靠近心尖部，超声扫查平面向心尖偏斜穿过乳头肌以下的心尖部。一般已经观察不到右心室，显示的唯一结构通常是左心室心尖部，呈环形图像，左心室腔也很小，可观察心尖部左心室壁的结构和功能。

六、心尖部四腔心切面

探头置于心尖冲动处，由心尖部指向心底部，沿心脏长轴且与左心室长轴切面基本垂直，使图像的扇形尖端位于心尖部，扇面指向心底部，心脏十字交叉一般位于图像中央，同时显示4个心腔，二尖瓣和三尖瓣处于左右排列方向。该切面是显示心脏主要解剖结构最重要的标准切面之一。

该切面可显示心脏的4个心腔及其心壁、乳头肌，左、右心房室瓣，房、室间隔，肺静脉，冠状静脉窦和心包膜等心血管结构。一般可显示心室全貌，是显示左心室最长径的最好切面之一。

七、心尖部五腔心切面

探头放置部位及其指向基本与心尖四腔心切面相似，但稍将探头向上偏斜，在四腔心切面的图像中央十字交叉处出现左心室流出道和近端主动脉根部图像，即出现第5个心血管腔。

该切面显示的主要结构基本上与心尖四腔心切面相似，但可以观察左心室流出道、主动脉根部及其主动脉瓣，左心室流出道一般比较清楚，这有利于观察左心室流出道近端的结构。

八、胸骨左缘右心室流出道长轴切面

在胸骨旁左心长轴切面的基础上，将探头向上倾斜，指向受检者左肩方向，即可出现此图像。该切面可观察右心室流出道、肺动脉瓣、主肺动脉及其分支（左、右肺动脉）起始部。

胸壁之后为右心室流出道前壁，随后的无回声为右心室流出道腔。本切面对观察右心室流出道和肺动脉瓣有重要作用，可测量右心室流出道、主肺动脉内径和肺动脉瓣开

放幅度等。

九、胸骨左缘肺动脉长轴切面

在检查右心室流出道长轴切面的基础上，进一步将超声扫查平面轻度偏斜。类似于右心室流出道切面，但主要显示右心室流出道、肺动脉及分支、主动脉，而不显示右心室和左、右心房。

本切面能清晰显示右心室流出道远端、肺动脉瓣，整个主肺动脉、肺动脉分叉处和左右肺动脉的长轴切面图像，对观察肺动脉瓣和整个肺动脉系统具有重要的作用，是显示肺动脉系统的最佳切面之一。另外，可分别测量肺动脉分叉处、左右肺动脉内径。

十、心尖两腔心切面

探头置于心尖冲动处，指向右侧胸锁关节，并将探头逆时针旋转 60° 左右，使其与室间隔平行，心尖部仍在扇尖，心底部在扇面，可显示左心房、左心室和二尖瓣等结构。

十一、剑突下四腔心切面

探头放置于剑突下，指向心底部，与胸骨左心室长轴切面基本垂直，扇形图像尖端和右侧出现肝脏，随后为近心尖部右心室。本切面显示的是心脏长轴结构，因此有人称之为剑突下心脏长轴切面。

心脏的十字交叉一般位于图像中央，但呈"X"形，与胸骨左缘四腔心切面和心尖部四腔心切面均有差异，由于探测部位不同，因而有助于全面检查四个心腔各部位的结构、空间位置关系和功能。

与其他四腔心切面相似，本切面可显示心脏的四个腔及其心壁、乳头肌、左右心房室瓣、房间隔、室间隔、肺静脉和心包膜等心血管结构。其特别之处是由于超声束与房、室间隔基本垂直，最适合于观察分析室间隔、房间隔的位置、厚度和连续性，心脏间隔与房室瓣之间的相互连接和位置关系等。

十二、胸骨上窝主动脉弓长轴切面

探头放置于胸骨上窝，指向后下方心脏方向，探测平面基本与主动脉弓长轴平行，该切面介于人体矢状切面与冠状切面之间一定的角度，以清晰显示主动脉弓及其主要分支为标准。该切面可显示升主动脉、主动脉弓及其主要分支、降主动脉起始部、右肺动脉和上腔静脉等心血管结构，是显示主动脉弓常用的标准切面。

第二节　多普勒超声心动图

多普勒超声心动图是目前最主要的超声检查之一，是利用多普勒效应原理，主要通过多普勒超声仪器探测心血管系统内血流的方向、速度、性质、时相、途径等，为临床诊断和血流动力学研究提供极有价值的资料。此外，随着新技术的发展，多普勒也能对心肌等组织结构的运动状况进行探测分析，在心肌组织成像等方面发挥作用。

一、正常血流多普勒图像

（一）二尖瓣血流

（1）主要切面：心尖四腔心、二腔心切面。

（2）脉冲多普勒：取样二尖瓣下，显示窄带双峰正向频谱出现于心室舒张期。成人最大流速 0.6～1.3 m/s。

E 波：左心室快速充盈波，上升支频谱较窄，下降支频谱较宽。

A 波：波幅较低，与左心房收缩加速血流有关，同样上升支频谱较窄，下降支频谱较宽。

（3）连续多普勒：显示为心室舒张期充填型正向双峰频谱，分别称为 E 波和 A 波，同脉冲多普勒。

（4）彩色多普勒：主要显示为心室舒张期红色血流。

（二）三尖瓣血流

（1）主要切面：心尖四腔心切面。

（2）脉冲多普勒：取样三尖瓣右心室侧，其形态类似于二尖瓣频谱，但速度较低。

（3）彩色多普勒：主要显示为右心室舒张期红色血流，因三尖瓣血流速度受呼吸影响较大，吸气时流速增高，呼气时流速减低，三尖瓣血流频谱也随呼吸出现相应变化。

（三）主动脉血流

（1）主要切面：心尖五腔心、心尖部长轴切面。

（2）脉冲多普勒：取样于主动脉瓣上，显示频谱为基线下方的单峰波型，上升支频谱较窄，到达顶峰及其下降支，频谱增宽。成人最大流速 1.0～1.7 m/s（平均流速 1.3 m/s）。

（3）连续多普勒：显示与脉冲多普勒相似的填充图。

（4）彩色多普勒：收缩期起源于左心室的宽带明亮的蓝色血流束经左心室流出道、主动脉瓣口流入主动脉。

（四）主肺动脉血流

（1）主要切面：胸骨旁大动脉短轴、胸骨旁或剑突下右心室流出道长轴切面。

（2）脉冲多普勒：取样于肺动脉瓣上，探测最大流速。显示心室收缩期窄带负向单峰、基本对称的圆钝频谱曲线，上升支频谱较窄，到达顶峰时及下降支频谱增宽。成人最大流速 0.7～0.9 m/s（平均流速 0.75 m/s）。

（3）连续多普勒：与脉冲图像相似且呈填充图。

（4）彩色多普勒：为心室收缩期蓝色血流图像，从右心室流出道经肺动脉瓣口到主肺动脉内，直至左、右肺动脉。以肺动脉瓣口处最亮。

（五）肺静脉血流

（1）主要切面：心尖四腔心切面。

（2）脉冲多普勒：取样于靠近左心房入口处的肺静脉管腔中央，可获得肺静脉血流频谱，其特征为三相波，第一峰为收缩期 S 波，第二峰为舒张期 D 波，二者均为正向波，基部较宽。心电图 P 波后有一负向波称 A 波，是左心房收缩时其内血液少量反流入肺静脉所致。正常是 S 波稍大于 D 波，A 波速度较低，当左心室舒张功能减低时，其频谱可出现异常。

（3）彩色多普勒：在心尖四腔心切面，可显示左心房后面三支肺静脉汇入左心房的红色血流信号，其中右上肺静脉色彩最为明亮。肺静脉回流在整个心动周期中均存在，收缩期二尖瓣关闭，左心房腔内仅见肺静脉入口处有少许暗淡血流信号显示，舒张期二尖瓣开放，可探及一束红色血流信号明显从右上肺静脉进入左心房。

（六）下腔静脉血流

（1）主要切面：观察下腔静脉血流时，可采用剑突下下腔静脉长轴切面。

（2）脉冲多普勒：取样于下腔静脉开口于右心房处，可获得下腔静脉血流频谱，其特征是呈连续的起伏波形，心室收缩时产生第一个脉冲波（S波），舒张期产生同向脉冲波（D波），右心房收缩时产生反向脉冲波（称a波），以上各波受呼吸的影响较大，表现为深吸气时血流速度增高，深呼气时血流速度减低。

（3）彩色多普勒：显示为暗蓝色的血流自下腔静脉进入右心房。

二、异常血流多普勒观察内容

在多普勒超声检查中，血流异常主要表现在以下几个方面。

（一）血流速度异常

血流速度异常是指血流速度高于或低于正常范围。大多数心脏疾患可导致心腔或大血管内血流速度异常。例如，二尖瓣狭窄时舒张期二尖瓣口血流速度明显升高。在频谱多普勒中，通过测量流速的大小可识别流速的高低。在彩色多普勒血流成像中，通过观察色彩明亮的变化亦可检出流速的异常。

（二）血流时相异常

血流时相异常是指血流持续时间长于或短于正常或者出现不该出现的时相。例如，主动脉瓣狭窄使主动脉血流时间延长；充血性心力衰竭使主动脉血流时间缩短。通过观察血流频谱与心动周期之间的关系，即可明确有无血流时相的异常。

（三）血流性质异常

血流性质异常是指血流失去层流状态而变为湍流等异常状态。脉冲多普勒检查时，湍流表现为双向充填频谱；彩色多普勒血流成像时，湍流表现为绿色斑点或多色镶嵌的图形。

（四）血流途径异常

血流途径异常是指血液流经正常心脏结构中不存在的血流通道。例如，左心房血液经过房间隔缺损流入右心房，左心室血液经过室间隔缺损流入右心室。在脉冲和连续多普勒超声技术中，血流途径异常表现为正常情况下无血流信号的部位探测到明显的湍流或射流信号。在彩色多普勒血流成像中，血流途径异常表现为穿过心腔或管腔见异常通道的彩色血流束。

第三节　超声心动图新技术

一、经食道超声心动图

超声心动图能够动态观察心脏及其大血管的形态结构，并且直观地显示其内血流动力学变化，在心血管疾病的诊断和治疗中发挥着极其重要的作用。但是，部分患者因肥胖、肺气肿和胸部畸形等原因在经胸超声检查时难以获得满意的图像，因而经食道超声心动图（TEE）的问世为心血管超声检查开辟了一条新的途径。由于超声探头置于食道内，可以从心脏的后方向前近距离探查心脏结构，避免了胸壁、肺气等因素的干扰，故可显示出清晰的图像，提高对心血管疾病诊断的敏感性和可靠性，也便于进行心脏手术中的超声检测与评价。

（一）经食道超声心动图的优势

（1）由于探头位于食道内，超声束不受胸骨、肋骨和肺组织等的遮挡，因而肺气肿、肥胖、胸廓畸形和肋间隙狭窄等患者可获得经胸探查难以比拟的清晰图像。

（2）经胸探查时，心脏深部结构处于声束的远场，图像显示不清。经食道检查时，此类结构位于声束的近场，分辨力高。

（3）经胸探查时，由于肺的气体遮挡，部分心内结构难以显示。经食道检查时，肺组织处于远场，上腔静脉和左心耳不受干扰，显示较为清晰。

（4）经食道探查时，房间隔位于近场并且与声束垂直，不产生假性回声失落现象，心房水平有无分流信号一目了然，故可以准确判断有无房间隔异常。

（5）经胸多普勒超声检查时，心脏深部结构的血流信号不易显示。经食道探查时，由于距离短、声能增强，使彩色和频谱多普勒信号增强，便于判断。

（二）经食道超声心动图的局限性

（1）食道上段与心脏之间夹有气管，TEE 检查时，由于气管的遮挡，其前侧的心底结构如升主动脉等不能显示。

（2）食道超声探头频率高而超声换能器面积较小，检查时中远场声能衰减、声束扩散，分辨力降低，故 TEE 检查时右心室流出道和肺动脉瓣等结构显示欠佳。

（3）TEE 检查有一定的创伤性。目前使用的食道探头直径较粗，给受检者带来不适、痛苦甚至潜在的危险，使临床应用受到一定的限制。

二、对比超声心动图

对比超声心动图是指向血管中注射某种可使血流或心肌增加回声特性的造影剂，使心脏腔室显影或者增加心肌的回声密度的技术。超声场内微泡的存在产生了超声"对比"，在低的超声能量输出下，探头可以接收微泡的超声散射产生的强信号。

探头发射的声波通过心脏时，组织对其回波与探头发射频率相同，而通过含有微泡的血液后的回波含有与探头发射频率相同的回波及发射频率增加 2 倍的回波——二次谐波。利用微泡的这种二次谐波的特性，在接收回波时有意抑制基波，重点显示 2 倍于发射频率的二次谐波后散射信号，故微泡造影剂的回波明显增强，而周围组织的回波甚弱，使微泡灌注正常区成像清晰而缺血区成像不甚明显。这种利用灰阶图像显示心肌灌注状况的方法称为二次谐波成像。

如果微泡的直径大于肺毛细血管直径，则微泡被截留在肺循环不能进入左心系统。右心造影可以检测右向左的分流，其特征是右心出现造影剂 1～2 个心动周期之后左心出现造影剂。卵圆孔未闭时，右向左分流可能仅在 Valsalva 动作之后才会出现。

市场上销售的左心声学造影剂的主要成分是空气或者低溶解度的氟碳气体，它们被包裹在变性白蛋白、单糖或者其他制剂成分的壳内，形成稳定的微泡。对于图像质量差的患者，不管是静息状态下的检查还是在负荷超声心动图检查中，左心室造影均能提高节段性室壁运动异常和左心室整体收缩功能的识别能力。

三、多普勒组织成像（DTI）

多普勒组织成像（DTI）又称组织多普勒超声心动图，系一种新近开发的无创性室壁运动检测技术。它在传统的探查心腔内血流基础上，通过改变多普勒滤波系统，除去心腔内血流产生的高速、低振幅的频移信号，保留心肌运动产生的低速、高振幅的频移信号，并经相关系统处理，以彩色编码显示出来，能定量测量室壁运动速度。

因其对心功能的评价不依赖于对心内膜的勾画，可以直接从心肌组织中提取频移信号，定量测量室壁运动速度，因而可以更精准、直观地分析室壁运动。

自其问世以来，人们就不断利用该技术来评价心功能，并取得了初步的成效。近几年来的研究发现，多普勒组织成像技术不仅能定量评价冠心病节段性室壁运动的异常，在左、右心室收缩与舒张功能的评估上也具有很大的优势。目前，在DTI技术基础上开发了一些新的技术，如定量组织速度成像（TVI）、心肌超声组织定征（MUTC）、组织追踪技术、应变显像、曲线解剖M型等，进一步拓宽了DTI技术的应用领域。

四、实时三维超声心动图

三维超声技术经历了较为成熟的静态和动态三维重建阶段，现已走向实时三维的发展时期。三维重建阶段即在二维图像的基础上，对图像进行数字化处理，最后计算机将各层结构自动叠加，显示其三维形态。重组的三维图像按不同时相建立动态三维图像。观察者通过控制切面的位置，从三维数据库内调集数据，以同一时相的4个不同的剖面图像同时显示。三维超声心动图能够从不同的方位显示心血管各种剖面的立体结构及其活动状态，以及内部血流的分布和流向。实时三维超声用三维矩阵容积探头，单一发射可有多条接收线，这样在平行的连续发射和连续接收中得到与发射方向垂直的平面，连续平面被叠加后就形成金字塔样的容积结构。因此，实时三维超声能够实时采集图像、同步显示，较重建三维超声节约了大量的时间，并且操作方便，可以任意选定及移动检查位置，而不受空间和时间的限制。

具体临床应用如下：

（1）左心室容积评估：扩张型心肌病、缺血性心肌病和心肌炎等患者，由于心室腔明显扩大、变形，常规的二维超声检查无法正确地评估其容积。应用实时三维超声检查，并与磁共振结果相比较，结果发现，实时三维超声检查结果较二维超声与核磁共振有很好的一致性。

（2）右心室功能评估：由于右心室的结构复杂，常规的二维超声心动图很难正确地评价右心室功能，而三维超声心动图不受心腔结构的限制。

（3）瓣环运动的分析：二尖瓣、三尖瓣的瓣环运动是随心动周期进行的三维方向运动。应用实时三维超声心动图对其运动作分析，发现瓣环沿长轴方向运动的距离与心室收缩功能相关。运动距离越大，心室收缩功能越好。

（4）室壁瘤：由于室壁瘤的存在，左心室重构，常规的二维超声检查对瘤体形态、结构及左心室功能很难做全面评估；而三维超声则能对室壁瘤做更全面的测定，评估左心室功能。

（5）心导管及电极位置的监测：心导管及起搏器电极位置判断是临床常见的问题之一。常规的二维超声心动图很难准确地判断其位置，而实时三维超声心动图则可方便、快捷地作出判断。

（6）肥厚性梗阻型心肌病：实时三维超声可直观地观察左心室流出道在不同心动周期的动态改变，因而可实时、动态地观察到梗阻部位及其程度，为临床诊断、治疗提供第一手资料。

（7）先天性心脏病的诊断：实时三维超声能更准确、直接地观测心脏发育异常的部位或缺损、房室连接及心腔的关系，给外科医师一个逼真的心脏模型。

五、彩色室壁运动显像

彩色室壁运动显像（CK）是一种利用自动边缘检测技术的原理，在超声背向散射基础上建立的声学定量技术。该法可由计算机自动分析对比所分析区域内各像素的散射回声是来自组织还是血液，在整个心动周期内追踪组织和血液的分界面，将这些追踪所得的像素按照时间的顺序进行彩色编码。

该方法具有很多优点：

（1）它不仅反映室壁运动的空间幅度，而且反映其时相变化，能从空间和时间两个方面定量分析室壁运动的能力。这一优点克服了室壁运动判断过程中由于操作者之间的经验和熟练程度等主观因素的差异所造成的误差，为冠心病的诊断、负荷超声心动图的评价，以及冠状动脉介入治疗前后心肌存活节段的评价提供了客观的依据。

（2）CK 图像所显示的多层色带中，每一时相的位移均以一种鲜明的色带表示，各层次之间的边界清晰，易于分辨识别。

（3）由于它能使一个心动周期中室壁运动的变化在同一幅图像中显示出来，因而不仅使室壁运动的半定量分析变得更直观，还使联机的室壁运动定量测量变得容易。

就目前研究而言，CK 不但能评价左心室收缩功能，而且可以评价左心室整体和局部的舒张功能。该方法在心肌缺血的诊断方面具有很大的潜能。它不仅可以评价心室的收缩与舒张功能，还可以节段性分析室壁运动的幅度和时间，从而提高负荷超声的敏感性，是评价心肌存活的定量方法。

六、应变率显像技术

应变率显像（SRI）是一种新的超声成像技术，用于评价心动周期中心肌长度随时间的变化情况，即它是对局部心肌组织受力后形变能力的反映。

应变是一个物理名词，指在外力作用下物体的相对形变。心肌在一个心动周期内收缩和舒张变形的性质与应变的概念相符合，因此可用应变来研究局部心肌功能。心肌局部组织受力后产生形变，与作用力及心肌本身的组织特性有关。应变率（SR）是指物体形变发生的速度，是单位时间内的应变，相当于单位纤维长度的缩短速度，即速度梯度，因此可以通过组织速度梯度来计算。

在心动周期中，心肌发生形变，其形变率就等同于速度梯度，可以通过组织多普勒技术来评估，这种方法就称为应变率成像（SRI）。SRI 技术主要分析纵向心肌运动，相对不受心脏摆动和牵拉的影响。SRI 有彩色二维显像及彩色 M 型显像两种显像方式。前者应变率的显示可用彩色图表示，即对心肌形变的大小和方向进行编码。蓝绿 – 蓝色编码表示正向应变率（伸展模式），黄 – 红色编码表示负向应变率（压缩模式），低应变率或无应变率用绿色编码。颜色的深浅与应变力的大小一致，即颜色越深，应变能力越大。

SRI 也可用 M 型超声模式来显示，其可显示心肌空间与时间分布的关系，同时得到心肌不同阶段的应变率，按照 M 型的应变率进行彩色编码。在收缩期，形变指向心尖为负值，以黄到红表示；在舒张期，形变背向心尖为正值，用蓝色表示。

SRI 技术可以从时间和空间两个方面反映心肌本身的组织特性，可用心肌速度的空间梯度来评估，其测量结果不受心脏整体运动、心脏旋转及相邻心肌节段运动或限制效应的影响。通过 SRI 的应用，可以准确反映心肌纤维应变的程度，科学地定量评价室壁运动和心肌供血。

七、速度向量成像技术

速度向量成像技术（VVI）基于二维灰阶成像原理，应用超声像素的空间相干成像和斑点追踪、边界追踪等技术，采集超声回波信号中原始二维像素的振幅和相位信息，自动追踪二维图像中每帧图像上像素点的运动轨迹，并以矢量方式叠加在二维图像上，获得带有心肌运动方向和速度大小的动态向量图。通过对向量大小及方向进行分析，可得到大量详尽的反映心肌生物学特性的数据，包括速度、位移、应变、应变率及其时间参数等。

VVI 有别于一般的斑点追踪显像，它以斑点追踪为核心，利用相干成像、最佳模式匹配技术、特殊参照点设置，以及专门的运算软件追踪二维灰阶动态图像中回声斑点从前一帧到下一帧的位移，并以动态向量显示，使其对心内膜及心肌组织的追踪更为精确，图像更为直观，且操作分析更为简便。

VVI 技术在心脏研究方面的应用如下：

（1）VVI 可以提供心脏室壁运动的方向及大小，追踪室壁运动的箭头表示运动向量的方向，箭头的长短表示室壁运动速度的大小。当心肌局部缺血，导致局部运动速度降低甚至消失时，可以确定室壁运动减弱或消失的区域，达到迅速定位的目的。

（2）VVI 可以依靠速度向量的箭头及曲线，直观地展示心室间及心室内的不同步，这是在结构力学上显示的不同步。

（3）VVI 可以显示跨室壁中各层运动的速度方向。心肌由不同层次的肌纤维所组成，每一个心动周期中，均会发生朝各自方向的运动。VVI 可以显示出这种运动的方向、大小，对心肌病、非透壁心肌梗死的研究有很大的价值。

（4）VVI 除了可以研究左、右心室结构力学之外，还可以评估心房的结构力学改变。这是一个新的领域，也会从结构力学的水平对心脏的舒张功能进行研究。

（5）VVI 可以显示心肌的扭转 / 旋转，包括扭转 / 旋转的速度和角度。在心脏外科手术时，能清楚地看清心脏的扭转 / 旋转运动及其大小。

（6）VVI 在评估心脏功能方面，其新的技术方式优于以往的计算方法。

参考文献

[1] 安红卫.临床医学影像诊断与实践.上海：上海交通大学出版社，2023.

[2] 安炎.心血管疾病中医诊疗与康复.哈尔滨：黑龙江科学技术出版社，2023.

[3] 陈丽.临床肾内科疾病诊断与治疗.青岛：中国海洋大学出版社，2023.

[4] 崔文娟.现代临床常见疾病护理规范.青岛：中国海洋大学出版社，2023.

[5] 代文静.现代心血管疾病诊断与治疗.哈尔滨：黑龙江科学技术出版社，2023.

[6] 付艳萍.临床常见疾病护理实践.汕头：汕头大学出版社，2023.

[7] 胡晓梅.中西医结合血液病学.北京：人民卫生出版社，2023.

[8] 李娟.常见疾病临床护理.哈尔滨：黑龙江科学技术出版社，2023.

[9] 李扬.实用心血管疾病研究进展.上海：上海科学技术文献出版社，2023.

[10] 陆梦江.常见病针灸临床丛书功能性胃肠病.北京：中国医药科技出版社，2023.

[11] 鹿海旭.心血管疾病与危重症处理.上海：上海交通大学出版社，2023.

[12] 孟凡刚.心血管疾病鉴别诊断与治疗.长春：吉林科学技术出版社，2023.

[13] 任珊珊.临床外科常见病诊断与治疗.上海：上海科学普及出版社，2023.

[14] 辛春雷.临床内科疾病诊断与药物治疗.北京/西安：世界图书出版公司，2023.

[15] 徐迎佳.心血管内科疾病诊断与治疗.上海：上海科学技术文献出版社，2023.

[16] 杨斌.超声造影诊断学.北京：科学技术文献出版社，2023.

[17] 杨柳.临床心血管内科疾病诊疗学.上海：上海科学技术文献出版社，2023.

[18] 尹立雪.心血管超声疑难病例解析.北京：科学技术文献出版社，2023.

[19] 赵洁.临床常见心血管疾病检查与治疗.上海：上海交通大学出版社，2023.

[20] 赵允.临床常见疾病护理常规与护理管理.天津：天津科学技术出版社，2023.

[21] 周福庆.现代影像诊断基础.北京：化学工业出版社，2023.